医疗消毒供应概论

主　审　巩玉秀　叶庆临

主　编　张先庚　黄　浩

副主编　陈明华　姚永萍　卢　杰　武迎宏　刘　霞

编　委（按姓氏笔画排序）

王红艳（四川护理职业学院）　　　　　　陈明华（成都市第六人民医院）

邓小利（四川护理职业学院）　　　　　　陈波桥（四川大学华西医院）

卢　杰（四川省卫生和计划生育监督执法　武迎宏（北京大学人民医院）
　　　　总队）　　　　　　　　　　　　苗泓丽（四川护理职业学院）

叶庆临（成都市疾病预防控制中心）　　　易良英（华西妇女儿童医院）

付能荣（四川护理职业学院）　　　　　　周晓丽（四川大学华西医院）

朱　红（四川大学华西医院）　　　　　　周晓英（四川大学华西医院）

刘　争（四川大学华西医院）　　　　　　姚永萍（四川护理职业学院）

刘　萍（四川护理职业学院）　　　　　　秦　年（四川大学华西医院）

刘　霞（老肯医疗科技股份有限公司）　　徐　涛（四川护理职业学院）

汤杜鹃（四川护理职业学院）　　　　　　黄　浩（四川大学华西医院）

李月梅（四川护理职业学院）　　　　　　梁小利（四川护理职业学院）

张先庚（四川护理职业学院）　　　　　　曾爱英（四川大学华西医院）

张明华（四川国药老肯医疗灭菌有限公司）　曾淑蓉（四川大学华西口腔医院）

张镤月（四川大学华西医院）　　　　　　蒲旭峰（成都医投老肯医疗服务有限公司）

陈　慧（四川大学华西医院）　　　　　　廖　骏（成都市疾病与预防控制中心）

人民卫生出版社

·北京·

图书在版编目（CIP）数据

医疗消毒供应概论/张先庚,黄浩主编. —北京：
人民卫生出版社, 2021.6（2021.9重印）
ISBN 978-7-117-31698-9

Ⅰ.①医… Ⅱ.①张…②黄… Ⅲ.①消毒—教材
Ⅳ.①R187

中国版本图书馆 CIP 数据核字（2021）第 098314 号

人卫智网	**www.ipmph.com**	医学教育、学术、考试、健康，
		购书智慧智能综合服务平台
人卫官网	**www.pmph.com**	人卫官方资讯发布平台

医疗消毒供应概论
Yiliao Xiaodu Gongying Gailun

主　　编：张先庚　黄　浩
出版发行：人民卫生出版社（中继线 010-59780011）
地　　址：北京市朝阳区潘家园南里 19 号
邮　　编：100021
E - mail：pmph @ pmph.com
购书热线：010-59787592　010-59787584　010-65264830
印　　刷：人卫印务（北京）有限公司
经　　销：新华书店
开　　本：787×1092　1/16　**印张：**13
字　　数：316 千字
版　　次：2021 年 6 月第 1 版
印　　次：2021 年 9 月第 2 次印刷
标准书号：ISBN 978-7-117-31698-9
定　　价：45.00 元

打击盗版举报电话：010-59787491　E-mail：WQ @ pmph.com
质量问题联系电话：010-59787234　E-mail：zhiliang @ pmph.com

序

我国基层医疗机构数量众多，医疗资源有限，重复使用的诊疗器械、物品消毒灭菌良莠不齐，患者在就诊期间的医院内感染事件时有发生。多年来，经各级卫生健康行政管理部门、医疗卫生机构、消毒供应从业者及专家们的不懈努力，使得上述情况已经有所改善。

近年来，党和国家非常重视医疗消毒供应工作，将医疗消毒供应中心列为新增的独立医疗机构，同时鼓励和引导社会资本发展医疗卫生事业，使得社会资本逐渐参与到医疗消毒供应中心的建设与服务中。特别是自2009年《医院消毒供应中心 第1部分：管理规范》等行业标准颁布实施以来，本专业获得了前所未有的发展。独立的医疗消毒供应中心或集团化的医院消毒供应中心，为医疗机构提供清洗、消毒及灭菌的全服务模式逐渐被大众接受和认可，实现了消毒供应集团化、专业化、标准化和规范化，从而全面提高消毒灭菌质量，保证了医疗安全，有效降低患者的就诊支出及保护生态环境。

2018年，《医疗消毒供应中心基本标准（试行）》《医疗消毒供应中心管理规范（试行）》的颁布实施，使得医疗消毒供应中心的设立与管理有了明确的标准与规范。本教材的编写，旨在加强医疗消毒供应人才培养、专业建设和行业发展，积极落实国家产教融合政策、医疗消毒供应中心的基本标准和管理规范，对促进医疗消毒供应的专业化发展具有重要的现实意义。

本教材的编者有来自国内医疗卫生专家、医院消毒供应行业专家，还有从事消毒供应的医疗企业一线工作人员。本教材较全面、系统地阐释了医疗消毒供应相关知识，具有较强的指导性和可操作性，对消毒供应中心的建设布局、流程优化、高效管理等具有较高的指导和借鉴意义。

巩玉秀

2021年5月

前　言

　　近年来，随着医疗技术的飞速发展和消毒供应行业标准的颁布实施，消毒供应专业和医疗消毒供应中心迎来了前所未有的发展机遇。医疗消毒供应中心在建筑布局、设备设施、物流体系、追溯系统等硬件方面均优于基层医疗机构、二级医院甚至部分三级医院的消毒供应中心，有效缓解了对高质量消毒供应的需求。然而医疗消毒供应中心目前处于发展的初期阶段，虽然国家颁布了相应的医疗消毒供应基本标准和管理规范，但由于缺乏医疗消毒供应专业人才，故在医疗消毒供应流程优化、质量控制、消毒管理等方面亟待改进。

　　鉴于此，本教材基于医院消毒供应中心的行业标准、《医疗消毒供应中心基本标准（试行）》《医疗消毒供应中心管理规范（试行）》，在实际工作经验的基础上进行归纳总结，对医疗消毒供应中心的建立、运营与发展做了系统梳理，对相关重点环节作了详细分析和论述。本教材图文并茂，理论与实践结合，内容针对性、科学性与可行性强，希望能为护理、临床医学、预防医学等专业相关人员提供学习与实践指导。希望本书的出版能更好地推动落实国家产教融合政策，促进医疗消毒供应的专业化发展。

　　本教材共分八章，包括绪论、消毒供应相关基础知识、消毒供应中心基本建设、消毒供应中心基本设施设备、常用医疗器械、器械的处理、消毒供应质量监测、职业暴露与职业防护。本教材重点对消毒供应中心相关基础知识、布局流程，以及各区域的常规操作标准、流程、故障处理及维护保养进行论述。本教材注重产教融合，工学结合，突出医疗消毒供应专业人才培养与专业建设，对全面推动医疗消毒供应专业化、集团化、规范化发展，具有重要的现实意义和应用价值。

　　本教材的编写得到了国内医疗专家、医院消毒供应行业专家及相关人员的指导、支持和帮助，特此感谢。由于编者水平有限，时间仓促，教材难免有不足之处，恳请广大读者批评指正，提出宝贵意见。

张先庚　黄　浩

2021 年 5 月

目　录

第一章

绪　论

学习目标

1. 掌握消毒供应中心的相关概念。
2. 了解消毒供应中心的发展趋势。

第一节　医疗消毒供应中心的发展趋势

消毒供应中心是日常承担各科室所有重复使用诊疗器械、器具和物品的清洗、消毒、灭菌及无菌物品供应的部门。消毒供应中心作为处置复用医疗器械器具的部门或机构，在突发公共卫生事件中也发挥了重要作用，有力保障了伤员、患者救治工作的有序开展和疫情的应急处置。2009 年，《中共中央国务院关于深化医药卫生体制改革的意见》指出，国家鼓励和引导社会资本加入医疗卫生行业，积极促进非公立医疗卫生机构发展，形成投资主体多元化、投资方式多样化的办医体制，并依法加强对社会力量办医的监管。经过不断地发展与探索，社会资本逐渐参与到医疗消毒供应中心地建设和运营。2018 年，《卫生健康委关于印发医疗消毒供应中心等三类医疗机构基本标准和管理规范（试行）的通知》明确了医疗消毒供应中心的定位、基本标准与管理规范，标志着消毒供应中心发展进入新阶段。

然而，受限于经济发展及医疗资源投入水平，部分医疗机构的消毒供应中心依然与行业标准有较大差距，重复使用的诊疗器械、器具、物品在清洗、消毒、灭菌等环节存在较大的安全隐患和交叉感染的风险。由于建设消毒供应中心的一次性投入及后期运营管理成本的居高不下，加之日益严峻的医院感染防控形势，许多医疗机构纷纷向外寻求复用医疗器械的清洗、消毒、灭菌等服务。因此，医疗消毒供应中心拥有广阔的市场前景。

医疗消毒供应中心除了规范化处置中小医疗机构的医疗器械器具，有效控制并降低医源性感染的发生率之外，还能有效缓解中小医疗机构医疗用地紧张和资金短缺的困境。随着医疗消毒供应中心向规模化、规范化、专业化的方向持续发展，处置各种高精度医疗器械的能力得到大幅度提升之后，有能力帮助大型医疗机构处理和维护价格昂贵的各种高精度医疗器械，为大型医疗机构省出大面积场地作为院内医疗业务用房、用于临床科室和医技科室建设，从而大幅度降低相关的人力、物力和财力成本。近几年医药上市企业、感染预防与控制设备商、医药供应链平台商、药品配送商及各种投资公司纷纷看好并增加资金投入，布局医疗消毒供应中心。

经过不断发展，医疗消毒供应中心作为一种新的运行模式已初具规模。除了完成清洗、消毒、灭菌服务等本职工作外，还需要承担运营管理、感染管理、人力资源、设备设施管理及医院后勤等工作，履行相应职能。资本的持续投入保障了医疗消毒供应中心在科室设置、人员配置、建筑布局、设备设施、规范操作、物流体系、追溯系统等方面不断发展、完善和壮大。相关规章制度、操作流程、岗位设置、消毒隔离、应急预案、质量控制等管理制度也在不断建立与完善中。由于受限于专业人才的缺乏，医疗消毒供应中心在具体执行及运营管理过程中如流程优化、精细管理、质量提升、人员培训等方面仍需进一步优化，专业外延与内涵也有待进一步拓展与丰富。目前，医疗消毒供应中心其发展过程一般经过三个阶段。

第一阶段：根据医疗消毒供应中心及行业标准相关要求，建设医疗消毒供应中心，完善运营管理体系，经卫生健康行政部门审批，取得《中华人民共和国医疗机构执业许可证》后方可开展清洗、消毒、灭菌及无菌物品供应等业务。

第二阶段：根据消毒供应发展要求以及服务开展过程中出现的问题，不断优化流程，持续质量提升，不断丰富并完善规章制度、操作流程、应急预案、质量控制、感染控制、团队建设、人才培养、信息追溯、服务反馈等专业体系，进一步完善人力资源管理、设备管理、后勤管理、基建运维等相应职能，建立起成熟且经得起考验的医疗消毒供应质量控制和运营管理体系和良好的医疗结构合作机制，并在此基础上进一步向安全专业化、智能精准化、环保经济化、结构标准化方向发展，建成成熟、稳定且极具创新发展能力的运营发展模式。

第三阶段：已经建立成熟、稳定、可控的服务发展体系。医疗消毒供应中心根据自身能力与外部需求的提升建立连锁化消毒供应服务机构，实现运营规模化，利用专业团队持续输出运营管理服务模式，协助建立并完善新的医疗消毒供应中心，打造专业品牌，提升自身价值。

考虑到消毒供应发展过程及市场需要，医疗消毒供应中心的建立与发展可能同时处于三个阶段的不同过程。需要专业团队的强力支撑及相应部门的严格监管，确保其在建立、发展、服务过程中提供有质量保证的服务，从而保障医疗安全。与此同时，符合要求的大型医院内的消毒供应中心利用其剩余资源为周边医疗机构提供清洗、消毒、灭菌服务。在未来一段时间内，医院内的消毒供应中心和医疗消毒供应中心两种模式将持续并存，相互补充、相互促进、相互发展，共同提供区域化清洗、消毒及灭菌服务，保障医疗安全，履行社会职责。

（张先庚 黄 浩 卢 杰）

第二节 消毒供应中心相关概念

1. 医院消毒供应中心（central sterile supply department，CSSD） 是医院内承担各科室所有重复使用诊疗器械、器具和物品清洗、消毒、灭菌及无菌物品供应的部门。

2. CSSD 集中管理（CSSD centralized management） 是 CSSD 面积满足需求，重复使用的诊疗器械、器具和物品回收至 CSSD 集中进行清洗、消毒或灭菌的管理方式。如院区分散、CSSD 分别设置或现有 CSSD 面积受限，已在手术室设置清洗消毒区域的医院，其清洗、消毒或灭菌工作集中由 CSSD 统一管理，依据《医院消毒供应中心 第 1 部分：管理规范》（WS 310.1—2016）、《医院消毒供应中心 第 2 部分：清洗消毒及灭菌技术操作规范》（WS 310.2—2016）、《医院消毒供应中心 第 3 部分：清洗消毒及灭菌效果监测标准》（WS 310.3—2016）

进行规范处置的也属集中管理。

3. 去污区（decontamination area） 是指 CSSD 内对重复使用的诊疗器械、器具和物品，进行回收、分类、清洗、消毒（包括运送器具的清洗消毒等）的区域，为污染区域。

4. 检查包装及灭菌区（inspection, packing and sterilization area） 是指 CSSD 内对去污后的诊疗器械、器具和物品，进行检查、装配、包装及灭菌（包括敷料制作等）的区域，为清洁区域。

5. 无菌物品存放区（sterile storage area） 是指 CSSD 内存放、保管、发放无菌物品的区域，为清洁区域。

6. 去污（decontamination） 是指去除被处理物品上的有机物、无机物和微生物的过程。

7. 植入物（implant） 是指放置于外科操作形成的或者生理存在的体腔中，留存时间为 30d 或以上的可植入性医疗器械。注：国家行业标准特指的植入物是非无菌、需要医院进行清洗消毒与灭菌的植入性医疗器械。

8. 外来医疗器械（loaner） 是指由器械供应商租借给医院可重复使用，主要用于与植入物相关手术的器械。

9. 清洗（cleaning） 是指去除医疗器械、器具和物品上污物的全过程，流程包括冲洗、洗涤、漂洗和终末漂洗。

10. 冲洗（flushing） 是指使用流动水去除器械、器具和物品表面污物的过程。

11. 洗涤（washing） 是指使用含有化学清洗剂的清洗用水，去除器械、器具和物品污染物的过程。

12. 漂洗（rinsing） 是指用流动水冲洗洗涤后器械、器具和物品上残留物的过程。

13. 终末漂洗（final rinsing） 是指用经纯化的水对漂洗后的器械、器具和物品进行最终的处理过程。

14. 超声波清洗器（ultrasonic cleaner） 是指利用超声波在水中振荡产生"空化效应"，进行清洗的设备。

15. 清洗消毒器（washer disinfector） 是指用于清洗消毒诊疗器械、器具和物品的设备。

16. 闭合（closure） 是指用于关闭包装而没有形成密封的方法，如反复折叠，以形成一弯曲路径。

17. 密封（sealing） 是指包装层间连接的结果。（注：密封可以采用诸如黏合剂或热熔法）

18. 闭合完好性（closure integrity） 是指闭合条件能确保该闭合至少与包装上的其他部分具有相同的阻碍微生物进入的程度。

19. 包装完好性（package integrity） 是指包装未受到物理损坏的状态。

20. 湿热消毒（moist heat disinfection） 是指利用湿热使菌体蛋白质变性或凝固，酶失去活性，代谢发生障碍，致使细胞裂解死亡。常用方法：煮沸消毒法、巴斯德消毒法和低温蒸汽消毒法。

21. A_0 值（A_0 value） 是评价湿热消毒效果的主要指标，指当以 Z 值表示的微生物杀灭效果为 $10K$ 时，温度相当于 80℃的时间（s）。

22. 湿包（wet package） 是指经灭菌和冷却后，肉眼可见包内或包外存在潮湿、水珠等现象的灭菌包。

23．精密器械（delicate instruments） 是指结构精细、复杂、易损，对清洗、消毒、灭菌处理有特殊方法和技术要求的医疗器械。

24．管腔器械（hollow device） 是指含有管腔且直径≥2mm，其腔体中的任何一点距其与外界相通的开口处的距离≤其内直径的 1 500 倍的器械。

25．可追溯（traceability） 是指对影响灭菌过程和结果的关键要素进行记录，保存备查，实现可追踪。

26．灭菌过程验证装置（process challenge device，PCD） 是指对灭菌过程具有特定抗力的装置，用于评价灭菌过程的有效性。

27．清洗效果测试物（test soil） 是指用于测试清洗效果的产品。

28．大修（major repair） 是指超出该设备常规维护保养范围，显著影响该设备性能的维修操作。

29．小型蒸汽灭菌器（small steam sterilizer） 是指体积小于 60L 的压力蒸汽灭菌器。

30．快速压力蒸汽灭菌（flash sterilization） 是指专门用于处理立即使用物品的压力蒸汽灭菌过程。

31．医疗消毒供应中心（medical disinfection supply center） 是独立设置的医疗机构，不包括医疗机构内部设置的消毒供应中心、消毒供应室和面向医疗器材生产经营企业的消毒供应机构。医疗消毒供应中心主要承担医疗机构可重复使用的诊疗器械、器具、洁净手术衣、手术盖单等物品清洗、消毒、灭菌以及无菌物品供应，并开展处理过程的质量控制，出具监测和检测结果，实现全程可追溯，保证质量。

（卢 杰 付能荣 廖 骏）

第二章

消毒供应相关基础知识

学习目标

　　1. 掌握微生物、病原微生物、感染、机会性感染、医院感染的概念,消毒、灭菌、预防性消毒、疫源地消毒的概念,常用消毒灭菌方法。

　　2. 熟悉微生物的分类,环境中微生物的主要类群;常用消毒剂种类,影响消毒效果因素,消毒剂正确使用方法;医院感染的微生物特点,医院感染的基本特点、类型、发生条件、危险因素及医院感染的预防控制措施。

　　3. 了解卫生微生物学的基本内容,微生物在土壤、水、空气生境中的生长特点;消毒工作的意义;医院感染管理的有关法规。

第一节　卫生微生物学基础

一、微生物与卫生微生物学

（一）微生物

　　微生物(microorganism)是自然界中不能用肉眼直接看见,必须借助显微镜放大数百倍,甚至数万倍才能观察到的微小生物的总称。微生物具有个体微小,结构简单,繁殖迅速,容易变异,种类繁多,分布广泛等特点。微生物对人类的影响远远大于我们的认知,并且不断地在引起人类新发传染病的发生或流行。

　　1. 微生物的分类　　按生物分类系统,微生物可分为病毒界、真菌界、原核生物界、原生生物界、植物界和动物界。微生物按细胞结构特点,可将其分为三种类型,即以真菌为代表的真核细胞型微生物,属真菌界;以细菌为代表的原核细胞型微生物,属原核生物界;以病毒为代表的非细胞型微生物,属病毒界。

　　(1) 非细胞型微生物(noncellular microorganism):无典型的细胞结构,由核心和蛋白质衣壳组成,是最小的一类微生物。核心中只有 RNA 或 DNA 一种核酸。其无产生能量的酶系统,只能在活细胞内生长繁殖。病毒为其代表。近来又发现结构中没有核酸只有蛋白质构成的朊粒。

　　(2) 原核细胞型微生物(prokaryotic microorganism):细胞的分化程度较低,仅有原始核质,呈环状裸 DNA 团块结构,无核膜和核仁,胞质内细胞器不完善,只有核糖体。属于原核细胞型的微生物统称为细菌（bacterium），包括古细菌（archeobacteria）、真细菌（eubacterium）和蓝细菌（cyanobacteria）。蓝细菌过去称蓝绿藻（blue-green algae），能进行光合作用，目前尚未发现有致病性。古细菌代表一类细胞结构更原始，其 16SrRNA 序列与其他原核细胞微生物和真核细胞微生物截然不同的微生物，包括产甲烷细菌（methanogen），以及在极端条件下的极端嗜盐菌（extreme halophile）和嗜热嗜酸菌（thermoacidophile）。除了古细菌和蓝细菌以外的其他原核细胞型微生物统称为真细菌，包括细菌、支原体、衣原体、立克次氏体、螺旋体和放线菌等。

（3）真核细胞型微生物（eukaryotic microorganism）：细胞核的分化程度高，有核膜和核仁，胞质内细胞器完整。真菌属于此类微生物。

2．微生物与人类的关系　微生物在自然界的分布极为广泛。在土壤、空气、水、人类，以及动、植物的体表和与外界相通的腔道存在有数量不等、种类不一的微生物。微生物常以种群形式出现，极少单独存在。各种不同的微生物种群与周围环境和人体共同形成了生态系统。人体体表、胃肠道、呼吸道等与外界相通的腔道黏膜表面栖居的细菌数量相当于人体细胞的 10 倍，这些微生物在长期的进化过程中和人形成共生关系。

绝大多数的微生物对人类和动植物的生存是无害的，甚至是必需的，在地球上生物的繁荣发展、食物链的形成中起着重要作用。自然界中氮、碳、硫等元素的循环主要依靠微生物的代谢活动来进行。如土壤中的微生物能将动、植物有机蛋白质转化为无机含氮化合物，促进植物的生长，而植物又为人类和动物所食用。如果没有微生物把有机物降解成无机物，其结果将是地球上有机废物堆积如山，新的有机物又无法合成，在这样的生态环境中一切生物都将无法生存。仅有少数微生物对人类、动物、植物有害，甚至引起疾病。这些具有致病性的微生物被称为病原微生物（pathogenic microorganism），如引起人类的伤寒、痢疾、结核、麻疹、肝炎、艾滋病等多种疾病的微生物。

3．微生物的感染

（1）感染（infection）：是指一定条件下微生物侵入机体，在宿主体内生长繁殖引起不同程度的病理变化的过程，是微生物与宿主在个体、细胞和分子的多层面相互作用的生物学现象。引起感染的微生物可来自宿主体外，也可来自宿主体内。来自宿主体外的微生物，通过一定的方式从一个宿主传播到另一个宿主而引起的感染则为传染。

（2）机会性感染（opportunistic infection）：由正常菌群在机体免疫功能低下、寄居部位改变或菌群失调等特定条件下引起的感染。

通常将存在于正常人体的体表及与外界相通的腔道中、对人体健康无害而有利的微生物群称为正常菌群（normal flora）。一般情况下正常菌群的种类和数量具有相对稳定性。人一出生，体表及与外界相通的体腔中就有微生物存在并伴随到人生命的终结。正常菌群的生理意义在于：

1）营养作用：肠道中的细菌依靠消化道提供生存环境，同时宿主可以从胃肠道的正常菌群获得营养物质，如 B 族维生素（维生素 B_1、维生素 B_2、维生素 B_6 和维生素 B_{12}）、泛酸、烟酸及维生素 K 等。细菌参与宿主代谢和吸收，如细菌的 β 葡萄糖醛酸酶、硫化酶，对多种化合物的肝肠循环起重要作用；肠道菌参与了胆红素、胆汁、雌激素、胆固醇等肝肠循环的大部分生理过程，微生物生长繁殖中合成自身结构组成部分的营养物质最终会被宿主消化、吸收和利用。

2）免疫作用：正常微生物群具有对人和动物必不可少的免疫刺激作用，可促进机体免疫系统的发育成熟，还能刺激机体产生相应抗体，增加机体的免疫力。

3）生物拮抗作用：是指正常菌群可与外籍菌群之间进行营养竞争或产生抗菌代谢产物抵抗外籍菌群，使之不能定植或被杀死。在宿主环境下正常微生物群和外来微生物群等之间存在竞争生存空间和食物。正常菌群的定植，优先利用了营养资源。大量繁殖而处于优势地位，不利于外来微生物的生长繁殖。

在某些特定条件下，正常菌群与人体之间，以及正常菌群之间的平衡被破坏可引起机体疾病，这类细菌又被称为条件致病菌（conditioned pathogen）或机会致病菌（opportunistic pathogen）。

特定的致病条件有以下几种：正常菌群寄居部位发生改变、机体免疫功能下降、不适当的抗菌药物治疗。

（3）致病微生物的致病性：致病微生物又称病原微生物或病原体（pathogen），是指凡能引起宿主感染或疾病的微生物。其对宿主感染致病的能力称为致病性或病原性（pathogenicity）。不同的病原微生物可引起不同的疾病，其致病力也各不相同。通常将微生物致病能力的强弱程度称为微生物的毒力（virulence）。不同的病原微生物毒力不同，同一种病原微生物也有强毒株、弱毒株和无毒株的区别。如白喉棒状杆菌能产生白喉毒素的为有毒株，否则为无毒株；并且，同一种微生物在不同的传播阶段，它的毒力可能会发生变化。感染的发生与侵入体内病原微生物的数量有关，强毒株只要少量微生物侵入体内便可发生感染，而弱毒株则需较大数量侵入体内，才可发生感染。此外，还与机体的免疫力、环境等因素有关。

（二）卫生微生物学

卫生微生物学（sanitary microbiology）是研究微生物与其环境相互作用的规律、对人类健康的影响以及应对方略的科学。

1. 卫生微生物学研究内容　卫生微生物学所研究的微生物主要包括病原微生物和正常微生物群落。卫生微生物所在的环境包括大气、土壤、水及其在这些环境中的生物和生物死后的尸体。卫生微生物学环境主要是指有机体的外环境，包括物理环境和生物环境。物理环境有温度、水、有机物、无机物、环境 pH 等；生物环境有宿主及其状态、群落构成、等。微生物与人类和动植物等生物之间存在有害和有利关系，如竞争、捕食、寄生及合作的关系。微生物与其环境相互作用是指这些微生物在生态系中与宿主（人或动植物等）之间的关系和相互作用的规律。卫生微生物学是研究其如何影响人类健康，影响人类生产、生活和社会变迁，以及如何采取有效措施和策略消除其危害，利用这些规律来为生产、生活、环境保护、生态平衡、卫生保健（如生态制剂）和可持续发展服务。

医学微生物学则主要研究微生物作为病原体（包括致病性微生物和正常微生物群落的异位或变异等）进入人或动物体内引起疾病的过程和转归，主要是致病微生物与机体之间的关系和规律。

2. 卫生微生物的范畴　从广义上讲，卫生微生物包括存在于自然界的所有微生物。这些微生物对人类带来直接或间接影响，包括对人类致病性与非致病性微生物，对人类有害和有利的微生物。

（三）微生物生境

生物赖以生存的环境极其复杂，从宏观上涉及宇宙环境、生活环境、地质地理环境等。

地理环境又包括大气圈、水圈、岩石圈、土壤圈及生物圈等。从微观上不同微生物群落所在的具体环境还包括动植物活体和尸体。

微生物存在的外环境称之为生境，不同生境各有其特点，其存在的状况和生存转归亦各不相同，研究不同生境下微生物生存的规律对于预防保健和环境保护极为重要。卫生微生物学研究不同生境下与人类生产、生活和健康密切相关的微生物群，以及在同一生境中微生物不同种类间相互作用的规律和特点。

自然界中的微生物需要在适宜条件下才能生长繁殖，如营养物质、合适的温度、适宜的酸碱度（pH）及必要的气体环境。

1. 土壤生境　土壤（soil）由各种颗粒构成，颗粒平均直径为 10μm，其表面一般覆盖着有机物质，周围包裹着一层水膜，具备微生物生长的一切条件，而且酸碱度近中性，四季温差变化不大，环境稳定。所以土壤中微生物不论在种类和数量上都是其他自然生境无法比拟的，是微生物的大贮存库，是水、空气、植物及其他生境微生物重要来源。

土壤中微生物以各种形态的微型群落存在，如各种细菌、放线菌、真菌和原生动物等。许多研究表明，常规的培养计数法不能准确定量土壤中的微生物数量。一是因为研究所用培养基具有一定的选择性，不能适用于所有微生物；二是因为一种微生物可能被另一种微生物群落所掩盖；三是因为培养基生长的菌落数不稳定等。

2. 水生境　水（water）是生命之源。人和动物的排泄物、人类生产生活污水都汇入水体。因水中温度合适、pH 恒定和有较适宜于微生物生长的营养物质，这就决定了水中微生物的多样性。然而，在自然水体中溶解性的有机物质比较低，能生长于其中的微生物称为贫营养微生物。它们通常以生物膜的形式存在，是附着于固体表面的层状沉积物。在低营养浓度环境中，该膜占生物总量的 99.0%～99.9%，在河边、地下水层、湖泊岸边、水生动植物体表等都有生物膜生长。

水中的微生物有细菌、病毒、真菌和原生动物等。水体表层因光线能穿透，生活着光合细菌；有氧水层有大量好（需）氧菌；氧浓度低的中层主要是兼氧菌；深水层和底泥中主要是各种厌氧菌。淡水中的气单胞菌属（aeromonas）和海水中的弧菌（vibrio）是条件性病原菌的代表。受土壤和污水污染的水生境，外籍菌群成为暂住菌，因其生境改变、数量有限，难与水中固有的众多腐生菌竞争，一般最多存活几天或几周。天然水体具有自净能力。

3. 空气生境　空气（air）生境较为特殊，除了气体和少量其他无机物外，缺乏营养物。空气体积广阔、流动性大，其中的微生物易被稀释，且易受相对湿度、光照、紫外线和尘埃粒子、天气变化等影响，在一般情况下微生物不能在空气中生长繁殖，所以空气中无固有的微生物群系。空气微生物群系由暂时悬浮于空气中的尘埃粒子携带的微生物构成。空气微生物是自然因素和人为污染的结果。一般来源于土壤、灰尘、水体（江、河、湖、海等）、动植物和人产生的微生物气溶胶。空气中的微生物有细菌、病毒、真菌，以及其他类的除专性厌氧菌以外的微生物。

4. 其他生境　除宏观生境外，还有许多适合于微生物生长繁殖和存在的相关生境，如人、动植物、食品、药品、化妆品、生物制品、各类消毒及灭菌医疗用品等；以及一些特殊环境下微生物的生境，如医疗卫生机构各特定环境，包括微生物实验室、无菌室、生物或基因工程实验环境、各类动物实验室等；冷冻和终年寒冷环境、高温高压环境、厌氧环境、航天舱等。

二、医院感染的微生物

医院感染（healthcare associated infection）是指在医院环境内发生的感染，包括住院患者和陪诊人员在医院期间被感染、医院工作人员因医护工作而被感染所发生的疾病。

（一）医院感染的微生物特点

1. 以条件致病菌为主　引起医院感染的微生物主要为条件致病菌（机会致病性微生物）。此外，医院感染亦可由非致病性微生物引起外源性感染的暴发流行。

2. 多为多重耐药菌　医院感染中的细菌，尤其是革兰氏阴性菌，多为多重耐药菌。抗菌药物的广泛应用带来了细菌的耐药问题。到目前为止，任何一种抗菌药物都未能避免细菌耐药性的产生。

医院感染的病原微生物种类因时间、地域、医院规模和应用抗生素的情况不同而有很大差异。及时掌握医院感染的微生物特点，对有针对性地制订医院感染的管理和防治措施是非常重要的。

（二）医院感染的主要微生物

医院感染的微生物主要为细菌，其次是病毒和真菌。常见的医院感染微生物见表2-1。

表 2-1　医院感染最常见的微生物

感染种类	微生物名称
泌尿道感染	大肠埃希氏菌、克雷伯菌、沙雷菌、变形杆菌、铜绿假单胞菌、肠球菌、白假丝酵母菌等
呼吸道感染	流感嗜血杆菌、肺炎链球菌、金黄色葡萄球菌、肠杆菌科细菌、呼吸道病毒等
伤口和皮肤感染	金黄色葡萄球菌、大肠埃希氏菌、变形杆菌、厌氧菌、凝固酶阴性葡萄球菌等
胃肠道感染	沙门氏菌、宋氏志贺氏菌、病毒等

1. 医院感染常见的细菌

（1）葡萄球菌属：为常见的化脓性球菌，广泛分布于自然界、人和动物。目前发现葡萄球菌科分为 36 个种或亚种。凝固酶阳性金黄色葡萄球菌是人的主要致病菌。凝固酶阴性金黄色葡萄球菌一般认为致病力弱或无致病性。近些年来发现由其引起的感染明显增多，亦应引起足够重视。

1）耐甲氧西林金黄色葡萄球菌（methicillin resistant staphylococcus aureus，MRSA）：20世纪 40 年代中期，青霉素的问世对治疗革兰氏阳性（G^+）球菌感染有极佳效果。然而不久之后，便出现了金黄色葡萄球菌耐药株的产生且逐年增加的情况。1960—1970 年，MRSA在欧洲和美国引起许多医院内暴发感染。在美国，MRSA 占金黄色葡萄球菌的总数由 1975年的 2.4% 升至 1991 年的 29%。此外，地区不同，差别极大。在欧洲，有的国家（如丹麦、瑞典、荷兰）MRSA 占不到金黄色葡萄球菌的 2%，而一些国家（法国、西班牙、比利时）MRSA占金黄色葡萄球菌的 20% 以上。

MRSA 不仅耐甲氧西林，而且是多重耐药菌的典型。这就为 MRSA 引起感染的治疗带来很大的困难。

2）凝固酶阴性葡萄球菌（coagulase negative staphylococcus，CNS）：是由人体正常微生物丛的一群细菌所构成的，已达 30 种以上。在 20 世纪 80 年代，耐甲氧西林表皮葡萄球菌曾成为一个严重的临床问题，特别在接受人工瓣膜及其他心脏手术后的患者尤为明显。近年来 CNS 引起感染在增加，特别是由表皮葡萄球菌引起的感染。有报道统计，由 CNS 引起的医院获得菌血症中，表皮葡萄球菌占 74%～92%。由表皮葡萄球菌引起的心脏感染，常发生在心脏瓣膜手术或心血管手术之后。表皮葡萄球菌还可引起脑脊液分离术、人工关节、矫形手术的感染，是腹膜连续透析中心常见病原菌。CNS 除最常见的表皮葡萄球菌外，在临床标本中尚可见腐生葡萄球菌、溶血葡萄球菌、人型葡萄球菌、华纳葡萄球菌、头状葡萄球菌、模仿葡萄球菌、孔氏葡萄球菌、木糖葡萄球菌、松鼠葡萄球菌等。

（2）耐药革兰氏阴性（G⁻）杆菌：G⁻ 杆菌是医院感染的主要病原菌。因为它大量寄居在人的皮肤和肠道等部位，医院的供水、食物及重复使用的消毒液等都可以是细菌的传源。有的 G⁻ 杆菌天然对多种抗菌素耐药，如铜绿假单胞菌和嗜麦芽窄食单胞菌。此外，导致医院感染的多数 G⁻ 杆菌易变成耐药菌。近年来，多重耐药的 G⁻ 杆菌已成为一个严重问题。细菌耐药性增加的原因主要是不规范地应用抗菌药物。广谱抗菌药的广泛应用是细菌耐药性发展的推动力，如住院患者广泛使用第三代头孢菌素会导致产生 β- 内酰胺酶细菌感染的暴发。

（3）肠球菌属：为人体肠道正常菌，一般不致病。自 20 世纪 80 年代起上升为医院感染的病原菌，到 20 世纪 90 年代在国外已占医院感染病原体的约 10%。肠球菌对头孢菌素、半合成青霉素固有耐药，并对林可霉素及氨基糖苷类抗生素低度耐药。由于肠球菌对多种抗菌药物耐药，故长期在医院存在并发生院内感染。

1969 年，耐万古霉素肠球菌被发现；1988 年，第一例有临床重要意义的耐万古霉素的屎肠球菌被报告出来。此后这些耐药菌逐渐在全世界范围内被检出。这种被称之为耐万古霉素的肠球菌，实际上绝大部分菌株也同时对现有绝大多数抗菌药物耐药。在美国，耐万古霉素肠球菌常在加强护理单元、器官移植、血液病及肿瘤病房分离得到。已被证实耐万古霉素肠球菌可在护理人员手上至少存活 30min，用无刺激性肥皂洗手后该菌仍然存在。用氯己定或醇类洗手可以消除该菌，因此在那些可能有获得肠球菌感染危险的护理单元，宜用消毒液代替非医用肥皂洗手。

（4）沙门氏菌属：是医院内感染性腹泻的主要病原菌之一。其由食物传播，临床表现以腹泻为主，侵及儿童特别是新生儿或婴儿时则可致严重的败血症甚至脑膜炎，死亡率很高。因此，需要健全制度，针对各环节做好消毒隔离和各项卫生检测及宣传工作，以切实防止交叉感染的发生。

（5）艰难梭菌：是厌氧 G⁺ 芽孢杆菌，已证实为假膜性肠炎及抗菌素相关性腹泻的主要病原菌。艰难梭菌专性厌氧，需在特殊的培养基上于厌氧条件下才能生长。其产毒株可产生外毒素，从而引起严重腹泻及假膜性肠炎。轻者腹泻；重者致发热、脱水、中毒性休克、肠穿孔，甚至死亡。绝大多数病例与应用抗菌素或腹部手术有关。

（6）军团菌属：为 G⁻ 杆菌，在一般培养基上不能生长，需特殊培养基在含二氧化碳环境下才能生长。本属细菌现已有 50 多个种，其中 20 种自人体分离出，另一些菌种得自外环境。使人致病者多为嗜肺性军团菌。此菌种有 16 个血清型，国内报告以 1～6 型为多见。其他致病菌为米克达德军团菌、博耶曼军团菌等。感染者的主要临床表现为肺炎，重者可侵及多脏器，轻者为流感样症状，可用大环内酯类抗菌素治疗。

自 1977 年证明军团菌病由军团菌引起并常由空调系统传播以来，世界各地相继发现此病。从空调水中分离出军团菌的报告有多起，这是军团病暴发的潜在危险。改造空调水的建筑设计或向空调水中定期投放消毒剂可以防止此病的暴发。据 Wenzel 收集的资料，1984—1994 年，由军团菌所致 26 起暴发感染中，22 起由嗜肺性军团菌血清 I 型引起，由该菌其他的血清型或其他军团菌菌种所致者占少数。军团菌属感染临床上以肺炎表现为主。值得注意的是，大部分暴发与医院饮用水有关。部分暴发用高热法或氯化法清除供水系统的污垢而得到控制。

2．医院感染的常见真菌　常见真菌有念珠菌属等酵母菌、隐球菌、霉菌、组织胞浆菌、球孢子菌。

（1）念珠菌属等酵母菌：酵母菌可引起致死性感染。1990 年以来，国内先后有报道对临床分离酵母菌的鉴定报告，总计在 30 种以上，其中念珠菌属种占绝大多数。念珠菌属中，白念珠菌占 53%～68%，热带念珠菌占 10%～25%，二者合计约占酵母菌总数的 2/3。

但由少见菌种引起的临床严重感染亦有报道，过去认为某些不致病的念珠菌菌种并非不是致病菌。念珠菌造成血流感染的条件是恶性血液病、粒细胞减少、器官移植、烧伤、慢性肾功能不全、糖尿病等。念珠菌菌血症的危险因素是菌血症前的多种抗菌素应用、血液外的其他部位念珠菌阳性、血液透析和各种植入物的应用。

（2）隐球菌：常由呼吸道进入肺部经由血液传播至脑和脑膜，也可侵入皮肤、骨和关节。其在土壤、鸟粪，尤其是鸽粪中大量存在，也可存在于人体的体表、口腔及粪便中，可侵犯人和动物引起隐球菌病。隐球菌病是一种少见病，该菌多数引起外源性感染，也可引起内源性感染，对人类属机会致病菌。

人因呼吸道吸入隐球菌后引起感染，初发感染灶多为肺部，肺部感染一般预后良好。但从肺部可经血行播散至全身其他部位，播散病灶可发生在各个脏器，皮肤、黏膜、淋巴结、骨、内脏等均可受累；最易侵犯的是中枢神经系统，引起慢性脑膜炎。脑及脑膜的隐球菌病预后不良，如不治疗，常导致患者死亡。

由于艾滋病在世界范围内蔓延，人们发现人类免疫缺陷病毒（human immunodeficiency virus，HIV）感染者中的隐球菌感染病例随之增加。已知隐球菌病对约 45% 的获得性免疫缺陷综合征（acquired immune deficiency syndrome，AIDS）患者是首发的确定性疾病。对人致病的隐球菌主要是新型隐球菌。随着抗真菌药物的应用，耐药菌株也已出现。因此，当真菌感染的诊断明确且正规抗真菌治疗无效时，应考虑到耐药株产生的可能性。

3．医院感染常见病毒　主要有呼吸道合胞病毒、轮状病毒、冠状病毒、流感及副流感病毒、腺病毒、麻疹病毒、水痘病毒、疱疹病毒、肝炎病毒等。

4．医院感染的其他微生物　主要有支原体、衣原体、立克次氏体、放线菌、螺旋体、朊毒体等。

（廖　骏　刘　萍）

第二节　消毒灭菌

一、消毒工作的意义

预防和控制疾病的传播，防止医院感染发生的重要措施就是消毒。消毒工作具有以下重要意义：

（一）预防传染病的流行

传染病的病原体不仅可以在机体内生长、繁殖导致人或动物患病，而且还能以一定的方式（传播途径）不断地从感染的机体（传染源）向未感染的机体（易感者）转移。病原体的这种不断地转换宿主的过程，在流行病学上称为传染病的流行过程。消毒工作的意义就在于打断流行过程的连续性，阻止传染病的传播，从而保护人群免受传染病病原体的危害。

病原体离开传染源到达另一个易感者的途径称为传播途径（route of transmission），同一种传染病可以有多种传播途径。

1. 呼吸道传播　病原体存在于空气中的飞沫或气溶胶（aerosol state）中，易感者吸入时获得感染，如麻疹、白喉、结核病、禽流感和严重急性呼吸综合征和新型冠状病毒肺炎等。

2. 消化道传播　病原体污染食物、水源或食具，易感者于进食时获得感染，如伤寒、细菌性痢疾和霍乱等。

3. 接触传播　易感者与被病原体污染的水或土壤接触时获得感染，如钩端螺旋体病、血吸虫病和钩虫病等。伤口被污染，有可能患破伤风。日常生活的密切接触也有可能获得感染，如麻疹、白喉、流行性感冒等。不洁性接触可传播 HIV、HBV、HCV、梅毒螺旋体、淋病奈瑟菌等。

4. 虫媒传播　被病原体感染的吸血节肢动物，如按蚊、人虱、鼠蚤、白蛉、硬蜱和恙螨等，于叮咬时把病原体传给易感者，可分别引起疟疾、流行性斑疹伤寒、地方性斑疹伤寒、黑热病、莱姆病和恙虫病等。根据节肢动物的生活习性，往往有严格的季节性，有些病例还与感染者的职业及地区相关。

5. 血液、体液传播　病原体存在于携带者或患者的血液或体液中，通过应用血制品、分娩或性交等传播，如疟疾、乙型病毒性肝炎、丙型病毒性肝炎和艾滋病等。

6. 医源性感染　指在医疗工作中人为造成的某些传染病的传播。一类是指易感者在接受治疗、预防、检验措施时，由于所用器械受医护人员或其他工作人员的手污染而引起的传播，如乙型肝炎、丙型肝炎、艾滋病等；另一类是药品或生物制品受污染而引起的传播，如输注因子Ⅷ引起的艾滋病。

上述途径传播统称为水平传播（horizonatal transmission）。母婴传播属于垂直传播（vertical transmission）。婴儿出生前已从母亲或父亲获得的感染称为先天性感染（congenital infection），如梅毒、弓形虫病。

（二）预防其他疾病的发生

病原微生物或其毒素引起的疾病除传染病之外，还包括其他疾病，如外科感染、肿瘤、由病毒或细菌引起的变态反应性疾病等。这些疾病虽没有明确的传播来源，但可以确认其感染的病原体来自外环境、自身体表或表浅体腔。因此预防这类疾病的发生，应对外环境、体表和体腔采取经常性的预防性消毒措施是非常必要的。当这些疾病发生时，对于患者排出的病原体更应及时彻底地进行消毒处理。

（三）防止医院感染

医院感染可由其他住院患者排出的微生物所引起（交叉感染），也可由患者过去排出的病原体污染的物品引起（环境、医疗设备和器械污染），或者由患者自身携带的微生物引起（自身感染）。由微生物引起的医院内感染性疾病是多种多样的，主要有三类，即化脓性感染、腹泻和发热性传染病。引起这些疾病的病原体种类较多，主要包括细菌、真菌、病毒和原虫。它们存在于空气、地面、墙壁或物品(包括医疗设备和器械)的表面,还可存在于患者或工作人员的体表,通过呼吸道、胃肠道、皮肤黏膜感染,或者通过输液、输血、注射、手术、穿刺等途径进入人体引起感染。

医院既是病原微生物集中的地方,又是抵抗力低下人群聚集的场所,而且人群之间还存在一些特殊的接触方式,故医院内感染的发生率较高。消毒工作在预防医院内感染上具有重要的意义。严格落实国家标准和行业标准规定的各项消毒隔离措施,可将医院内感染的发病率降到较低水平。

(四)消除生物战剂的污染

在反生物战中及反生物恐怖袭击中,消毒是消除生物战剂污染的重要手段。因缺乏理想的检测方法,往往不能在消毒之前确定生物战剂的种类,因此必须采用广谱、高效、速效的消毒剂或物理消毒法。

(五)应对环境中的自然灾害

自然灾害如地震、洪灾、台风、泥石流发生时,对人类生存的自然环境和生活条件都有重大的改变,及时对灾区环境进行预防性消毒,对灾后无大疫的预防工作目标具有重大社会意义。

二、消毒、灭菌及其相关基本概念

(一)消毒和消毒剂

知识拓展

“消毒”一词的历史

消毒(disinfection)一词最早于 17 世纪出现。当时认为疾病是由臭气(effluvia)或神秘的发散物(mysterious emanation)引起的,这些致病物能被某些化学物质所破坏,如可燃烧的硫磺,所以当时把能破坏或消除臭气以防止感染的物质称为消毒剂。1932 年 Patterson 研究了 1854—1930 年使用的 143 个消毒剂的定义,其中 25 个(大多数为早期的)没有提到微生物,有 95 个定义限定消毒剂是能破坏微生物的。“消毒”这一单词至今仍带有它最初的含义,即指清洁环境物品。对于应用于人体的,如皮肤消毒,至今仍有人不同意称为消毒剂。1974 年 Panel 指出,消毒剂是用于无生命的物体,而不是用于人体的化合物。但 1978 年 Hugo 等学者则认为,消毒一词常用于处理无生命的表面和物体,也可用于皮肤黏膜和体腔的处理。

消毒剂可以破坏微生物,但通常不能破坏芽孢。一种消毒剂并不一定能杀灭所有微生物,但能减少微生物的数量,使其不致损害健康或影响易腐败物品的质量。美国公共卫生协会和英国卫生部对消毒的定义:直接应用化学的或物理的方法杀灭病原微生物。消毒剂通常是指化合物,但也包括物理因子。

1. 消毒　是指杀灭或清除传播媒介上病原微生物(不包括细菌的芽孢),使其达到无害化的处理。

“消毒”一词的含义:①消毒是针对病原微生物的,并不要求清除或杀灭所有微生物。②消毒是相对的而不是绝对的,只要求将病原微生物的数量减少到无害的程度,而并不要求把所有病原微生物全部杀灭。

按照消毒目的的不同，消毒分为疫源地消毒和预防性消毒两类。

（1）疫源地消毒（disinfection of epidemic focus）：是指对疫源地内污染环境和物品的消毒。疫源地是传染源排出的病原微生物所能波及的范围，其目的是杀灭或清除传染源排出的病原体。传染病病房和传染病患者的居住环境消毒即为此种类型的消毒。疫源地消毒又分为两种情况：

1）随时消毒（concurrent disinfection）：是指传染源存在时，对其排出的病原体可能污染的环境和物品及时进行的消毒称为随时消毒。目的是及时杀灭或清除传染源排出的病原微生物。传染病病房在患者住院期间每日进行的消毒，以及患者的居住环境随时进行的消毒措施，即属于该类型的消毒。

2）终末消毒（terminal disinfection）：是传染源离开疫源地后进行的彻底消毒，是对疫源地进行的最后一次消毒。如传染病患者出院、转移或死亡后，医务人员对患者原住所进行的消毒。目前，需要进行终末消毒的传染病有霍乱、伤寒、副伤寒、细菌性痢疾、脊髓灰质炎、炭疽等。这些疾病的病原体在外环境中的抵抗力都比较强，所以需要终末消毒。

（2）预防性消毒（preventive disinfection）：是指没有明确的传染源存在时，对可能受到病原微生物污染的场所和物品进行的消毒，如医疗器械、公共场所公用物品、公共交通工具、饮用水和公用餐饮用具的消毒，以及针对大型重要会议馆所、医院病区、手术室的消毒。

2．消毒剂（disinfectant）　是指采用一种或多种化学或生物的杀微生物因子制成的用于消毒的制剂。传统的概念是指用于杀灭无生命物体上微生物的化学药物。从广义上讲，一些用于杀灭皮肤黏膜上微生物的药品亦称为消毒剂，如用于手术前皮肤消毒的药物。对消毒剂的要求是能杀灭微生物的繁殖体，而并不要求其能杀灭芽孢，但能杀灭芽孢的化合物是性能更好的消毒剂。

（二）灭菌和灭菌剂

1．灭菌（sterilization）　是指杀灭或清除传播媒介上一切微生物的处理。一切微生物包括细菌繁殖体、芽孢、真菌、病毒等。科学合理的灭菌处理是保障重复使用诊疗器械、器具安全的重要环节。

灭菌广泛应用于制药工业、食品工业、微生物实验室和医学。细菌、芽孢和某些抵抗力强的病毒，采用一般的消毒措施不能将其杀灭，对这些病原体污染的物品，必须采取灭菌措施来杀灭。

知识拓展

⟨“灭菌”一词的含义⟩

1936年，美国医学会药物和化学理事会指出，灭菌是绝对的而不是相对的。一种灭菌剂应能完全杀灭一切微生物。1978年Hugo等学者指出，灭菌的概念是绝对的，然而细菌的杀灭或清除遵循概率数，一些微生物总是以有限的机会得以保留。因此，灭菌只是要求把微生物存活的概率减少到最低限度。

对于各种接受灭菌的物品，灭菌本身亦有不良的影响，特别是对于药物来说，灭菌可能改变其成分，从而降低疗效或患者的可接受性，因此设计灭菌时要做到灭菌失败危险的最大可接受限度和对物品损害最大容许限度之间的平衡。1981 年日本学者古桥正吉也指出,灭菌或无菌的词义是完全破坏或除去所有微生物,是一个绝对的概念,但由于种种原因,要做到完全无菌是困难的。工业灭菌上可接受的无菌标准:在 100 万个受检对象中,可有 1 个以下的有菌生长。

2. 灭菌剂(sterile agent)　是指能够杀灭一切微生物,达到灭菌要求的制剂。医学上常用的灭菌剂有环氧乙烷、甲醛、戊二醛、乙型丙内酯、过氧乙酸等。从广义上讲,灭菌剂亦应包括一些能达到同样作用的物理方法,如热力灭菌、电离辐射灭菌、过滤除菌等。一般来说,能杀灭芽孢的药物或物理因子,才能称为灭菌剂。

（三）防腐和防腐剂

1. 防腐(antisepsis)　是指杀灭或抑制活体组织上微生物的生长繁殖,以防止其感染。

2. 防腐剂(antiseptic)　用于破坏或抑制活组织上微生物,以防止其感染的化学药物,被称为防腐剂。一种药物如果不能杀灭微生物而仅能抑制其生长繁殖,则不能称为消毒剂,但可以作为防腐剂。大多数防腐剂在一种情况下是杀菌的,但在另一些情况下则仅有抑菌作用,这取决于防腐剂使用的浓度、pH 及环境温度及微生物的种类等因素。

知识拓展

〉"防腐"一词的含义〈

1750 年,Pringle 为了记载一些物质对有机物(如蛋和肉)的防止腐败的能力,从"抗腐败"(against putrefaction)一词导出了"防腐"一词。自从 Lister 将抗微生物剂应用于外科的研究之后,这一名称获得了第二层意思,即应用一种物质破坏病原微生物。这样,"防腐"一词是指抑制微生物的生长繁殖或杀灭微生物,或者二者兼有之。如美国食品和药品管理局允许将和组织短时间接触的漱口液、冲洗液称为防腐药物,但它们仅在使用推荐浓度时才是杀菌的。

（四）保存或保藏

保存或保藏(preservation)是指用物理、化学或生物的方法防止物质的生物学腐败。如对药物制剂、化妆品、食物等,常需要采取保存措施以防止其损坏。此外,能起到保存作用的化合物或物理因子,称为保存剂。消毒剂和防腐剂大多可以用作保存剂,但保存剂并不是都可用作消毒剂和防腐剂。

（五）抑菌和抑菌剂

抑菌(bacteriostasis)是采用化学或物理方法抑制或妨碍细菌生长繁殖及其活性的过程。抑菌剂(bacteriostatic)是对细菌的生长繁殖有抑制作用,但不能将其杀死的制剂。

（六）杀微生物剂

杀微生物剂(germicide)是能够杀灭微生物,尤其是致病性微生物的化学或生物制剂。这类制剂基本上无杀灭芽孢的能力,可用于活组织和无生命的表面。"germicide"一词仅指化合物,但其形容词"germicidal"也适用物理因子,如杀菌灯(germicidal lamps)。

（七）杀菌剂

杀菌剂（bactericide）是用于杀灭细菌的化学或生物制剂，可杀灭致病菌和非致病菌，但不包括杀灭细菌芽孢，用于无生命的表面和有生命的活组织。它和"germicide"的区别是它不包括杀灭病毒、真菌和其他不是细菌的微生物。

（八）杀真菌剂

杀真菌剂（fungicide）是用于杀灭真菌的化学或生物制剂。可应用于有生命的活组织和无生命的表面，亦可杀灭真菌孢子。

（九）杀病毒剂

杀病毒剂（virucide）是用于杀灭病毒的化学或生物制剂。

（十）生物杀灭剂

生物杀灭剂（biocide）是所有能够杀死生物体的制剂的统称。"biocide"一词指杀灭一切活的生物，包括致病性和非致病性的低等生物和高等生物的物质。其常指杀灭微生物的药物。这类药物既可杀灭微生物的繁殖体，又可杀灭芽孢，故为灭菌剂。

（十一）杀芽孢剂

杀芽孢剂（sporicide）是用于杀死微生物芽孢的制剂，尤其是指杀灭细菌芽孢和真菌孢子，一般是用于无生命的物体。因为芽孢比微生物的繁殖体抵抗力强，所以杀芽孢剂是灭菌剂。

（十二）抗生素

抗生素（antibiotic）是指由微生物（包括细菌、真菌、放线菌属等）或高等动植物在生活过程中所产生的具有抗病原体或其他活性的一类次级代谢产物以及人工合成的类似物。20世纪90年代以后，科学家们将抗生素的范围扩大，统称为生物药物素，主要用于治疗各种细菌感染或致病微生物感染类疾病。一般情况下抗生素对其宿主不会产生严重的副作用。

（十三）清洁和清洁法

清洁（cleaning）是除去物品上的污染，使之达到预定用途或进一步处理所需的程度。清洁法（cleaning method）是将物体上污染的微生物数量降低到公共卫生规定的安全水平以下的处理，常用于清洁无生命物体，如餐具、茶具、哺乳用具等。有时在清洁操作时将清洗和抗菌相结合。

（十四）清除污染

清除污染（decontamination）是去除和/或杀灭环境或物品上微生物的过程，也用于去除或中和有危害的化学品和放射性物质。

（十五）杀灭对数值和杀灭率

杀灭对数值（killing log value）是指当微生物数量以对数表示时，消毒前后微生物减少的值。杀灭率（killing rate，KR）是指在杀灭微生物实验中，用百分率表示的微生物数量减少的值。其他类似指标：

（1）清除率：是指清除掉微生物的百分率。

（2）阻留率：是指过滤除菌时，微生物被阻留的百分率。

（3）衰亡率：是指微生物自然死亡的百分率。

（4）消亡率：是指空气中微生物沉降与死亡之和占原有微生物数的百分率。

（5）灭除率：是指污染于物体表面的微生物被杀灭和清除总和的百分率。

（十六）杀灭指数

杀灭指数（killing index，KI）是指消毒后微生物减少的程度。计算公式：

$$KI = \frac{N_c}{N_d}$$

N_c 为消毒前菌数，N_d 为消毒后残留菌数。

如消毒前菌数为 10^7，消毒后残留 1 个菌，则 $KI = 10^7 / 1 = 10^7$，此相当于杀灭率为 99.999 9%，即在消毒过程中每个细菌的存活概率为 10^{-7}。

（十七）K 值

K 值（K value）是指消毒速度常数。它表示消毒的速度，即 K 值越大，表示消毒的速度越快。在处理消毒试验数据时，将存活微生物数的对数值与消毒作用的时间相对应作图，往往可得到一条直线，此直线的斜率即为该消毒方法的速度常数（K 值）。K 值可用下式求得：

$$K = \frac{1}{t} \lg \frac{N_0}{N_t}$$

t 为消毒作用时间；N_0 为消毒前微生物数；N_t 为消毒到 t 时间时存活微生物数。

（十八）D 值

1. D 值　是指在设定的暴露条件下，杀灭特定试验微生物的 90% 所需的时间。若某消毒方法的 D 值（D value）为 10，则表示作用 10min，杀灭率可达到 90%。D 值越大，杀灭微生物的速度越慢，D 值为 K 值的倒数。（T_{90} 值即 D 值）。

2. D_t 值　是指在 t℃下杀灭 90% 生物所需时间（min）。如 $D_{100℃}$ 表示在 100℃下杀菌率达 90% 所需时间。

3. D_n 值　是指杀灭一定量微生物所需的处理剂量，多用于电离辐射灭菌。如 D_{10} 表示杀灭一个对数级（90%）微生物所需的照射剂量。$12D$ 则指照射剂量为 12 倍 D_{10} 值，为食品消毒剂量计算的标准之一。设当食品处理的 $D_{10} = 0.37$Mrad 时，则照射 $12D = 4.44$Mrad。此剂量可使灭菌指数达 10^{12}。

4. D_o 值　是指在电离辐射消毒中杀灭 63% 的微生物所需照射剂量。

5. D_t 值　是指电离辐射灭菌时，所有被处理物品达到灭菌时所需照射剂量。

（十九）F_t 值

F_t 值（F_t value）是指热死亡时间（121℃），或者在 t 温度下使杀菌达到 n 个对数值所需时间（热处理灭菌值）。$F_t = nD_t$。

如每件物品单位平均原有 100 个菌，121℃时 $D = 2$min，拟将菌杀灭至每 10^8 个物品单位才有 1 个菌，所需 $F_{121℃} = 8 \times 2$min $= 16$min。

（二十）N 值

N 值（N value）是指消毒剂的稀释系数或浓度指数，用于表示消毒剂的浓度对消毒效果的影响。N 值越大，表示浓度变化对消毒效果影响越大。测定 N 值时，需要测定同一消毒剂两个不同浓度达到同一杀菌水平分别所需时间。如果我们用 C_1 和 C_2 分别表示两个不同浓度，用 t_1 和 t_2 分别表示其所需消毒时间。

$$C_1^N \cdot t_1 = C_2^N \cdot t_2$$

稀释系数表示每种消毒剂的特点。如某种消毒剂的 $N = 1$，则稀释 X 倍后作用减少 X^1 倍，若浓度减半，则所需消毒时间增加 1 倍，才能达到同样消毒效果。同样，若稀释 3 倍，则需将作用时间延长 3 倍。再如酚的 $N=6$，则 $1:2$ 稀释后作用减少 $2^6=64$ 倍；若作 $1:3$ 稀释，则作用时间需延长 $3^6=729$ 倍。

（二十一）Q 值和 Q_{10} 值

1. Q 值（Q value） 为温度系数，表示温度每升高 1℃ 消毒速度加快的倍数。Q 值总是在 $1.0\sim1.5$。可用公式：

$$Q(T_2-T_1)=K_2/K_1$$
$$或 \quad Q(T_2-T_1)=t_1/t_2$$

公式中 K_2 和 K_1 分别为在温度 T_2 和 T_1 时的速度常数，t_2 和 t_1 分别表示在温度 T_2 和 T_1 时杀灭微生物所需时间。

2. Q_{10} 值（Q_{10} value） 表示温度每升高 10℃，消毒作用加快的倍数。可用公式：

$$Q_{10}=K_{(t+10℃)}/K_t$$

K 为消毒速度常数；t 为作用温度。

（二十二）Z 值

Z 值（Z value）是指在热力灭菌时，将作用时间减少 90% 或 D 值减少一个对数值，所需相应提高温度的度数（℃）。Z 值是表示微生物对热敏感性的指标。Z 值越大，则微生物对热的抵抗力越大。

（二十三）存活率

存活率（survival rate，SR）是指消毒后仍然存活的微生物的百分率。

$$SR=N_t/N_0 \times 100\%$$

N_0 为原有菌数，N_t 为消毒时间后存活菌数。

（二十四）湿热消毒

湿热消毒是指利用湿热使菌体蛋白质变性或凝固，酶失去活性，代谢发生障碍，致使细胞死亡，包括煮沸消毒法、巴氏消毒法和低温蒸汽消毒法。

（二十五）A_0 值

A_0 值（A_0 value）是评价湿热消毒效果的指标，指当以 Z 值表示的微生物杀灭效果为 $10K$ 时，温度相当于 80℃ 的时间（s）。

三、消毒灭菌的常用方法

常用消毒灭菌方法主要包括物理消毒灭菌法和化学消毒灭菌法两类。生物消毒法，即利用植物提取物、微生物多肽、生物酶等进行消毒，不属于常用消毒灭菌方法。

（一）物理消毒灭菌法

用物理因素杀灭或清除微生物的方法，称为物理消毒灭菌法。常用的物理消毒灭菌法：

1. 自然净化 是大气、地面、物体表面和地面水体污染的病原微生物，靠大自然的净化作用不经人工消毒亦可逐步达到无害。有关因素包括日晒、雨淋、风吹、干燥、温度、湿度、空气中杀菌性化合物、水的稀释作用、pH 的变化、水中微生物的拮抗作用等。自然净化不属于人工消毒，但消毒学上可以利用，尤其是在反生物战消毒中意义较大。

2. 机械除菌 是用机械的方法从物品表面、水、空气、人体体表除掉污染的有害微生物。虽然不能将病原微生物杀灭，但可大大地减少其数量，减少受感染的机会。常用的方法包括冲洗、刷、擦、抹、扫、铲除、通风和过滤（filtration）。这些方法都是日常消毒和反生物战消毒中常用的方法。其具有简单、方便、实用、廉价的优点。过滤在消毒学上称为过滤除菌（filtration sterilization），用于对水和空气的除菌。在消毒供应中心，清洗就是常用的机械除菌方法。

3. 热力消毒灭菌（thermal sterilization） 利用热力作用使微生物的蛋白质凝固变性，酶失活、细胞壁和细胞膜发生改变而导致其死亡，分为干热法与湿热法两种。干热法是通过空气传导热力，传导较慢，所需的温度较高，时间较长。湿热法由空气、水、蒸汽导热，传导快，所需的温度较低，时间较短。湿热法具有穿透力强，菌体吸收水分易变性凝固，水蒸气有潜在热能的优越性，同一温度情况下，湿热法比干热法的效果更好。热力杀菌效果可靠又简便易行，常作为首选的消毒灭菌方法。

（1）干热法：主要有焚烧法、烧灼法和干烤法三种。

1）焚烧法：是一种较彻底的灭菌方法，在焚烧炉内焚烧尸体及废弃物，可杀灭细菌芽孢。

2）烧灼法：为直接用火焰灭菌，如在微生物实验室内利用火焰对接种环、试管口等灭菌。

3）干烤法：为利用烤箱加热至160～170℃，2h，适用于耐高温的玻璃、陶瓷或金属器皿的灭菌。红外线消毒柜可归于干烤法。

（2）湿热法：包括巴氏消毒法、煮沸法、压力蒸汽灭菌法和流通蒸汽灭菌法等。

1）巴氏消毒法：是一种使用较低温度加热消毒的方法，不使蛋白质变性，但可杀灭常见致病菌，常用于牛奶和酒类的消毒。国际上通用的巴氏消毒法主要有两种：

一是将牛奶加热到62～65℃，保持30min。采用这一方法可杀死牛奶中各种致病菌繁殖体，消毒效率可达97.3%～99.9%，经消毒后残留的只是部分嗜热菌及耐热性菌以及芽孢等，但这些细菌多数是乳酸菌，乳酸菌不但对人无害反而有益健康。

二是将牛奶加热到75～90℃，保温15～16s，其杀菌时间更短，工作效率更高。杀菌的需遵循的基本原则是能将病原菌杀死即可，避免温度太高损失较多的营养成分。

2）煮沸法：在一个大气压下，将水煮沸（100℃）5～15min可杀灭细菌繁殖体；加入2%碳酸氢钠，可提高沸点至105℃并可防锈。煮沸法常用于餐具及一些医疗器皿的消毒。

3）压力蒸汽灭菌法：应用压力蒸汽灭菌器，加压至103kPa，温度达121.3℃，15～20min，可杀灭细菌芽孢等各类微生物，常用于培养基、手术敷料、手术器械及各种耐高温高湿物品的灭菌。压力蒸汽灭菌器按照样式大小分为手提式压力灭菌器、立式压力蒸汽灭菌器、卧式压力蒸汽灭菌器等；按蒸汽排出方式，分为下排气式、预排气式、正压脉动排气式、预真空压力蒸汽灭菌器等。

下排气式压力蒸汽灭菌器：利用重力置换的原理，使热蒸汽在灭菌器中从上而下，将冷空气由下排气孔排出，排出的冷空气由饱和蒸汽取代，利用蒸汽释放的潜热使物品达到灭菌。其适用于耐高温高湿物品的灭菌，首选用于微生物培养物、液体、药品、实验室废物和无孔物品的处理，不能用于油类和粉剂的灭菌。灭菌所需的温度、压力和时间根据灭菌器类型、物品性质、包装大小而有所差别。当压力在102.97～137.30kPa时，温度可达121～126℃，15～30min可达到灭菌目的。

预排气式压力蒸汽灭菌器：利用机械抽真空的原理，使灭菌器内形成负压，蒸汽得以迅速穿透到物品内部，利用蒸汽释放的潜热使物品达到灭菌。其适用于管腔物品、多孔物品和纺织品等耐高温高湿物品的灭菌，不能用于液体、油类和粉剂的灭菌。

正压脉动排气式压力蒸汽灭菌器：利用脉动蒸汽冲压置换的原理，在大气压以上，用饱和蒸汽反复交替冲压,通过压力差将冷空气排出,利用蒸汽释放的潜热使物品达到灭菌。其适用于不含管腔的固体物品及特定管腔、多孔物品的灭菌。用于特定管腔、多孔物品灭菌时,其需进行等同物品灭菌效果的检验。其不能用于纺织品、医疗废物、液体、油类和粉剂的灭菌。

预真空压力蒸汽灭菌器:配有真空泵和空气过滤装置。输入蒸汽前,需先抽出灭菌器内冷空气使之形成负压,再输入蒸汽。在负压作用下,蒸汽能迅速穿透物品,压力可达到205.8kPa时,温度高达132~134℃,4min即可灭菌。脉动真空压力蒸汽灭菌器已成为目前最先进的灭菌设备。

压力蒸汽灭菌器操作应注意如下事项:①灭菌包的要求。下排气式压力蒸汽灭菌器灭菌包体积不宜超过30cm×30cm×25cm,预真空式压力蒸汽灭菌器灭菌包体积不宜超过30cm×30cm×50cm,器械包的重量不宜超过7kg,敷料包的重量不宜超过5kg。②灭菌器内物品的放置总量不应超过灭菌器柜室容积的85%。各包装之间留有空隙,以便于蒸汽流通、渗入包裹中央,排气时蒸汽迅速排出,保持物品干燥。③盛装物品的容器若有孔,灭菌前将孔打开,灭菌后关闭。若无孔,应将容器盖打开。④布类物品应放在金属、搪瓷类物品之上,以免蒸汽遇冷凝成水珠使包布受潮。⑤灭菌器密闭前,应使冷空气充分排空。⑥注意安全操作,每次灭菌前,应检查灭菌器是否处于良好的工作状态。⑦及时观察和记录温度、压力和时间等灭菌参数及设备运行情况。⑧灭菌完毕后减压不要过猛,应缓慢放气,待压力表回归"0"位后才可开启。⑨被灭菌物品应待干燥后才能取出备用。⑩灭菌包应有灭菌标识,包装标识应注明物品名称、包装者、灭菌器编号、灭菌批次、灭菌日期、失效日期等标注项目。

4)流通蒸汽灭菌法:又可称为常压蒸汽消毒,是在一个标准大气压下,用100℃左右的水蒸气进行消毒。针对被芽孢污染的物品,采用流动蒸汽间歇加热方式,以达到灭菌的目的。将需灭菌物品置于容器中,100℃,30min,1次/d,连续3d,即可杀灭芽孢。此法适用于一些不耐高热的含糖、牛奶等培养基。

4. 辐射消毒灭菌(radiation sterilization) 包括紫外线消毒(ultraviolet light disinfection)和电离辐射灭菌(Ionizing radiation sterilization)。

(1)紫外线消毒:是利用适当波长的紫外线能够破坏微生物细胞体中的DNA或RNA的分子结构,最终造成微生物死亡,达到杀菌消毒的效果。

消毒使用的紫外线是C波紫外线,其波长范围是200~275nm,杀菌作用最强的波段是250~270nm,中心辐射波长为253.7nm。紫外线可以杀灭各种微生物,包括细菌繁殖体、分枝杆菌、病毒、真菌、立克次氏体和支原体等。其辐照能量低,穿透力弱,仅能杀灭直接照射到的微生物,因此只能用于物体表面、空气的消毒,故物品消毒时必须使消毒部位充分暴露于紫外线下。

(2)电离辐射灭菌:利用γ射线、伦琴射线(X射线)或电子辐射能穿透物品,杀死物品中微生物的低温灭菌方法,统称为电离辐射灭菌(又称冷灭菌)。电离辐射是低温灭菌,不发生热的交换、压力差别和扩散层干扰,所以适用于不耐热物品的灭菌,具有优于化学消毒、热力消毒等其他消毒灭菌方法的许多优点,也是在医疗、食品、养殖业应用广泛的灭菌方法。

5. 超声波法(ultrasonic method) 超声波对各种微生物都有一定的破坏作用,但单独应用消毒效果不可靠,故常与其他消毒方法共同使用,起增效作用。

(1)超声波的清洗作用:在消毒供应中心,超声波多用于对管腔医疗器械的清洗。其原理是超声波发生器发出的高频振荡信号,通过换能器转换成高频机械振荡而传播到介质,清洗溶剂中超声波在清洗液中疏密相间的向前辐射,使液体流动而产生数以万计的微小气泡,存在于液体中的微小气泡(空化核)在声场的作用下振动。当声压达到一定值时,气泡迅速增长,然后突然闭合,在气泡闭合时产生冲击波。冲击波周围会产生上千个大气压力,破坏不溶性污物而使它们分散于清洗液中。当团体粒子被油污裹着而黏附在清洗件表面时,油被乳化,固体粒子即脱离,从而达到清洗件表面净化的目的。

(2)超声波对消毒剂的增效作用:把超声波通入装水容器中,剧烈的振动会使容器中的水破碎成许多小雾滴,再用小风扇把雾滴吹入室内,就可以增加室内空气湿度,将水中加入空气消毒剂,即可对室内空气进行消毒。

6. 微波灭菌(microwave sterilization) 微波是一种波长短、频率高的电磁波,可杀灭各种微生物,用于医药工业上的灭菌和医疗物品的灭菌。

微波是波长 $1\sim1\,000$mm 的电磁波,频率在数百兆赫至 $3\,000$MHz,用于消毒的微波频率一般为$(2\,450\pm50)$MHz 与(915 ± 25)MHz 两种。微波在介质中通过时被介质吸收而产生热,该类介质被称为微波的吸收介质,水就是微波的强吸收介质之一。而当微波能在介质中通过不易被介质吸收时,该类介质为微波的良导体,在这种介质中产生的热效应很低,热能的产生是通过物质分子以每秒几十亿次振动,摩擦而产生热量,从而达到高热消毒的作用,同时微波还具有电磁场效应、量子效应、超电导作用等,可影响微生物生长与代谢。一般含水的物质对微波有明显的吸收作用,升温迅速,消毒效果好。

微波的灭菌机理目前尚无定论,一般认为微波灭菌是以热效应为主,非热效应为辅,通过多种效应,如综合效应(密封包装、场效应、量子效应),其他因素如消毒物品的包装、合适的含水量、负载量及物品的性质等共同作用的结果。钢、黄铜、银、铁、不锈钢等金属良导体类材料能引起反射而不吸收微波,用微波照射不易达到灭菌。如果将其用布包装后放在含水或水蒸气环境中,借水分子吸收微波,使温度升高,可达消毒或灭菌目的。

(二)化学消毒灭菌法

化学消毒灭菌法是利用液体或气体的化学药物渗透到菌体内,使菌体蛋白质凝固变性,细菌酶失去活性,导致微生物代谢障碍而死亡;或者破坏细胞膜结构,改变其通透性,导致细胞膜破裂、溶解,以达到消毒灭菌的目的。

1. 理想的化学消毒剂应具备的条件 杀菌谱广,有效浓度低,作用速度快,性质稳定,易溶于水,可在低温下使用,不易受有机物、酸、碱及其他物理和化学因素的影响,无刺激性、无腐蚀性、无色、无味、无臭且用后易于除去残留药物,毒性低,不易燃烧爆炸,使用无危险性,用法简单,价格低廉,便于运输,可大量供应。多年来国内外研究者对消毒剂进行了广泛地筛选,但至今没有发现一种能同时满足以上条件的消毒剂。因此,在进行消毒时需要根据消毒目的和消毒对象的特点,选用合适的消毒剂。

2. 消毒剂的作用水平 根据消毒因子的适当剂量(浓度)或强度和作用时间对微生物的杀菌能力,可将其分为四个作用水平。

(1)灭菌水平:可杀灭一切微生物(包括细菌芽孢)达到灭菌保证水平。属于此类的消毒剂有甲醛、戊二醛、环氧乙烷、过氧乙酸、过氧化氢等化学灭菌剂。它们在规定条件下,以合适的浓度和有效的作用时间可进行灭菌。

（2）高水平消毒：杀灭一切细菌繁殖体包括分枝杆菌、病毒、真菌及其孢子、绝大多数细菌芽孢的消毒处理。属于此类的消毒剂有含氯制剂、二氧化氯、邻苯二甲醛、过氧乙酸、过氧化氢、臭氧、碘酊等能达到灭菌效果的化学消毒剂。它们在规定条件下，以合适的浓度和有效的作用时间可达到高水平消毒。

（3）中水平消毒：要求杀灭细菌繁殖体、真菌和病毒的消毒处理。属于此类的消毒剂有碘类（碘伏、氯己定碘等）、醇类和氯己定的复方，醇类和季铵盐类化合物的复方，酚类等消毒剂。它们在规定条件下，以合适的浓度和有效的作用时间可达到中水平消毒。

（4）低水平消毒：能杀灭细菌繁殖体（分枝杆菌除外）和亲脂病毒的化学消毒方法。属于此类的消毒剂有季铵盐类消毒剂（苯扎溴铵等）、双胍类消毒剂如氯己定等。它们在规定条件下，以合适的浓度和有效的作用时间可达到低水平消毒。

3．常用消毒剂的种类　目前使用的消毒剂有数十种。常用的消毒剂产品以成分分类主要有九种：含氯消毒剂、过氧化物类消毒剂、醛类消毒剂、醇类消毒剂、含碘消毒剂、酚类消毒剂、环氧乙烷、双胍类消毒剂和季铵盐类消毒剂。

（1）含氯消毒剂：是指溶于水产生具有杀微生物活性的次氯酸的消毒剂，其杀微生物有效成分常以有效氯表示。次氯酸分子量小，易扩散到细菌表面并穿透细胞膜进入菌体内，使菌体蛋白氧化导致细菌死亡。含氯消毒剂可杀灭各种微生物，包括细菌繁殖体、病毒、真菌和抗力最强的细菌芽孢。这类消毒剂包括无机氯化合物（如次氯酸钠、次氯酸钙、氯化磷酸三钠）和有机氯化合物（如二氯异氰尿酸钠、三氯异氰尿酸、氯铵等）。无机氯性质不稳定，易受光、热和潮湿的影响，丧失其有效成分；有机氯则相对稳定，但是溶于水之后均不稳定。

1）强酸性氧化电位水：将经过软化处理的自来水中加入低浓度的氯化钠（溶液浓度小于 0.1%），在有离子隔膜式电解槽中电解后，从阳极一侧生成的具有低浓度有效氯、高氧化还原电位的酸性水溶液。水溶液 pH 2.0～3.0，氧化还原电位在 1 100mV 以上，有效氯浓度为 50～70mg/L。其可用于医疗器械和用品的消毒，如灭菌前手工清洗手术器械和用品的消毒、软式内镜的消毒、卫生手消毒、皮肤与黏膜的消毒、食饮具和食品加工器具的消毒、一般物体和环境表面的消毒、织物类物品的消毒等。强酸性氧化电位水因不稳定，容易分解，使用强酸性氧化电位水应随产随用，不宜储存。

2）微酸性氧化电位水：将经过软化处理的自来水中加入低浓度的盐酸，在无离子隔膜的电解槽中电解后，生成含有次氯酸分子的微酸性电解水，其 pH 5.5～6.5，氧化还原电位小于 1 100mV，有效氯浓度为 10～30mg/L。微酸性氧化电位水可用于食品加工器具的浸泡消毒，鲜切果蔬浸泡消毒保鲜，管腔的浸泡消毒，口腔治疗台用水管路的浸泡消毒等。微酸性氧化电位水稳定性差，降解快，故制造后需要即刻使用。

（2）过氧化物类消毒剂：具有强氧化能力，各种微生物对其均十分敏感，可将所有微生物杀灭。此类消毒剂包括过氧化氢、二氧化氯、过氧乙酸和臭氧等。其优点是消毒后在物品上不留残余毒性。

1）过氧化氢：外观为无色透明液体，是一种强氧化剂，其水溶液适用于医用伤口消毒及环境消毒和食品加工用具设备的消毒。超低容量喷雾适用于室内空气消毒。

过氧化氢低温等离子灭菌器：过氧化氢等离子体是 20 世纪 90 年代开始面世的一项新低温灭菌技术。等离子体被认为是液态、气态、固态之外的第四种状态，是气体分子在极度真空的腔体内受激发而形成。其工作原理是通过在专用设备内产生过氧化氢低温等离子体进行灭菌，消毒过程中通过特定方式使医疗器械和手术器械上的多种微生物失去活性，从而达到灭菌目的。灭菌过程的各阶段都是在干燥的低温环境下运行，因此不会损坏对热或水汽敏感的器械，对金属和非金属器械都适用，并可对止血钳铰链等难以消毒到的器械部位进行灭菌。

过氧化氢低温等离子灭菌器特点：灭菌循环时间短，快速杀菌，易分解，没有排气时间；具有物品周转快，彻底分解终产物、不留任何毒性残余，没有安装要求和没有通风管道的优势；但穿透性差，对器械有严格的管腔长度和大小的限制。其灭菌机制为氧化反应，对器械的材质有严格的限制，成本昂贵。灭菌时器械绝对干燥、不能上油。

2）二氧化氯：对细胞壁有较强的吸附和穿透能力，放出原子氧将细胞内的含巯基的酶氧化起到杀菌作用。大量的实验研究显示二氧化氯是安全、无毒的消毒剂，无"三致"效应（致癌、致畸、致突变），同时在消毒过程中也不与有机物发生氯代反应生成可产生"三致"作用的有机氯化物或其他有毒类物质。由于二氧化氯具有极强的氧化能力，应避免在高浓度时（>500mg/L）使用。二氧化氯的常规使用浓度要远远低于500mg/L，一般仅在数10mg/L左右。因此，二氧化氯也被国际上公认为安全、无毒的绿色消毒剂。

3）过氧乙酸：为高效、速效、低毒、广谱消毒剂，可达到灭菌效能。此外，过氧乙酸在空气中具有较强的挥发性，故对空气进行消毒具有良好的效果。

过氧乙酸的特点：易燃，易爆，具有强氧化性、强腐蚀性、强刺激性，可致人体灼伤；对眼睛、皮肤、黏膜和呼吸道有强烈地刺激作用；吸入后能导致对呼吸道的刺激和损害，可引起喉和支气管的炎症、水肿、痉挛、化学性肺炎、肺水肿，也可引起咳嗽、喘息、气短、头痛、恶心和呕吐等症状；对皮肤可发生严重灼伤，眼直接接触液体可导致不可逆损伤甚至失明，吞咽可致死亡。过氧乙酸对金属具有腐蚀性，不能用于对金属器械的消毒，操作时必须戴橡胶手套。

过氧乙酸化学性质：具有酸的通性，可分解为乙酸、氧气；具有溶解性，能溶于水、乙醇、乙醚、乙酸、硫酸。纯过氧乙酸极不稳定，在-20℃时就会发生猛烈爆炸。生活中常用的过氧乙酸浓度多为40%左右，但其性质也不稳定，在室温下可以分解放出氧气，遇明火或高温易发生自燃或爆炸。市场上销售的一元包装不需要活化，二元包装、三元包装需要活化24h后使用。使用时应注意：消毒剂原液刺激性、腐蚀性较强，不可直接用手接触；对金属有腐蚀性，不可直接用于金属器械的消毒，但可以通过加入防腐蚀剂处理。消毒剂原液贮存放置时可分解，注意有效期限，应贮存于塑料桶内，阴凉避光通风处保存，远离可燃性物质；操作时应在上风向操作，注意个人防护、戴口罩、帽子、橡胶手套、眼罩，穿工作服。

（3）醛类消毒剂：包括甲醛和戊二醛等。此类消毒剂杀菌原理为一种活泼的烷化剂作用于微生物蛋白质中的氨基、羧基、羟基和巯基，从而破坏蛋白质分子，使微生物死亡。甲醛和戊二醛均可杀灭各种微生物，因其对人体皮肤、黏膜有刺激和固化作用，并可使人致敏，因此不可用于空气、食具等消毒，一般仅用于医院中医疗器械的消毒或灭菌。经消毒或灭菌的物品必须用灭菌水将残留的消毒液冲洗干净后才可使用。

低温蒸汽甲醛灭菌：在温度低于85℃时，强制排出空气后，负压状态下注入蒸汽甲醛，待灭菌物品暴露于蒸汽甲醛，在稳定状态下维持一定时间，达到灭菌要求。低温蒸汽甲醛灭菌柜则是采用甲醛溶液作为产生甲醛气体的原料，通过2个灭菌程序（灭菌温度为60℃

的灭菌程序、灭菌温度为 78℃ 的灭菌程序)对甲醛气体进行控制,在不同灭菌温度下,借助饱和蒸汽的穿透作用,在预真空压力蒸汽灭菌器内完成灭菌过程。

1)低温蒸汽甲醛灭菌选用原则:对于普通器械首选使用高温压力蒸汽灭菌,处理对热敏感的器械时,可推荐使用低温蒸汽甲醛灭菌。

2)低温蒸汽甲醛灭菌适用范围:适用范围广,几乎能对各种材质的器械物品进行灭菌,其蒸汽穿透力较强,几乎等同于环氧乙烷灭菌。需注意的是聚碳酸酯类材质的物品,由于其具有较强甲醛吸附性能,会影响低温蒸汽甲醛灭菌效果,不适用于低温蒸汽甲醛灭菌处理。推荐将其应用于硬性内镜及其导光束、显微手术器械、高速电钻和气钻、电切电凝器导线、术中超声探头。

3)低温蒸汽甲醛灭菌使用注意事项:设备安装,应置于可机械通风的房间。包装材料应不吸收、不分解甲醛,需经过验证。器械对温度、蒸汽的敏感性,器械对化学介质的稳定性。器械对低压及高压变化的耐受性较强。甲醛是 A 类致癌物质,国际癌症研究机构表明长期暴露甲醛环境下可能使人致癌,应遵循《工作场所有害因素职业接触限值 第 1 部分:化学有害因素》(GBZ 2.1—2019)等相关职业卫生标准(工作场所的甲醛最高容许浓度不得高于 $0.5mg/m^3$)。当空气中甲醛浓度达到 $0.05mg/m^3$,可闻到甲醛气味,操作中应注意个人职业防护。

(4)醇类消毒剂:最常用的是乙醇和异丙醇,可凝固蛋白质,导致微生物死亡,属于中效消毒剂,可杀灭细菌繁殖体,破坏多数亲脂性病毒,如单纯疱疹病毒、人类免疫缺陷病毒等。醇类杀灭微生物作用亦可受有机物影响且易挥发,应采用浸泡消毒或反复擦拭以保证其作用时间。醇类常作为某些消毒剂的溶剂,具有增效作用,常用浓度为 75%。据国外报道:80% 乙醇对病毒具有良好的灭活作用。国内外有多种复合醇消毒剂,常用于手部皮肤消毒。

(5)含碘消毒剂:包括碘酊和碘伏,可杀灭细菌繁殖体、真菌和部分病毒,可用于皮肤、黏膜消毒,医院常用于外科洗手消毒。

(6)酚类消毒剂:包括苯酚、甲酚、卤代苯酚及酚的衍生物。常用的煤酚皂溶液又名来苏尔消毒液,其主要成分为甲基苯酚。卤化苯酚可增强苯酚的杀菌作用,如三氯强基二苯醚作为防腐剂已广泛用于临床消毒、防腐。

(7)环氧乙烷:属于灭菌剂,可杀灭所有微生物。因其穿透力强,它常用于皮革、塑料、医疗器械、医疗用品包装后进行消毒或灭菌;对大多数物品无损害,可用于精密仪器、贵重物品的消毒;尤其对纸张色彩无影响,常用于书籍、文字档案材料的消毒。环氧乙烷是继甲醛之后出现的第二代化学消毒剂,至今仍为最好的冷消毒剂之一,也是目前四大低温灭菌技术(低温等离子体、低温甲醛蒸汽、环氧乙烷、戊二醛)中最重要的一员。

环氧乙烷低温灭菌:环氧乙烷又称为氧化乙烯,分子式为 C_2H_4O,化学结构式为 $-CH_2-CH_2-O-$,分子量为 44.05,是一种小分子环醚,环氧乙烷呈无色透明,在常温常压下为气态,比空气重,密度为 $1.52g/cm^3$,挥发时具有芳香的醚味。由于环氧乙烷具有不稳定的环结构,化学键容易发生断裂,因此具有很强的化学活性。由于环氧乙烷凭借极强的穿透性和反应活性,可以和微生物的生命大分子(如 DNA、RNA 和酶等功能蛋白)上的氨基、羧基、羟基和巯基等基团发生强烈的烷基化反应,使生命大分子失去反应活性,从而起到杀灭微生物的作用,具体材料兼容性应参考灭菌设备的说明书。环氧乙烷低温灭菌可分为环氧乙烷及二氧化碳混合气体低温灭菌系统（二者之比为 90∶10）和 100% 纯环氧乙烷低温灭菌系统两种，目前纯环氧乙烷低温灭菌系统使用较多。

1）灭菌机制：环氧乙烷与微生物体蛋白质分子、酶、核酸中的氨基、羟基、羧基或巯基相结合，对微生物的代谢产生不可逆的破坏，从而达到灭菌作用。除了强反应活性外，环氧乙烷气体的蒸汽压高，30℃时可达 141kPa，这种高蒸汽压决定了环氧乙烷的穿透力较强，易于渗透，容易穿透不规则物品，接触到所有的物品表面，从而提高灭菌效果。环氧乙烷作为一种广谱低温灭菌剂，可在常温下杀灭各种微生物，如细菌繁殖体、芽孢、病毒和真菌孢子等。

2）影响灭菌效果的因素：①环氧乙烷的浓度是影响其灭菌质量最为重要的关键因素，最常用的浓度范围是 450～1 200mg/L。随着温度升高，环氧乙烷的杀菌作用加强，灭菌温度一般为 35～60℃。②所需灭菌物品的含水量、微生物本身的干燥环境和灭菌环境的相对湿度，对环氧乙烷的灭菌作用均有显著的影响，一般最常用的相对湿度为 45%～75%，灭菌时间一般为 105～300min。③所需灭菌物品的包装、装载、灭菌处理、菌体外的保护物等也影响灭菌效果。包装材料的表面性质及厚度对灭菌效果有影响，应选用易于环氧乙烷穿透且残留少的材料。包装不宜过紧或过松，应注意拟灭菌物品上不能有过多的水分或水滴，以免影响灭菌效果。④所需灭菌物品的包内要尽可能去除空气，要保护物品的尖端，放置应注意方向，平放物品不能上下堆积，竖放包裹间应有间隙，物品避免接触门箱壁。⑤所需灭菌物品要彻底清洗，清除黏膜、血迹或其他有机物，任何残留的物质都会妨碍微生物与环氧乙烷气体的有效接触，甚至会使细菌产生保护膜而影响灭菌效果。因此受污染物品必须仔细流水清洗后，用酶浸泡＞5min，有关节器械需要拆开，管腔类器械需要使用超声震荡洗涤。⑥所需灭菌物品、包装材料、生物指示剂要适当预湿，在相对湿度 50% 的房间内放置＞2h，塑料制品需要更多湿化，包装前最好过夜湿化，但表面不能有肉眼水滴。

3）所需灭菌物品的包装材料：目前常用的包装材料有纸塑材料、聚乙烯、无纺布，但不能用尼龙、聚酯膜、铝箔、密封的玻璃和玻璃纸作包装材料。据研究报道，环氧乙烷作用于 8 种不同材料，最易穿透的是瓦楞纸板，其次马粪纸、棉布、牛皮纸，对聚乙烯、聚氯乙烯的穿透力也较好，这些材料都可以单独或者配合起来作为消毒灭菌物品的包装。

4）环氧乙烷的优缺点

优点：环氧乙烷被认为是目前灭菌效果最好的化学灭菌剂，可杀灭包括细菌芽孢在内的所有微生物。环氧乙烷穿透性强，可用于各种难通透部位的灭菌。如有些较细、较长的导管，用其他灭菌方法很难达到灭菌效果，只能用环氧乙烷低温灭菌或辐照。其杀灭微生物是利用烷基化原理而非氧化过程，所以对物品损坏小，在对不耐热精密仪器灭菌工作中有着非常广泛的用途。灭菌时可用各种包装材料包裹，便于储存、运输，打开包裹即可使用，因物品密封包装后灭菌，使得灭菌后物品保存时间长达 2 年。

缺点：因需要较长去除环氧乙烷残留的通风解析时间，故整个灭菌循环时间较长，一般需要 10h 以上。环氧乙烷有毒，是致癌物，应将工作场所空气中的浓度控制在 GBZ 2.1—2019 规定的时间加权平均容许浓度为 2mg/m³ 之内，且需要定期对周围环境进行检测，对操作人员进行体检与跟踪记录。环氧乙烷易燃易爆，应遵循安全规范操作和储存。由于其所需的净化过程、专门的排放系统、环境的定期检测及员工的定期体检与跟踪记录等，其运行成本相对较高。

（8）双胍类和季铵盐类消毒剂：属于阳离子表面活性剂，具有杀菌和去污作用，医院里一般用于非关键物品的清洁消毒，将其溶于乙醇可增强其杀菌效果作为皮肤消毒剂。由于这类化合物可改变细菌细胞膜的通透性，常将它们与其他消毒剂复配以提高其杀菌效果和杀菌速度。

4. 影响消毒剂消毒效果的因素　因素较多，主要有以下几个方面。

（1）消毒剂的种类：针对所要消毒的微生物特点，选择合适的消毒剂很关键。如果要杀灭细菌芽孢或非包膜病毒，则必须选用灭菌剂或高水平消毒剂。此外，也可选用物理灭菌法，以取得可靠的消毒效果，若使用酚制剂或季铵盐类消毒剂则效果很差。季铵盐类是阳离子表面活性剂，有杀菌作用的阳离子具有亲脂性，杀革兰氏阳性菌和包膜病毒效果较好，但对非包膜病毒效果差。龙胆紫对葡萄球菌的杀菌效果特别强。热对结核杆菌有很强的杀灭作用，但一般消毒剂对其作用要比对常见细菌繁殖体的作用差。因此要达到理想的消毒效果，必须根据消毒对象及消毒剂本身的特点科学进行选择，采取合适的消毒方法使其达到最佳消毒效果。

（2）消毒剂的配方：良好的配方能显著提高消毒的效果，如用 70% 乙醇配制季铵盐类消毒剂比用水配制穿透力强，杀菌效果更好。苯酚若制成甲苯酚的肥皂溶液就可杀死大多数微生物繁殖体。超声波和戊二醛、环氧乙烷联合应用，具有协同效应，可提高消毒或灭菌效力。需要注意的是消毒剂之间也会产生拮抗作用。如酚类不宜与碱类消毒剂混合；阳离子表面活性剂不宜与阴离子表面活性剂（肥皂等）及碱类物质混合，彼此间会发生中和反应，降低有效活性成分，从而降低消毒效果；次氯酸盐和过氧乙酸等氧化剂会被硫代硫酸钠中和。因此，消毒剂不能随意混合使用，但可考虑选择几种产品轮换使用。

（3）消毒剂的浓度：任何一种消毒剂的消毒效果都取决于其与微生物接触的有效浓度，同一种消毒剂的浓度不同，其消毒效果也不一样。大多数消毒剂的消毒效果与其浓度成正比，但也有些消毒剂，随着浓度的增大消毒效果反而下降。各种消毒剂受浓度影响的程度不同。每一种消毒剂都有它的最低有效浓度，要选择有效而又对人和环境安全并对物品无腐蚀的杀菌浓度。若浓度过高不仅对消毒对象不利（腐蚀性、刺激性或毒性），而且会增加消毒成本，造成资源浪费。

（4）消毒剂作用时间：消毒剂接触微生物后，要经过一定时间后才能杀死病原体，只有少数能立即产生消毒作用，所以要保证消毒剂有一定的作用时间。消毒剂与微生物接触时间越长，消毒效果越好，接触时间太短往往达不到消毒效果。被消毒物上微生物数量越多，完全灭菌所需时间越长。此外，大部分消毒剂在干燥后就失去消毒作用，如溶液型消毒剂在溶液中才能有效地发挥作用。

（5）温度：通常温度升高消毒速度会加快，药物的渗透能力也会增强，可显著提高消毒效果，消毒所需要的时间也可以缩短。一般温度按等差级数增加，则消毒剂杀菌效果按几何级数增加。许多消毒剂在温度低时，反应速度缓慢，影响消毒效果，甚至不能发挥消毒作用。如甲醛在室温 15℃ 以下用于消毒时，即使用其有效浓度，也不能达到很好的消毒效果，室温在 20℃ 以上时，则消毒效果很好。

（6）湿度：对许多气体消毒剂的作用有显著影响。①消毒对象的湿度，直接影响微生物的含水量。如用环氧乙烷灭菌时，细菌含水量太多，则需要延长灭菌时间。若细菌含水量太少，消毒效果亦明显降低。②消毒环境的相对湿度，每种气体消毒剂都有其适宜的相对湿度范围，如甲醛以相对湿度大于 60% 为宜，用过氧乙酸消毒时要求相对湿度不低于 40%，以 60%～80% 为宜。③直接喷洒消毒剂干粉处理地面时，需要有较高的相对湿度，使药物潮解后才能发挥作用。而紫外线消毒时，相对湿度增高，反而影响穿透力，不利于消毒处理。

（7）酸碱度（pH）：可从两方面影响消毒效果。①对消毒剂的影响：pH 变化可改变其溶解度、离解度和分子结构。②对微生物的影响：病原微生物的适宜 pH 为 6～8，过高或过低的 pH 有利于杀灭病原微生物。酚类、次氯酸等是以非离解形式起杀菌作用，所以在酸性环境中杀灭微生物的作用较强，碱性环境就差。在偏碱性时，细菌体带负电荷多，有利于阳离子型消毒剂作用。而对阴离子消毒剂来说，酸性条件下消毒效果更好些。新型的消毒剂常含有缓冲剂等成分可以减少 pH 对消毒效果的直接影响。

（8）表面活性和稀释用水的水质：非离子表面活性剂和大分子聚合物可以降低季铵盐类消毒剂的作用，阴离子表面活性剂会影响季铵盐类的消毒作用。由于水中金属离子（如 Ca^{2+} 和 Mg^{2+}）对消毒效果也有影响，因此在稀释消毒剂时，必须考虑稀释用水的硬度问题。如季铵盐类消毒剂在硬水环境中消毒效果不好，最好选用蒸馏水进行稀释。一种好的消毒剂应该能耐受各种不同的水质，不管是硬水还是软水，消毒效果都不受影响。

（9）有机物的存在：消毒现场通常会遇到各种有机物，如血液、血清、培养基成分、分泌物、脓液、饲料残渣、泥土及粪便等，这些有机物的存在会严重干扰消毒剂消毒效果。因有机物覆盖在病原微生物表面，会妨碍消毒剂与病原直接接触而延迟消毒反应，以至于对病原杀不死、杀不全。部分有机物可与消毒剂发生反应生成溶解度更低或杀菌能力更弱的物质，甚至产生的不溶性物质反过来与其他组分一起对病原微生物起到机械保护作用，阻碍消毒过程的顺利进行。同时有机物消耗部分消毒剂有效成分，降低了对病原微生物的作用浓度。如蛋白质能消耗大量的酸性或碱性消毒剂，阳离子表面活性剂等易被脂肪、磷脂类有机物所溶解吸收。因此，在消毒前要先清洁再消毒。各种消毒剂受有机物影响程度有所不同，在有机物存在的情况下，氯制剂消毒效果显著降低。季铵盐类、过氧化物类等消毒作用也明显地受有机物影响，但烷基化类、戊二醛类及碘伏类消毒剂则受有机物影响就比较小些。对大多数消毒剂来说，当存在有机物影响时，需要适当加大处理剂量或延长作用时间。

（10）微生物的类型：不同类型的微生物对消毒剂的敏感性不同，根据近年来对微生物抗力的研究，微生物对化学因子抗力的排序依次为：感染性蛋白因子（朊病毒、牛海绵状脑病病原体）、细菌芽孢（炭疽杆菌、梭状芽孢杆菌、枯草杆菌等芽孢）、分枝杆菌（结核杆菌）、革兰氏阴性菌（大肠埃希氏菌、沙门氏菌等）、真菌（念珠菌、曲霉菌等）、无包膜病毒（亲水病毒）或小型病毒（口蹄疫病毒、猪水疱病病毒、传染性法氏囊病毒、小鹅瘟病毒、腺病毒等）、革兰氏阳性菌繁殖体（金黄色葡萄球菌等）、包膜病毒（亲脂病毒、憎水病毒）或中型病毒（猪瘟病毒、新城疫病毒、禽流感病毒等）。其中抗力最强的不再是细菌芽孢，而是最小的感染性蛋白因子（朊粒）。因此在选择消毒剂时，应根据这个排序加以考虑。

1）朊粒的灭活：目前只有 3 种方法效果较好。①长时间的压力蒸汽处理，132℃（下排气）30min 或 134～138℃（预真空）18min。②浸泡于 1mol/L 氢氧化钠溶液作用 15min，或者含 1.0%（10 000mg/L）有效氯的次氯酸钠溶液作用 30min。③先浸泡 1mol/L 氢氧化钠溶液内作用 60min 后以 121℃压力蒸汽，处理 60min。这三种消毒方法对朊粒的消毒效果是渐次增强的。

2）杀芽孢类消毒剂：目前公认的主要有戊二醛、甲醛、环氧乙烷及氯制剂等。酚类制剂、阳离子表面活性剂、季铵盐类等消毒剂对畜禽常见包膜病毒有很好的消毒效果，但其对无包膜病毒的效果很差。无包膜病毒必须用碱类、过氧化物类、醛类、氯制剂等高水平消毒剂才能确保有效杀灭。

（11）微生物的数量：消毒对象的病原微生物污染数量越多，则消毒越困难。因此对高危区域，如产房、配种室、孵化室，以及污染伤口等应加强消毒，加大消毒剂的用量，延长消毒剂作用时间，适当增加消毒次数，这样才能达到良好的消毒效果。

5. 消毒剂的正确使用方法

（1）在使用消毒剂过程中，必须严格按照产品使用说明书使用，由于消毒剂其本身就是一种危险品，故不能随意超范围过度使用。如过氧乙酸是一种强氧化剂，为灭菌剂。因其氧化能力强，高浓度时可刺激、损害皮肤黏膜，腐蚀物品。

（2）日常生活中常用的消毒剂主要有含氯消毒剂，可以用来消毒餐具、桌椅、厕所洁具等物品。

（3）居室空气进行消毒时，可选择一定浓度的过氧化氢、二氧化氯或过氧乙酸进行超低容量喷雾消毒；也可选择臭氧空气消毒机，消毒后要通风换气；还可使用紫外线消毒或其他合格的空气消毒器进行消毒。

（4）进行预防性消毒，在消毒剂使用前须彻底清除环境中存在的有机物，如粪便、饲料残渣、畜禽分泌物、体表脱落物，以及鼠粪、污水或其他污物。因为这些有机物中可能藏匿有大量病原微生物，这会消耗或中和消毒剂的有效成分，严重降低对病原微生物的作用浓度。

（5）避免消毒谱变窄，防止致病菌产生耐药性，应轮换使用消毒剂。

（廖　骏　武迎宏）

第三节　医院感染

一、医院感染的概念

医院感染通常是指住院患者在医院内获得的感染，包括在住院期间发生的感染和在医院内获得感染而在出院后出现的临床表现的感染，可以是局部或系统感染，但不包括入院前已存在的感染或入院时已处于潜伏期的感染。医院工作人员在医院内获得的感染也属医院感染。

二、医院感染的基本特点

医院感染与社会感染有着明显的不同，具备以下几个方面的特点：

（一）医院感染的地点

感染的地点必须是在医院内，医院感染强调的是病原体进入机体时正好处于医院这一特定环境，而是否在医院内发病并非判断医院感染的标准。所以医院感染既包括在医院内获得且发病的感染，也包括在医院内获得但出院后发病的感染。

（二）医院感染的对象

医院是以患者为中心的医疗场所，医院感染的主要对象是患者和医务人员。广义的医院感染对象是指在医院中活动的所有人群，包括住院和门诊患者、探视者、陪护家属、医院各类工作人员等,这些人员在医院内所得的感染或疾病都应称"医院感染"。目前,由于管理和技术等方面的原因,在实际操作时往往只针对住院患者进行医院感染发生率的统计。

（三）医院感染的时间界限

医院感染发生的时间界限是指患者在住院期间和出院后不久发生的感染,不包括患者在入院前已开始或在入院时已处于潜伏期的感染。在临床实际工作中,因某些条件的限制,患者出院后（48h 内）才发病的医院感染未纳入统计。对潜伏期不明的感染,凡发生于入院48h 后皆可列为医院感染。

（四）医院感染暴发

医院感染暴发是指在医疗机构或其他科室的患者中,短时间内发生 3 例以上同种同源感染病例的现象。医院感染暴发是医院感染流行的一种特殊形式,二者有时很难区别,在实际工作中往往不再深究其概念上的差别而相互通用。医院感染暴发在发病地域上较为局限,一般只涉及一个科室或 1～2 个病房,同一局部地区同源感染的病例超过 3 例（含 3 例）称为医院感染暴发。医院感染流行是指任何在一个医院或某一个科室内同一种病源引起的医院感染发病率明显超过历年同期散发发病率水平,且在统计学上有显著性意义。

三、医院感染的类型

医院感染可根据病原体来源、感染部位、感染的微生物种类等来进行分类,通常采用前两种方法进行分类。

（一）根据病原体来源分类

医院感染按其病原体来源分类,可分为内源性感染和外源性感染两大类。

1. 内源性感染　也称自身感染,是指在患者医院内,因各种原因遭受其本身固有菌群的侵袭而发生的感染。病原体来自患者自身的体内或体表,大多数为在人体定植、寄生的正常菌群,因在侵袭性操作或其他原因导致其在新的部位定植,引起感染性疾病,一般多引起内源性感染。正常菌群在寄居部位发生改变、宿主的局部或全身免疫功能下降、菌群失调和菌群失调症（又称二重感染）等情况时,与人体之间的平衡被打破时则成为条件致病菌,造成各种内源性感染。

2. 外源性感染　是指患者在医院内,通过直接或间接的传播途径而遭受来自患者体外各种病原体的侵袭而发生的感染。此种感染包括从患者到患者、从患者到医院员工和从医院员工到患者的直接感染,或者通过物品对人体的间接感染。病原体是来自患者自身以外的宿主或医院环境,故在诊疗活动中如果使用消毒灭菌不合格的诊疗器具所引发的医院感染亦应属于外源性感染。

（二）根据感染部位分类

医院感染根据感染部位可分为呼吸道感染、消化道感染、尿路感染、血液感染、手术部位感染、皮肤和软组织感染、骨和关节感染、生殖道感染、中枢神经系统感染、心血管系统感染、眼耳鼻喉咽和口腔感染、全身感染等。

四、医院感染发生的条件

医院感染的发生必须具备三个基本条件:感染源、传播途径和易感人群。当三个条件同时存在时,相互联系构成感染链才能导致医院感染的发生。

（一）感染源

感染源是指病原体自然生存、繁殖并排出的宿主（人或动物）或场所，又称病原微生物贮源。引起医院感染常见的感染源：

1. 已感染的患者 是医院感染的重要感染源。病原体可来自患者的特定部位，如胃肠道、呼吸道、皮肤等，因在患者体内生长繁殖而大量排出导致其他人群的感染。

2. 病原携带者 是医院感染的另一个重要感染源。有病原体定植或寄居的医院工作人员、陪护人员等可以是带菌者。

3. 患者自身 患者特定部位寄生的正常菌群，在一定条件下可引起患者自身感染或向外界传播。

4. 医院环境 是不可忽略的感染源"贮存库"，医院内各种设施（床、桌椅、卫生间、空调系统等），以及空气等环境被病原生物污染也可导致感染。如洗手池常有革兰氏阴性杆菌繁殖；手术者的手在洗手时被污染，通过手术引起患者感染。

5. 医疗器械及血液制品等 属非生物环境，一般为受污染的医疗仪器、设备消毒不彻底，如呼吸机湿化管道、氧气湿化瓶、牙钻及内镜、手术器械等，均可成为感染源。此外，血液制品常可成为严重的感染源，如乙型肝炎和丙型肝炎病毒引起输血后肝炎。

6. 带菌（毒）动物 各种动物，如鼠、蚊、蝇、蟑螂、螨等可能感染或携带病原体而成为感染源，其中以鼠类最突出。鼠类是沙门氏菌的重要宿主，也是鼠疫、流行性出血热等传染病的传染源。

（二）传播途径

传染源只有通过传播途径才能感染别人（或自身）。大多数感染，要依赖于外环境中的某些媒介物的携带和传递，才有可能经由适宜的"门户"侵入人体的某部位（定植或感染）。医院感染主要的传播途径：

1. 接触传播 病原体可经患者或医院工作人员的手、医疗用品、室内物品直接或间接接触传播。新生儿经产道获得的感染也属接触传播。

2. 血液传播 主要见于乙型肝炎病毒、丙型肝炎病毒和人类免疫缺陷病毒传播。

3. 医疗器械传播 侵袭性诊疗器械或设备，如手术器械、导管、内镜、呼吸机、输液器、透析装置等受病原体污染导致感染传播。

4. 空气飞沫传播 空气中含病原微生物的气溶胶微粒和尘埃为其传播媒介。

5. 消化道传播 主要见于因饮用水、食物被污染而引起的感染性腹泻。

（三）易感人群

易感人群是指对某种疾病或传染病缺乏免疫力而易被感染的人。医院感染常见的易感人群主要有婴幼儿、老年人、机体免疫功能严重受损者、营养不良者、接受免疫抑制剂治疗者等。

五、医院感染的危险因素

医院特定环境中，医院感染有其特定的决定因素，将这一决定因素称为医院感染的危险因素。

（一）易感人群增多

住院患者中的肿瘤患者、老年人、婴幼儿及患有各种慢性疾病等免疫力低下的人群，由于对病原体的抵抗力较低，往往成为医院感染的主要对象。

（二）侵袭性操作

导致宿主皮肤黏膜等解剖屏障破坏，创伤、烧伤、手术、内镜检查、留置尿管、机械通气、动静脉导管、采血、各种插管等的侵入性操作造成患者皮肤黏膜等解剖屏障的破坏，使病原体更易侵入机体。

（三）大量使用免疫抑制剂

某些患者因长期使用糖皮质激素、抗肿瘤药物等免疫抑制剂，致使免疫功能下降而成为易感者。

（四）不合理使用抗菌药物

在治疗过程中，不合理使用多种抗生素或长期使用广谱抗生素，使耐药菌株增加，导致菌群失调，使内源性感染增多。

（五）医院管理缺失

没有建立健全的控制医院感染的规章制度，缺乏对消毒灭菌效果的监测。医务人员对医院感染及其危害性认识不足，不能严格地执行无菌操作和消毒隔离制度。医院卫生设施不足或处理不当等导致环境污染严重，特别是医务人员职业防护不到位均可增加医院感染的机会。

六、医院感染的危害

全世界都存在医院感染的问题。2006 年世界患者安全联盟的报告指出：全球每年有数以亿计的患者由于接受医疗服务时发生医院感染，从而使其住院时间延长，费用增加，治疗、护理变得更加复杂，病情加重甚至残疾或死亡。医院感染已成为医学发展的严重障碍，是患者安全风险之一，极大地威胁着医疗安全和医疗质量。医院感染对患者、社会均带来一系列不良后果。

（一）加重患者病情，增加安全风险

严重的医院感染常常使患者原发疾病的治疗达不到预期的疗效甚至完全失败，或者带来各种并发症甚至死亡，如外科手术所造成的感染、新生儿流行性腹泻造成的死亡。医院感染严重地影响了患者的治疗和康复病程，增加了住院期间的安全风险。

患者安全一直是全球医疗卫生服务领域所关注的焦点问题。据统计，每年由于各种原因所导致的患者安全不良事件，发展中国家的发生率更高。世界卫生组织（World Health Organization，WHO）于 2004 年 9 月成立了世界患者安全联盟（World Alliance for Patient Safety），并呼吁各成员国密切关注患者安全。医院感染问题是影响患者安全的严重威胁之一。因此必须加强医院感染预防与控制，确保患者获得安全的医疗卫生服务。

（二）增加经济负担和工作负担

医院感染会延长住院时间，直接加重医疗护理工作的负担，影响床位周转率。医院感染的发生也必然延长患者住院时间，住院床位费用、治疗费用等均给患者、医院和社会造成了严重的经济负担。

（三）造成不良的社会影响

医院感染的发生很大程度可能会涉及多名住院患者，加之后果严重，可导致患者致残或死亡，必然会给医院造成不良影响。如在我国曾发生的新生儿鼠伤寒流行事件造成多个新生儿的死亡，某妇儿医院感染事件所造成的多名产妇手术部位感染等，不仅使所发生的医院信誉扫地，而且造成不良的社会影响。

（四）阻碍了现代医学的发展

医院感染是妨碍许多现代先进技术的应用和进一步发展的原因。如目前心、肺、肝等大脏器移植手术，其中失败的原因之一是医院感染，在多种现代先进技术检查和治疗的同时也伴随着医院感染的发生。

七、医院感染的预防与控制

医院感染的预防与控制是保证医疗质量和医疗安全的重要内容。卫生健康行政部门、医疗机构和医务工作者在保证医疗质量和患者安全方面担负着重要责任。医院感染预防与控制工作面临着极大挑战。医疗机构的各个部门和全体工作人员都必须为降低患者及自身发生感染的危险性而通力合作。医院感染的预防与控制具有涉及多环节、多领域、多学科的特点，医疗机构必须加强管理，有目标、有组织、有计划地针对导致医院感染的危险因素，科学实施控制活动，以达到减少医院感染和降低医院感染危险性的目的。卫生健康行政部门要加强辖区内医疗机构的医院感染管理工作，根据相关的法律法规、部门规章和规范性文件的要求，加强对医疗机构的监督管理，不断规范医疗机构的执业行为。加强医院感染预防与控制工作，对于保障患者安全、提高医疗质量、降低医疗费用具有重要意义。

（一）建立医院感染管理体系

医院感染管理机构就有独立完整的体系。《医院感染管理办法》规定：住院床位总数在100张以上的医院，应当设立医院感染管理委员会和独立的医院感染管理部门。住院床位总数在100张以下的医院，应当指定分管医院感染管理工作的部门。其他医疗机构应当有医院感染管理专（兼）职人员。

医院感染管理分为行政管理和业务管理，行政管理包括建立健全医院感染管理组织并明确岗位职责、完善相关的管理制度，制订相关的工作规范和工作标准；业务管理包括医院感染监测、消毒灭菌与隔离、抗菌药物合理使用、重点部门的医院感染预防与控制、医疗废物的安全管理等业务内容。

（二）健全、落实医院感染管理的规章制度

通过医疗制度改革，建立医院感染的管理制度、监测制度及消毒质量控制标准等，对医院感染实施全方位的实时监测和动态预警，认识医院感染的现状及其特点，有效制订控制医院感染的措施。医院感染管理应当以预防为主，不仅要对发生的感染及时予以诊断、治疗和控制，更要针对风险因素进行控制。医院感染管理应按照医院在医疗、诊断过程中不断出现感染的客观规律，运用有关的理论和方法，对医院感染问题进行计划、组织和控制活动，以提高工作效率，减少医院感染的发生，不局限于对感染的预防、诊断和控制，还包括了对相关危险因素甄别和干预。

（三）加强医院感染知识的宣教活动

医院感染管理专（兼）职人员应当掌握医院感染控制的新进展与新理念，为医院的环境、物品、设施的清洁，医用卫生用品、无菌医疗器具的消毒与灭菌，医务人员的手卫生、无菌操作技术的实施，医疗废物的管理等方面进行适时的指导。通过宣传教育、专业训练等手段提高医务人员的医德和专业素质,加强对医院感染的认识,认真执行有关制度,严格遵守诊疗过程中的操作规程,减少医院感染的发生。

(四)严格消毒与灭菌,规范治疗手段

医院感染的病原菌主要来源于各种医疗器械及医用材料(镊子、剪刀、缝线、敷料等)、被污染的血液制品、食品及药品等,还包括患者和医护人员的自身正常菌群及其携带的病原菌等。外源性感染占了医院感染的大部分,医院的清洁、消毒与灭菌、隔离和无菌操作技术在外源性感染的控制中具有举足轻重的作用。因此,加强患者污染物、医院各种设施、空气等的严格消毒灭菌,注意医护人员的手卫生,合理使用抗生素,规范侵入性操作技术,慎用糖皮质激素、免疫抑制剂等药物,严格血液制品的检测制度,能有效降低医院感染的发生率。

(五)医院建筑布局合理

医院建筑布局应符合消毒隔离规范的要求,与患者直接接触的科室应设置物品"处置室"。门诊各功能科室的设置应符合患者就诊的流程,同时门诊和病区中设置足够的洗手设施便于医务人员和患者随时洗手等。

(六)做好隔离预防措施

隔离预防是防止病原微生物从患者或带病原者传给其他人群的一种保护性措施。隔离是指将患者或病原携带者妥善地安排在指定的隔离单位,暂时与人群隔离,积极进行治疗和护理,并对具有传染性的分泌物、排泄物、用具等进行必要的消毒处理,防止病原体向外扩散的医疗措施。目前将隔离预防可分为七种,即严密隔离、接触隔离、呼吸道隔离、消化道隔离、昆虫隔离、保护性隔离及血液-体液隔离。

WHO将不同的患者群体对感染的易感性分为三个级别的危险层级。

1. 对感染处于低危险性的情形 患者无免疫缺陷,没有潜在性疾病,未接受侵入性操作,未接触患者的血液、体液、分泌物。

2. 对感染处于中危险性的情形 患者具有年龄、患有肿瘤或者其他疾病的危险因素,暴露于体液、血液、分泌物,接受侵入性诊疗操作。

3. 对感染处于高危险性的情形 患者有严重免疫缺陷,接受高危侵入性操作。

侵入性诊疗操作及所使用的诊疗器具,暴露于体液、血液、分泌物等具有潜在感染危险的物质,患者的免疫力水平等都是发生医院感染的危险因素。因此,在医疗机构中,医院感染危险因素较高的临床部门主要是侵入性操作较多,以及暴露血液、体液等物质机会较多的部门,如手术室、产房、治疗室、口腔科、ICU、血液透析室等;低免疫力患者较多的部门,如肿瘤病房、血液科病房、新生儿科病房等;消毒供应中心(室)、(医用织物)洗浆房、医疗废物收集暂存部门也是医院感染管理的重点部门。医疗机构应当切实结合本单位实际工作,有重点、有目标地实施医院感染预防与控制措施。

通过控制感染源、切断传播途径、保护易感人群等措施,可以有效降低发生医院感染的危险性,有效预防和控制医院感染。对于医院感染的有效预防方面,WHO向全球推荐的五类措施,主要包括消毒、隔离、无菌操作、标准预防、合理使用抗菌药物等。美国医院感染控制效果研究结果表明,通过预防与控制措施的实施,1/3的医院感染是可以预防的。如在医院最为常见的尿路感染、手术部位感染、呼吸机相关性肺炎、血管内导管相关性感染等医院感染都与侵入性医疗器械或者侵入性操作有关,通过规范地实施无菌操作技术、保证侵入

性医疗器械的灭菌及限制插管留置时间等措施，可以有效地降低发生感染的危险性，减少医院感染。

综上所述，加强医院感染预防与控制工作，对于保障患者安全、提高医疗质量、降低医疗费用具有重要意义。

（姚永萍　卢　杰）

第四节　医院感染相关法律法规及行业标准概述

国家非常重视医院感染预防与控制工作，1989年卫生部《医院分级管理评审标准（试行草案）》中将医院感染管理列为其中一项重要内容，随着各级医院评审工作的开展，迅速推动了全国医院感染工作的开展。《中华人民共和国传染病防治法》将预防和控制传染病在医院内的感染问题列为其中一项重要内容。2006年卫生部制定实施了《医院感染管理办法》，从管理层面进一步明确医院在预防和控制医院感染方面的责任、义务及应当遵循的原则。2007年卫生部与WHO全球患者安全联盟共同签署《卫生部支持预防和控制医院感染、保障患者安全的声明》，采取积极行动致力于医院感染的预防和控制，努力降低发生医院感染的危险。2006年卫生部成立了医院感染控制专业标准委员会，相继颁布了有关医院感染控制的一系列技术性标准，推动了我国医院感染预防与控制和管理水平提高。针对医院感染预防与控制的重点部门和关键环节，近年来，卫生行政部门制订印发了一系列管理规范，包括《医院手术部（室）管理规范（试行）》《医院血液透析室管理规范》《外科手术部位感染预防与控制技术指南（试行）》《导管相关血流感染预防与控制技术指南（试行）》《软式内镜清洗消毒技术规范》（WS 507—2016）、《医疗机构口腔诊疗器械消毒技术操作规范》《多重耐药菌医院感染预防与控制技术指南（试行）》等。涉及医院感染管理的法律法规、行业标准等主要有：

（一）《中华人民共和国传染病防治法》

此法明确赋予了医疗卫生机构、医务人员在医院感染控制中的法定义务。其主要包括以下几个方面：

1. 医疗机构必须严格执行国务院卫生行政部门规定的管理制度、操作规范，防止传染病的医源性感染和医院感染。

2. 医疗机构应当确定专门的部门或人员承担医疗活动中与医院感染有关的危险因素监测、安全防护、消毒、隔离和医疗废物处置工作。

3. 医疗机构的基本标准、建筑设计和服务流程，应当符合预防传染病医院感染的要求。

4. 医疗机构应当按照规定对使用的医疗器械进行消毒或灭菌；对按照规定一次使用的医疗器具，应当在使用后予以销毁。

《中华人民共和国传染病防治法》中涉及医院感染控制内容：

第二十一条　医疗机构必须严格执行国务院卫生行政部门规定的管理制度、操作规范，防止传染病的医源性感染和医院感染。

第二十二条　疾病预防控制机构、医疗机构的实验室和从事病原微生物实验的单位，应当符合国家规定的条件和技术标准，建立严格的监督管理制度，对传染病病原体样本按照规定的措施实行严格监督管理，严防传染病病原体的实验室感染和病原微生物的扩散。

第五十一条　医疗机构的基本标准、建筑设计和服务流程,应当符合预防传染病医院感染的要求。医疗机构应当按照规定对使用的医疗器械进行消毒;对按照规定一次使用的医疗器具,应当在使用后予以销毁。医疗机构应当按照国务院卫生行政部门规定的传染病诊断标准和治疗要求,采取相应措施,提高传染病医疗救治能力。

（二）《中华人民共和国职业病防治法》

《中华人民共和国职业病防治法》旨在预防、控制和消除职业病危害,防治职业病,保护劳动者健康及其相关权益。该法规定了劳动者依法享有职业卫生保护的权利。用人单位应当为劳动者创造符合国家职业卫生标准和卫生要求的工作环境和条件,并采取措施保障劳动者获得职业卫生保护。医疗机构医务人员的职责是救死扶伤、防病治病,但因医疗机构是各类患者和各种病原微生物聚集的地方,因此,医务人员也暴露于各种各样的危险因素之中。

据文献报道,医疗机构工作人员感染乙型肝炎病毒（HBV）的概率比普通人群高 2～3 倍。健康的医务人员患血源性传染病 80%～90% 是由针刺伤所致,被刺伤的医务人员中护士占 80%。乙型肝炎病毒（HBV）、丙型肝炎病毒（HCV）、人类免疫缺陷病毒（HIV）可由污染的针头或锐器传染给被刺伤者。有研究表明,被已感染的患者用后的针头刺伤,发生 HBV、HCV 和 HIV 感染的危险分别是 30%、1.8% 和 0.3%。

因此,医疗机构要加强对医务人员职业安全的保护,提供必要的防护物品,针对感染的危险因素进行防范,医务人员也应当提高职业安全意识,正确实施安全防护措施,预防职业性的健康损害。

（三）《中华人民共和国生物安全法》

《中华人民共和国生物安全法》是为了维护国家安全,防范和应对生物安全风险,保障人民生命健康,保护生物资源和生态环境,促进生物技术健康发展,推动构建人类命运共同体,实现人与自然和谐共生,制定的法律。该法律完善了生物安全风险防控基本制度和体系,加强了生物安全能力建设,从严设定法律责任。如《生物安全法》第七十四条:违反本法规定,从事国家禁止的生物技术研究、开发与应用活动的,由县级以上人民政府卫生健康、科学技术、农业农村主管部门根据职责分工,责令停止违法行为,没收违法所得、技术资料和用于违法行为的工具、设备、原材料等物品,处一百万元以上一千万元以下的罚款,违法所得在一百万元以上的,处违法所得十倍以上二十倍以下的罚款,并可以依法禁止一定期限内从事相应的生物技术研究、开发与应用活动,吊销相关许可证件;对法定代表人、主要负责人、直接负责的主管人员和其他直接责任人员,依法给予处分,处十万元以上二十万元以下的罚款,十年直至终身禁止从事相应的生物技术研究、开发与应用活动,依法吊销相关执业证书。

（四）《医疗废物管理条例》和《医疗卫生机构医疗废物管理办法》

《医疗废物管理条例》明确要求医疗机构应做好医疗废物的管理,预防医院感染,防止对医务人员和社会的危害。原卫生部发布的《医疗卫生机构医疗废物管理办法》,以及原卫生部与原国家环境保护总局共同发布了《医疗废物分类目录》,进一步对医疗机构,医疗废物的处理和预防医院感染工作提出了具体、细致的要求;也对医疗废物的收集、运输、储存和处置的要求作出了明确规定。

《医疗废物管理条例》中涉及医院感染控制内容:

第七条　医疗卫生机构和医疗废物集中处置单位,应当建立、健全医疗废物管理责任制，其法定代表人为第一责任人，切实履行职责，防止因医疗废物导致传染病传播和环境污染事故。

第八条　医疗卫生机构和医疗废物集中处置单位，应当制定与医疗废物安全处置有关的规章制度和在发生意外事故时的应急方案；设置监控部门或者专（兼）职人员，负责检查、督促、落实本单位医疗废物的管理工作，防止违反本条例的行为发生。

第九条　医疗卫生机构和医疗废物集中处置单位，应当对本单位从事医疗废物收集、运送、贮存、处置等工作的人员和管理人员，进行相关法律和专业技术、安全防护以及紧急处理等知识的培训。

第十条　医疗卫生机构和医疗废物集中处置单位，应当采取有效的职业卫生防护措施，为从事医疗废物收集、运送、贮存、处置等工作的人员和管理人员，配备必要的防护用品，定期进行健康检查；必要时，对有关人员进行免疫接种，防止其受到健康损害。

第十一条　医疗卫生机构和医疗废物集中处置单位，应当依照《中华人民共和国固体废物污染环境防治法》的规定，执行危险废物转移联单管理制度。

第十二条　医疗卫生机构和医疗废物集中处置单位，应当对医疗废物进行登记，登记内容应当包括医疗废物的来源、种类、重量或者数量、交接时间、处置方法、最终去向以及经办人签名等项目。登记资料至少保存3年。

第十三条　医疗卫生机构和医疗废物集中处置单位，应当采取有效措施，防止医疗废物流失、泄漏、扩散。发生医疗废物流失、泄漏、扩散时，医疗卫生机构和医疗废物集中处置单位应当采取减少危害的紧急处理措施，对致病人员提供医疗救护和现场救援；同时向所在地的县级人民政府卫生行政主管部门、环境保护行政主管部门报告，并向可能受到危害的单位和居民通报。

第十四条　禁止任何单位和个人转让、买卖医疗废物。禁止在运送过程中丢弃医疗废物；禁止在非贮存地点倾倒、堆放医疗废物或者将医疗废物混入其他废物和生活垃圾。

第十五条　禁止邮寄医疗废物，禁止通过铁路、航空运输医疗废物。有陆路通道的，禁止通过水路运输医疗废物。没有陆路通道必需经水路运输医疗废物的，应当经设区的市级以上人民政府环境保护行政主管部门批准并采取严格的环境保护措施后，方可通过水路运输。禁止将医疗废物与旅客在同一运输工具上载运。禁止在饮用水源保护区的水体上运输医疗废物。

《医疗卫生机构医疗废物管理办法》在该条例的基础上进一步对医疗机构、医疗废物的处理和预防医院感染工作提出了具体、细致的要求。其具体内容：

第十条　医疗卫生机构应当根据《医疗废物分类目录》，对医疗废物实施分类管理。

第十一条　医疗卫生机构应当按照以下要求，及时分类收集医疗废物。

1．根据医疗废物的类别，将医疗废物分置于符合《医疗废物专用包装物、容器的标准和警示标识的规定》的包装物或者容器内。

2．在盛装医疗废物前，应当对医疗废物包装物或者容器进行认真检查，确保无破损、渗漏和其他缺陷。

3．感染性废物、病理性废物、损伤性废物、药物性废物及化学性废物不能混合收集。少量的药物性废物可以混入感染性废物，但应当在标签上注明。

4．废弃的麻醉、精神、放射性、毒性等药品及其相关的废物的管理，依照有关法律、行政法规和国家有关规定、标准执行。

5. 化学性废物中批量的废化学试剂、废消毒剂应当交由专门机构处置。

6. 批量的含有汞的体温计、血压计等医疗器具报废时，应当交由专门机构处置。

7. 医疗废物中病原体的培养基、标本和菌种、毒种保存液等高危险废物，应当首先在产生地点进行压力蒸汽灭菌或者化学消毒处理，然后按感染性废物收集处理。

8. 隔离的传染病患者或者疑似传染病患者产生的具有传染性的排泄物，应当按照国家规定严格消毒，达到国家规定的排放标准后方可排入污水处理系统。

9. 隔离的传染病患者或者疑似传染病患者产生的医疗废物应当使用双层包装物，并及时密封。

10. 放入包装物或者容器内的感染性废物、病理性废物、损伤性废物不得取出。

（五）《医疗机构管理条例》和《医疗机构管理条例实施细则》

其明确要求医疗机构应当严格执行无菌技术、消毒隔离制度，采取科学有效的措施处理污水和废物，预防和减少医院感染。同时强调要加强医务人员的"基本理论、基本知识和基本技能"的培训，认真执行各项规章制度，提高医疗质量，确保医疗安全。

（六）《艾滋病防治条例》

其规定医疗卫生机构应当按照国务院卫生主管部门的规定，遵守标准防护原则，严格执行操作规程和消毒管理制度，防止发生艾滋病医院感染和医源性感染。第三十三条规定医疗卫生机构和出入境检验检疫机构应当按照国务院卫生主管部门的规定，遵守标准防护原则，严格执行操作规程和消毒管理制度，防止发生艾滋病医院感染和医源性感染。2019 年 3 月 2 日，国务院颁布并实施第 709 号国务院令，修改《艾滋病防治条例》部分内容。

（七）《突发公共卫生事件应急条例》

第三十九条规定医疗卫生机构内应当采取卫生防护措施，防止交叉感染和污染。

（八）《病原微生物实验室生物安全管理条例》

其规定实验室的设立单位及其主管部门负责实验室日常活动的管理，承担包括控制实验室感染在内的职责。实验室的设立单位应当制订专门的机构或者人员承担实验室感染控制工作，定期检查实验室的生物安全防护、病原微生物菌（毒）种和样本保存与使用、安全操作、实验室排放的废水和废气以及其他废物处置等规章制度的实施情况。对实验室工作人员出现与本实验室从事的高致病性病原微生物相关实验活动有关的感染进行监测，发现问题及时报告，并采取正确的措施进行处理。实验室发生高致病性病原微生物泄漏时，应当立即采取控制措施防止高致病性病原微生物扩散，并同时向负责实验室感染控制工作的机构或者人员报告。

（九）《消毒产品卫生安全评价规定》

第四条规定产品责任单位应当在第一类、第二类消毒产品首次上市前自行或者委托第三方进行卫生安全评价，并对评价结果负责。卫生安全评价合格的消毒产品方可上市销售。

（十）《医务人员艾滋病病毒职业暴露防护工作指导原则（试行）》

第四条规定医务人员预防艾滋病病毒感染的防护措施应当遵照标准预防原则，对所有患者的血液、体液及被血液、体液污染的物品均视为具有传染性的病源物质，医务人员接触这些物质时，必须采取防护措施。

（十一）《消毒管理办法》

该办法明确规定,医疗卫生机构应当建立消毒管理组织,制订消毒管理制度,执行国家有关规范、标准和规定,定期开展消毒与灭菌效果检测工作。医疗机构工作人员应当接受消毒技术培训、掌握消毒知识,按规定严格执行消毒隔离制度。医疗卫生机构购进消毒产品必须建立并执行进货检查验收制度。医疗机构使用的进入人体组织或无菌器官的医疗用品必须达到灭菌要求。各种注射、穿刺、采血器具应当一人一用一灭菌。凡接触皮肤、黏膜的器械和用品必须达到消毒要求。医疗卫生机构使用的一次性使用医疗用品用后应当及时进行无害化处理。

医疗器械、器具和其他物品根据其危险性分为高度危险器材、中度危险器材和低度危险关键器材,消毒时需要根据其危险性分别采取消毒措施。高度危险器材是指进入无菌组织的器材如外科手术器材和装置、心血管支架、移植物等,对关键器材使用前必须经过灭菌处理。中度危险器材是指与黏膜和破损皮肤密切接触的物品如呼吸机、胃肠镜等,低度危险器材是指不与黏膜和破损皮肤密切接触的物品如床单、墙壁、地面和家具等,对低度危险器材可以不消毒或达到低水平消毒。

1．进入人体组织、无菌器官的医疗器械、器具和物品必须达到灭菌水平　进入人体组织、无菌器官的医疗器械、器具和物品为高度危险器材。高度危险器材灭菌前应当彻底清洗、干净。此类物品的灭菌方法包括热力灭菌、辐射灭菌、环氧乙烷灭菌、低温甲醛蒸汽灭菌和过氧化氢等离子体灭菌等方法,以及用各种灭菌剂如戊二醛、二氧化氯、过氧乙酸和过氧化氢等进行灭菌处理的方法。使用的灭菌器械和消毒剂应为卫生行政部门批准的产品,使用时应按厂家说明书进行操作。

2．接触皮肤、黏膜的医疗器械、器具和物品必须达到消毒水平　消毒水平可分为高水平、中水平和低水平。高水平消毒可以杀灭各种微生物包括大量细菌芽孢,即能杀灭一切细菌繁殖体,包括结核分枝杆菌、病毒和真菌。低水平消毒只能杀灭细菌繁殖体(分枝杆菌除外)和亲脂病毒。凡是接触皮肤、黏膜的医疗器械应当根据其危险性分别采用不同消毒方法进行消毒。

（1）高度危险器材:进入正常无菌组织、脉管系统或有无菌体液(如血液)流过,一旦被微生物污染将导致极高感染的器材。

（2）中度危险器材:应当采用高水平或中水平消毒法。直接进入人体腔道接触黏膜的中危器械如胃镜、肠镜、阴道镜等,使用后常常附着大量的、不易清洗干净的黏液,消毒难度大,引起感染的机会较多。间接接触黏膜或皮肤的医疗用品,如呼吸机管道、吸氧管等物品,其结构特殊,不易清洗干净,且主要用于免疫功能低下,易发生感染的患者。对这些中度危险器材的清洗、消毒处理应特别注意每一个环节。

（3）低度危险器材:由于其只直接或间接与患者健康无损的皮肤相接触,一般只需清洁处理。需要消毒时常用消毒剂喷雾、浸泡或擦拭消毒。

医务人员的无菌操作技术贯穿于整个医疗活动,如不严格遵守可直接导致患者发生感染,甚至危及患者生命。因此,医疗机构必须做到:①制订医院医务人员的无菌操作技术规范,定期进行培训与考核,使医务人员的无菌操作成为医疗活动中的良好习惯。②医疗机构应为医务人员的无菌操作技术提供必要的、合适的设施与设备,以保证医务人员严格遵守无菌操作技术规范。③定期对医务人员的无菌操作技术进行监督与指导,做到持续质量改进，以提高医院感染预防和控制的效果，保障医疗质量。

医疗机构在日常医疗活动中，除提供必要的防护用品外，在特殊的医院感染暴发时，也应及时提供相关防护用品等以保证医务人员的职业安全，基本的措施包括手部卫生、标准预防、着装防护等。

（十二）《医院感染管理办法》

该办法明确规定卫生健康行政部门在检查中发现医疗机构存在医院感染隐患的情形，应当及时纠正并责令医疗机构限期整改。这里面的医院感染隐患未直接或者立即导致医院感染的发生。如卫生健康行政部门在对医疗机构进行检查时，发现医务人员没有按规定的技术规范进行工作，或者发现医疗机构制定的规章制度存在疏漏，此问题尚未构成发生医院感染的威胁，可采取及时纠正并责令医疗机构限期整改的措施。当卫生健康行政部门在检查中，发现有可能导致患者的健康危害时的医院感染问题，或者已经造成了损伤患者的医院感染时，应当对所涉及的科室或者诊疗科目进行关闭或者暂停，以确保患者安全。

（十三）《消毒技术规范》

该规范从专业技术角度详细地阐明了常见消毒灭菌方法及其适用范围、医疗机构中进行各类环境、物品的消毒灭菌方法要求，以及消毒灭菌监测工作的具体操作方法，为医院内消毒灭菌工作及其监测提供了较为详尽的、操作性强的技术规范。其主要包括：医院感染管理有关部门及医务人员的职责，医院感染的培训制度，医院感染病例监测、报告，医院感染暴发及医院感染突发事件的监测、报告、调查与控制制度，医院环境卫生学及消毒灭菌监测与质量改进制度，医院消毒、隔离制度，消毒药械的管理制度，一次性使用无菌医疗用品的管理制度，医务人员职业卫生防护制度，手卫生制度，无菌操作技术规范，抗菌药物合理应用管理制度，重点部门（ICU、感染疾病科病房、母婴室、新生儿病房、手术室、产房、消毒供应中心、内镜室、口腔科、输血科、血液透析室、检验科与实验室）的医院感染预防与控制制度，重点感染部位的医院感染预防与控制制度，医疗废物的管理制度，生物安全管理制度等。医疗机构应严格执行上述规章制度，加强监督、指导与管理，使医院感染的预防与控制工作落到实处，以提高医疗质量，保障患者和医务人员的安全。

（十四）《医疗机构感染预防与控制基本制度（试行）》

该制度要求医疗机构加强感染预防与控制人才队伍建设，确保感染预防与控制专（兼）职人员配备充足，感染预防与控制队伍专业结构合理，健全感染预防与控制人员职业发展路径和激励机制，加大投入倾斜力度，保持感染预防与控制队伍的稳定性。

对感染性疾病病例较多，易发生人间传播，特别是易发生医源性感染的科室要重点关注并加强管理。尤其要针对新生儿病房、新生儿重症监护室（NICU）、重症医学科（ICU）、器官（骨髓）移植病房、血液透析中心（室）、感染性疾病科、手术室、产房、急诊科、口腔科、介入手术室、输血科、内镜室、消毒供应中心等重点部门和科室的特点，制订并落实具体防控措施。重点科室要指定专人负责本科室感染预防与控制工作，明确其岗位责任，统一接受感染预防与控制管理部门业务指导，确保各项防控措施落实到位。

建立完善国家级、省级、医疗机构三级感染监测控制体系，逐步实现全国范围内医疗机构感染前瞻性目标监测。医疗机构要加强对重点科室的主动监测，对侵入性操作环节（如手术治疗、中心静脉插管、留置导尿管、呼吸机辅助呼吸、透析治疗、内镜操作等）实现全覆盖。通过主动监测，及时发现感染散发病例、感染聚集性病例和感染暴发，持续改进感染预防与控制工作。医疗机构要定期开展感染预防与控制风险因素科学评估,明确影响本机构感染预防与控制的主要风险因素和优先干预次序。根据风险评估结果,合理设定或调整干预目标和策略。采取基于循证证据的干预措施,进行科学防控,避免防控过度和防控不足。建立并实施基于风险评估结果开展感染高危人群筛查的工作机制。医疗机构应当积极创造条件,利用信息化手段开展感染监测评估工作。

地方各级卫生健康行政部门和各级各类医疗机构要建立感染预防与控制全员培训制度,制订培训大纲和培训计划,每年至少开展一次感染预防与控制法律法规、知识和技能专项培训。培训对象覆盖全体医务人员以及医疗机构的管理、后勤(包括外包服务)等人员,培训内容针对不同岗位特点设定,组织培训效果考核。将参加培训情况以及考核结果作为重要内容,纳入医师定期考核、护士执业注册、药学、医技以及其他人员档案管理等。

建立感染暴发报告、调查和处置过程中的规章制度、工作程序和工作预案,明确感染预防与控制委员会、感染预防与控制管理部门、感染预防与控制专(兼)职人员及相关部门医务人员在感染暴发报告及处置工作中的职责,做到分工明确、反应迅速、管理规范,提高感染暴发的防控和处置水平,降低感染造成的伤害。发生疑似感染暴发或暴发后,医疗机构必须按照规定及时报告上级卫生健康行政部门。各级卫生健康行政部门接到报告后,应当及时组织有关专家指导医疗机构开展感染暴发的医疗救治及调查处置工作,并提供相应的指导和技术支持。

地方各级卫生健康行政部门要加强对辖区内医疗机构的日常监督、管理和指导。充分发挥感染质控中心等专业组织的作用,协助行政部门开展人员培训、指导评估、督导考核等工作,促进感染控制水平的持续提升。对于发现的薄弱环节及风险隐患,要立即督促整改;对于违反有关法律法规和技术规范,造成严重后果的,要对相关责任人依法依规处理。

总之,医院感染管理的最终目的是有效预防和控制医院感染的发生。只要有医疗活动,医院感染就不可能完全避免,医院感染管理就是要将人为因素或医源性因素降低到可以接受的水平或是最大限度地控制它的发生。为此,需要我们通过有效的监测,不断寻找易感因素、易感环节、易感染部位,采取有效的干预措施,不断持续改进,为医疗质量和医疗安全打下一个坚实的基础。

(卢 杰 武迎宏 王红艳)

第三章

消毒供应中心基本建设

学习目标

1. 掌握医院消毒供应中心和医疗消毒供应中心的布局。
2. 熟悉消毒供应中心选址的基本原则和环境质量控制,消毒供应中心常规制度。
3. 了解质量安全管理体系的建设。

20 世纪 60 年代,美国建筑师保罗•索勒瑞提出了生态建筑的新理念。1969 年,美国建筑师伊恩•麦克哈格所著的《设计结合自然》一书,标志着生态建筑学的正式诞生。20 世纪 70 年代的石油危机使得太阳能、地热、风能等各种建筑节能技术应运而生,节能建筑成为建筑发展的先导。1980 年,世界自然保护组织首次提出"可持续发展"的口号,节能建筑体系逐渐完善并在发达国家广泛应用。1987 年,联合国环境署发表《我们共同的未来》报告,确立了可持续发展的思想。1992 年"联合国环境与发展大会"使可持续发展思想得到推广,绿色建筑逐渐成为发展方向。2009 年 11 月底,在积极迎接哥本哈根气候变化会议召开之前,我国政府做出决定:到 2020 年单位国内生产总值二氧化碳排放将比 2005 年下降 40%~45%,作为约束性指标纳入国民经济和社会发展中长期规划,并制定相应的国内统计、监测、考核。

2019 年,我国医院建筑面积约占公共建筑面积的 1/6,但能耗却占 1/4。我国医院建筑能耗为德国的 1.5 倍,水耗约为德国的 2 倍,特别是 2009—2013 年,全国医院水、电、暖气费上涨 54.42%。如果我国医院水耗达到德国水平,年节水量可供全国 7 亿城镇人口整整一周的生活用水。2013 年世界绿色建筑委员会指出:绿色医院建筑将减少住院时间 8.5%,提升恢复速度 15%,削减疼痛药物 22%,降低二次感染率 11%。绿色医院就是在医院建筑的全寿命周期内以及保证医疗流程的前提下,最大限度地节约资源(节地、节能、节水、节材)、保护环境和减少污染,为患者和医务工作者提供健康、适用和高效的使用空间,与自然和谐共生的医院建筑。

消毒供应中心的运行需要消耗大量的水、电,如果从布局流程以及施工建设方面采取恰当的措施,在保证清洗消毒灭菌质量和医疗安全的前提下,能有效降低水电消耗,从而节约能源。

第一节 消毒供应中心选址的基本原则

一、选址的基本原则

选址必须满足消毒隔离、污染与感染控制的要求。

（一）对周围环境的要求

中心应建在内部通风、采光良好的环境；周围环境应清洁无污染源，处于一个相对独立的区域；应尽量设置在有清洁梯和污染梯的地方。

（二）医院消毒供应中心的位置选择

选址宜接近手术室、产房和临床科室，或者与手术室之间有物品直接运输专用通道，不宜建在地下室或半地下室。我国疆域辽阔，气候差异显著，地质类型复杂多样，地下室与半地下室都很难控制好消毒供应中心的内环境。此外，消毒供应中心使用的清洗介质都是水，且用量很大，这对排水系统提出了很高要求。若地下室与半地下室在这两方面要保证良好的运行，需要大幅度提高建设和运行成本。特别是排水，一旦出现问题将会给整个消毒供应中心带来很大的危害，严重影响其正常运行，若因此出现质量问题，将会导致患者发生群体性的医源性相关感染。

二、节水与水资源利用

1. 设置安全合理的给水排水系统，采用节水器具。

2. 采取有效措施避免管网漏损。

3. 给水系统无超压流出现象。

4. 集中空调的循环冷却水系统采用节水技术。

5. 合理收集利用蒸汽冷凝水等优质杂排水。冷凝水等应单独收集并设置降温池或降温井。

6. 除卫生器具、绿化灌溉和冷却塔外的其他用水采用了节水技术或措施。

三、建筑和装修材料的要求

1. 不应使用国家和地方禁止或限制使用的建筑材料及制品。

2. 合理使用高强和高耐久的建筑结构性材料。室内装修材料的选择要求坚固、结实、耐用。内隔墙面材、门垭口、门和墙柱阳角的面材可抵抗水平冲击力的破坏。墙面、顶棚等部位应使用易清洁、耐擦洗建筑材料。

3. 工作区域的天花板、墙壁应无裂隙，不落尘，便于清洗和消毒。地面与墙面踢脚线及所有阴角均应为弧形设计。地面应防滑、易清洗、耐腐蚀，地漏应采用防返溢式密闭地漏。内部装修应选择易洗刷消毒、耐腐蚀的材料，墙壁及天花板应无裂隙，去污区地面可选用自流地坪和水磨石，需做防滑处理，且有一定的坡度，便于污水排放。检查包装及灭菌区和无菌物品储存区地面可采用聚氯乙烯材质。门窗最好采用断桥铝合金材料，外窗为中空玻璃，电源插座应采用防水安全型。

四、室内环境质量控制

（一）室内采光

天然光是一种无污染、可再生的优质光源，具有照度均匀、无眩光、持久性好等特点，能为工作人员提供健康的室内光环境。在设计采光的过程中要设计出合理的窗口形式、适量的窗口面积、恰当的位置，以及采取必要的采光设施，使室内获得一个良好的采光环境，同时充分利用天然光，节约照明用电。采光系数标准值应符合《建筑采光设计标准》（GB 50033—2013）和 WS 310.1—2016 的有关规定（表3-1）。

表3-1　工作区域照明要求

单位：lx

工作面/功能	最低照度	平均照度	最高照度
普通检查	500	750	1 000
精细检查	1 000	1 500	2 000
清洗池	500	750	1 000
普通工作区	200	300	500
无菌物品存放区	200	300	500

（二）室内空气

室内通风可采用新风系统。风机盘管机组回风口采用低阻力、高效率的净化过滤设备。新风系统过滤净化设施的设置符合现行国家有关医院建筑设计规范的要求。

消毒供应中心运行中产生的废气应设置可靠的排放系统，宜在环氧乙烷、过氧化氢、低温等离子、低温蒸汽甲醛灭菌等工作区域配置相应环境有害气体浓度超标报警器，需要与新风系统联动。空气流向由洁到污，采用机械通风，去污区保持相对负压，检查包装及灭菌区保持相对正压。去污区排风口附近、下风方向，不应有病房、行政办公区域、食堂等。化学消毒、灭菌排气口（环氧乙烷、甲醛等）应有专用管道送至建筑物顶排放，下风方向不应有病房、行政办公区域、食堂等。

（三）温度和湿度

消毒供应中心室内各工作区的温度和湿度应符合 WS 310.1—2016 要求（表3-2），可采用集中空调系统。在温度和湿度良好控制下，室内表面不应出现结露、发霉现象。

表3-2　工作区域温度、相对湿度及机械通风换气次数要求

工作区域	温度/℃	相对湿度/%	换气次数/（次·h⁻¹）
去污区	16~21	30~60	≥10
检查包装及灭菌区	20~23	30~60	≥10
无菌物品存放区	<24	<70	4~10

五、物流运输

CSSD 要根据临床无菌物品需求，建立常规物品、专科物品、急救物品、突发事件所需物品等供应的服务。若消毒供应中心供应物品不及时，则会影响临床诊断与治疗的开展，甚至影响危重症患者的抢救，而高效的物流配送系统非常重要。

用于无菌物品和消毒物品的物流转运工具主要有传统的转运箱、轨道小车物流、中型箱式物流、自动引导车（automated guided vehicle, AGV）物流，轨道运送需要在医院新建或者改建的时候按物流配送需求统一设计安装，通过在医院各功能科室和护士站安装收发站点，以铝镁合金或其他材质的轨道作为运输路径。AGV 最早应用于仓储行业，首台 AGV 于 1954 年用于货物的自动搬运，利用 AGV 的自动性提高了搬运过程中的安全系数和搬运效率，节省成本。目前部分医疗机构新建时引入 AGV 物流用于院内物品运送，应用智能化机器人搬运大型物资、平层接驳及搬运、跨楼层搬运，但需要专用电梯。

物流转运工具主要由控制系统、收发工作站、智能运输车、运输轨道、转轨器、空车存储站组成。运转箱的选择以无菌物品放入大小适宜，封闭转运。使用前应检查盛装无菌物品的容器是否严密、清洁、有无破损、污渍、霉变、潮湿。运转箱应标明接受物品的部门等标识，防止错发，运转车应有编号等标识。运转车的选择以无菌物品可直接装入专用运转车为宜，也可将无菌物品置于运转箱中，再放入运转车内运送流转，严禁将无菌物品和非无菌物品混放。对于有条件的医院可选择使用专用电梯运送无菌物品，节约人力成本的同时，也节省了时间，缩短运转周期，提高工作效率。

区域化的医疗消毒供应中心与医院消毒供应中心相比，不同点在于是将服务方的待处置物品运输回区域化消毒供应中心进行处置，涉及污染手术器械（器具）的回收、车辆转运、CSSD 污染物品交接，以及无菌（消毒）物品的接收、车辆转运、配送和医院清洁物品交接的整个流程服务。一般而言，区域化消毒中心的在医院客户中的物品回收和转运过程中不太可能只针对一家医院，其物流和回收线路是串联的。简单地说，就是一条线路需要回收和发放多家医院（但回收和发放环节不交叉），以节省物流成本。回收和物流转运中需要耗费比医院内部 CSSD 回收更长的时间。在消毒供应中心十大流程处理时间一致的基础上，区域化消毒供应中心一般会多出 2～3h 周转，如果医院实行复用医疗器械（器具）委托消毒灭菌外包，需要增加复用医疗器械（器具）的周转基数，以保证医疗安全。

六、水、电、汽的管理

（一）水的管理

消毒供应中心在对器械的处理过程中需要用到自来水、热水、软水、纯水等各种不同的水，并需要将合格的水作为蒸汽源发生用水，对复用器械、器具的预处理要达到灭菌。需要配置水处理系统以满足有效处理器械的要求，同时配置应急供水储备。WS 310.3—2016 对消毒供应中心清洗环节的水质要求有明确的规定，水处理设备是消毒供应中心不可或缺的重要设备，可与各类清洗机、清洗车、高压灭菌设备配套使用。其中，纯化水为自动清洗消毒机与灭菌器蒸发器供水，还可用于复用器械的手工清洗的终末漂洗。供给水处理系统的自来水水质应符合《生活饮用水卫生标准》（GB 5749—2006）的规定。产水量应与器械器具处理量相匹配，水处理系统宜操作简单，使用故障率低，最好能配置清洗消毒设备。

1. 水处理系统的工作原理　水处理系统由预处理系统、反渗透系统和循环系统组成。预处理系统包括沙过滤器、活性炭过滤器、软化器和精密过滤器组成。反渗透系统是水处理系统的关键部分，由反渗透膜组件形成。循环系统是将经过反渗透系统处理的水通过管道直接输送到循环系统中的纯化水箱（储水罐）中，纯化水箱（储水罐）中的水再输送到使用点。

2. 维护和保养

（1）再生盐的添加：当树脂再生后应及时向盐桶添加医用盐，添加时及时搅拌使之充分溶化，避免堵塞吸盐口。

（2）定期清洗精密过滤器：根据厂家操作手册的要求，定期将滤芯取出清洗，并及时更换滤芯。

（3）纯水的监测：每日观察记录纯化水的电导率和相关参数，如第一级、第二级反渗透进水出水压及流量，为日后更换反渗透膜提供参考依据。

（4）pH 的调节：一级反渗透经脱盐处理后水质一般偏酸，故采用 NaOH 调节酸碱度，每日用 pH 试纸检测水的酸碱度，并注意及时添加 NaOH，保持纯化水的 pH 维持在正常的范围（pH 5.0～7.0）。

（5）定期清洗水箱：水箱每 2 个月放空清洗 1 次，避免细菌和大颗粒物质在水箱中沉积。

3. 给排水系统消毒供应中心分别设置有冷水、热水、软化水及纯水系统，考虑输送的水质要求、环境温度及施工便捷性，建议供水管材统一优先采用不锈钢管。去污区废水可采用与大楼其他区域同材质的排水管，检查包装灭菌区主要是灭菌蒸汽发生器排水，其排水温度可达 100℃，建议采用耐高温的金属管材。

消毒供应中心直接采用建筑供水的用水点集中于污染区，为了将二次污染的可能性降到最低。在满足工作压力的条件下，建议在本区域接入的给水干管起端设置倒流防止器后再供至各用水点。供水压力应根据所选用的用水设备来确定，不能一概按照《民用建筑节水设计标准》（GB 50555—2010）中"供水压力不宜大于 0.2MPa"来控制。

清洁区排水：由于灭菌蒸汽发生器排水时伴随有大量蒸汽，其排水应与其他区域废水分开排放，避免蒸汽串流，同时，建议设置灭菌蒸汽发生器排水专用通气管。排水地漏建议采用金属材质的防返溢式地漏。

清洗污水应排入医疗废水处理系统，高温污水应降温后排入医疗废水处理系统。

（二）蒸汽的管理

消毒供应中心的蒸汽源有两种：①由医疗机构集中供汽，集中供汽需单独铺设管道并进行保温，以保证蒸汽质量。②使用蒸汽发生器作为蒸汽源，自制蒸汽供给大型压力蒸汽灭菌器使用，自产式供应在制度、设备管理和供应时间等方面，比集中式供应更显优势。

灭菌蒸汽供给水的质量指标应符合 WS 310.1—2016 要求，同时配置应急蒸汽发生器备用设备。大型压力蒸汽灭菌器在对复用器械、器具进行灭菌的过程中会产生大量的蒸汽，而蒸汽形成的冷凝水温度依然很高，对于这一部分热量可以考虑回收利用，同时产生的水可以回收利用，从而节约水资源。

（三）电的管理

设置强电和弱电系统，应当具备双路供电或应急发电设施、压缩空气备用设备等，重要医疗设备和网络应有不间断电源，保证消毒供应中心正常运营。强电系统主要供给压力蒸汽灭菌器、全自动清洗消毒器等设备,弱电系统用于追溯系统、安保系统、消防系统等。

(叶庆临 张先庚 邓小利)

第二节 医院消毒供应中心布局的基本要求

一、布局流程

建筑面积应符合医院建设方面的有关规定并与医院的规模、性质、任务相适应,兼顾未来发展规划的需要。工作区域划分遵循如下原则:

1. 不交叉、不逆行。

2. 物品由污到洁。

3. 人员和空气由洁到污,不回流。

4. 采用机械通风的,去污区保持相对负压,检查包装及灭菌区保持相对正压。

5. 若安装环氧乙烷灭菌器进行低温灭菌,则应有独立的区域,并设置独立的通风设施设备,安装浓度超标报警器。

6. 有害作业与无害作业分开进行。

二、区域划分

建筑布局应分为辅助区域和工作区域。辅助区域包括工作人员更衣室、值班室、办公室、休息室、洗浴、卫生间等。工作区域包括去污区、检查包装及灭菌区(含独立的敷料制备或包装间)、无菌物品存放区。

三、四个区域面积比例划分

建造消毒供应中心所需实际面积,从两方面进行考虑。①如果是设置独立的医疗消毒供应中心,则按照《医疗消毒供应中心基本标准(试行)》和《医疗消毒供应中心管理规范(试行)》要求的面积进行规划和内部区域划分,综合考虑服务覆盖区域内的业务量,预留发展空间。②医院自建的消毒供应中心需根据医院的具体情况,如医院性质、科室设置、实际收治人数、手术种类及手术量、门诊量、机械化程度、一次性用品占比等因素。依据行业标准,按照消毒供应中心所需的设施设备及工作空间,工作区域最低面积建议不得小于200m²。

各工作区域或者各医疗流线所占面积的比例,因其会直接影响后期消毒供应中心日常工作的流畅性与适用性。较为合理的各区所占总面积的比例:检查包装及灭菌区35%～40%,无菌物品存放区10%～15%,辅助工作区(办公及更衣、休息生活区等)10%～15%,去污区占工作区域面积的比例为40%～45%。

由于去污区处置污染器械、器具需要清洗消毒器、手工清洗池、超声清洗机、干燥柜等大型设施设备占地面积较大,需要有接收和清点回收物品的场地,面积设置需要占业务用房较大比例。

检查包装区主要是对清洗消毒后的器械器具进行检查和包装,检查包装台占地面积较大,器械和布类需分室打包,拥有足够的空间与活动面积,是保障工作质量的前提。灭菌区的大型压力蒸汽灭菌需要足够的散热空间和维修区域,低温灭菌器宜与压力蒸汽灭菌器分区域设置,其中环氧乙烷灭菌器需要考虑环氧乙烷的易燃易爆特性,以及万一发生泄漏,会引发工作人员的职业安全。综合考虑,检查包装及灭菌区占工作区域面积的比例可设置为40%～45%。

无菌物品存放区占工作区域面积的依据消毒供应中心性质或医院实际情况进行考虑。医疗消毒供应中心的服务对象为区域内的若干家医院,在完成对复用器械器具的规范化处置后需及时通过物流系统配送至服务对象处存储,故无菌物品存放区面积不需要占比太高。医院内的消毒供应中心,手术部都有自己的无菌物品存储区域,以方便手术需要。在完成灭菌工作后,手术相关的无菌包就送回至手术部进行存储,医院内消毒供应中心无菌物品存放区的面积大小,主要是以医院对无菌医疗用品的整体管理要求,同时兼顾除手术部之外的临床科室的需求。此外,一定要设置污染、清洁小车清洗、消毒存放区域。去污区和检查包装灭菌区、无菌物品存放区的洁具间应分开设置。

四、四个出入口

四个出入口分别为人员出入口、污染物品入口、清洁物品出入口、无菌物品出口。

五、三道屏障

三道屏障分别为去污区与检查包装及灭菌区之间、检查包装及灭菌区与无菌物品存放区之间、无菌物品存放区与发放大厅之间。其中,去污区及清洁区之间的屏障隔断,由双门清洗消毒机或自动超声波清洗机、双扉干燥柜、手工清洗传递窗组成。去污区工作人员在完全隔离的房间处理污染物品及消毒物品,使交叉感染发生的可能性降为最低。

(叶庆临 黄 浩)

第三节 医疗消毒供应中心布局的基本要求

医疗消毒供应中心是独立设置的医疗机构,不包括医疗机构内部设置的消毒供应中心、消毒供应室和面向医疗器材生产经营企业的消毒供应机构。医疗消毒供应中心主要承担医疗机构可重复使用的诊疗器械、器具、洁净手术衣、手术盖单等物品的清洗、消毒、灭菌,以及无菌物品供应,开展处理过程的质量控制,出具监测和检测结果,实现全程可追溯,保证质量。

一、分类及定义

(一)按医疗流水线分类

医疗消毒供应中心处理的物品共分为三类:硬器械、软器械、软式内镜。

(二)相关概念

硬器械:指金属、橡胶、塑胶、高分子材料及其他硬质材料制造的手术器械、硬式内镜等。

软器械:手术衣、手术盖单等,可阻水、阻菌、透气,可穿戴、可折叠的具有双向防护功能的符合手术器械分类目录的感染控制器械,不含普通医用纺织品。

软式内镜:用于疾病诊断、治疗的可弯曲的内镜。

二、分区布局

（一）主要功能区

去污区，检查、折叠、包装及灭菌区，无菌物品存放区，以及配送物流专区等。

（二）辅助功能区

集中供电和供水，供应蒸汽和清洁剂分配器，医疗废物暂存处，污水处理场所，集中供应医用压缩空气，办公及更衣，休息生活区等。

（三）管理区

质量和安全控制（包括检验室）、医院感染控制、器械设备、物流、信息等管理部门。

三、各区面积和比例

业务用房使用面积不少于总面积的 85%。净水处理设施，建筑面积不少于 $300m^2$。配送物流专业区域，建筑面积不少于 $300m^2$。办公、更衣、休息生活区，占总面积的 10%～15%。

设置 1 个硬器械（金属、橡胶、塑胶、高分子材料及其他硬质材料制造的手术器械，硬式内镜等）清洗、消毒、干燥、检查、包装、灭菌、储存、发放流水线，建筑面积不少于 $2\,000m^2$。

设置 1 个软器械（手术衣、手术盖单等可阻水、阻菌、透气，可穿戴、可折叠的具有双向防护功能的符合手术器械分类目录的感染控制器械，不含普通医用纺织品）清洗、消毒、干燥、检查、折叠、包装、灭菌、储存、发放流水线，建筑面积不少于 $2\,000m^2$。

设置 1 个软式内镜清洗、消毒（灭菌）、干燥、储存、发放流水线，建筑面积不少于 $800m^2$。

（刘　霞　姚永萍）

第四节　质量安全管理体系的建设

医疗质量和医疗安全直接关系人民群众健康，持续提高医疗技术能力、保障医疗质量安全，是实施健康中国战略、构建优质高效医疗卫生服务体系的重要内容，而医疗风险防控是医疗质量和安全管理工作的重要内容之一。消毒供应中心作为医疗质量和安全的重要部门，建立医疗消毒供应中心质量安全管理体系是非常必要的。通过制订并落实各项规章制度、工作流程和人员岗位职责，从而将消毒供应中心相关的法律法规和行业标准贯彻到实际工作中去，有效保证消毒供应中心的工作质量和医疗安全。

一、制度流程建设

规章制度是为了维护正常的工作、劳动、学习、生活的秩序，保证各项政策的顺利执行和各项工作的正常开展，依照法律、政策而制定的具有法规性或指导性与约束力的应用文，是各种行政法规、章程、制度、公约的总称。制度对实现工作程序的规范化，岗位责任的法规化，管理方法的科学化有着重要意义。消毒供应中心规章制度本身要有程序性，为消毒供应中心开展各项工作提供可供遵循的依据。消毒供应中心规章制度的编制需要依据相关的各项法律法规和行业标准依法制订，如《中华人民共和国传染病防治法》《中华人民共和国职业病防治法》《医院感染管理办法》《医院消毒供应中心　第 1 部分：管理规范》（WS 310.1—2016）、《医院消毒供应中心　第 2 部分：清洗消毒及灭菌技术操作规范》（WS 310.2—2016）、

《医院消毒供应中心 第 3 部分：清洗消毒及灭菌效果监测标准》(WS 310.3—2016)、《医疗机构环境表面清洁与消毒管理规范》(WS/T 512—2016)等。

消毒供应中心应建立健全岗位职责、操作规程、消毒隔离、质量管理、监测、设备管理、器械管理、职业安全防护等规章制度和突发事件的应急预案。制度体系中至少应包括设施与设备管理制度、质量管理制度、记录追溯与文档管理制度、消防安全管理制度、信息管理制度、生物安全管理制度、危险品管理与危险化学品使用管理制度、职业安全防护管理制度、环境卫生质量控制制度、消毒隔离制度、清洗消毒灭菌监测等制度，技术人员的专业知识更新、专业技能维持与持续培养等相关管理制度，复用的诊疗器械回收、清洗消毒、检查保养、折叠包装、灭菌及储存运输各个环节的质量管理制度，持续质量改进制度、追溯跟踪制度、保留时限制度、无菌物品缺陷召回制度、报告发放制度、定期联系制度、环境清洁工作的规章制度等，逐步制订与消毒供应相适应的标准操作程序和质量标准，从而保证制度的落实。

岗位职责应能落实医院感染预防和控制措施，保障复用医疗器械、器具和物品清洗消毒灭菌工作安全有效地开展。标准操作程序应符合国家相关标准和规范的规定和要求，包括清洗消毒灭菌操作规程，仪器设备标准操作与维护规程，医疗器械设备表面的清洁与消毒、预处理、回收、清洗、消毒、干燥、折叠、检查包装、灭菌、储存、运送等标准操作规程。此外，工作人员必须定期参加各项规章制度、岗位职责、流程规范的学习和培训，不断更新知识，从而有效地执行和落实各项消毒供应中心的制度和流程。

二、制度流程的落实

医疗机构消毒供应中心的工作流程十分重要，应是单向流动。从污染区到清洁区，最后到无菌用品存放区，各区之间必须通过实体物品或是实体墙隔离实现功能分区。这些区域涉及去污区、检查区、包装区、灭菌区、无菌物品存放区等，做好每个流程制度并落实，是保证医院感染控制的关键。

1. 对规章制度、技术规范、操作规程落实情况进行检查。

2. 对医疗消毒供应中心工作质量、医院感染管理、器械和设备管理等方面进行检查。

3. 对重点环节，以及影响复用医疗器械、器具、物品清洗消毒灭菌质量和医疗安全的高危因素进行监测、分析和反馈，提出预防和控制措施。

4. 消毒供应中心建筑物内部表面与医疗器械设备表面的清洁与消毒管理措施的落实。

5. 关注工作人员的职业安全防护和健康管理。

6. 预防控制医疗消毒供应中心的污染物外泄及医院感染发生。

7. 各项监测和检测报告书写、保存、信息记录遵循国家标准和行业规范，并保障记录数据的真实性和及时性。

8. 对清洗剂、仪器耗材、辅助设备进行检查，提出质量控制改进意见并落实相应措施。

工作人员必须参加各项规章制度、岗位职责、流程规范的学习和培训，不断更新知识，从而有效地执行和落实各项消毒供应中心的制度和流程。

三、人员配置及防护要求

根据工作流程合理设置工作岗位，将适合的工作人员放置相应的工作岗位，强化针对性的专业化岗位培训,严格要求落实各项规章制度,提高工作效率,确保工作人员在操作过程防止职业暴露伤害。

（一）CSSD 人员配置和培训要求

医院应根据 CSSD 的工作量及各岗位需求,科学、合理配置具有执业资格的护士、消毒员和其他工作人员;制订并落实工作人员培训考核计划,使工作人员具备与本职工作相关的专业知识和技能,建立技术人员的专业知识更新、专业技能维持与持续培养等相关管理制度和培训记录;重点做好特种设备工作人员安全教育和职业安全防护知识培训,必要时对有关人员进行免疫接种,保障所有人员的职业安全。CSSD 的工作人员应当接受与其岗位职责相应的岗位培训,正确掌握知识与技能。

1. 各类诊疗器械、器具和物品的清洗、消毒、灭菌的知识与技能。

2. 相关清洗消毒、灭菌设备的操作规程。

3. 职业安全防护原则和方法。

4. 医院感染预防与控制的相关知识。

5. 相关的法律、法规、标准、规范。

6. 应建立 CSSD 工作人员的继续教育制度,根据专业进展,开展培训,更新知识。

（二）医疗消毒供应中心人员配置要求

卫生专业技术人员配置符合《医疗消毒供应中心基本标准（试行）》的规定。

1. 至少有 1 名具有消毒供应管理经验的副高级及以上专业技术职务任职资格的护士。

2. 至少有 1 名具有 5 年以上医院感染管理经验的护士。

3. 至少有 3 名具有 3 年以上消毒供应工作经验的护士,其中 1 名具有中级及以上专业技术职务任职资格。

4. 至少有 2 名消毒员,按规定取得相应上岗证。

5. 至少有 2 名专职的工程技术人员,具备相应专业知识及 5 年以上相关工作经验。

6. 具有与开展业务相适应的其他技术人员及其他工作人员。

（三）不同岗位人员的职业防护重点

无论是医院消毒供应中心还是医疗消毒供应中心的工作人员,每日都要承担大量被污染医疗器械、器具的回收,清洗、消毒、检查包装和灭菌工作。此项工作不仅工作强度大,且在各种操作过程中,面临生物、物理、化学等危害因素很容易遭受病菌侵袭等伤害。所以,根据不同的工作区域和流程正确穿戴防护用品,才能有效保护工作人员的工作安全。

去污区职业防护重点是防止发生生物性损害,检查包装及灭菌区职业防护的重点是避免在操作环氧乙烷灭菌器及过氧化氢低温等离子灭菌器时发生化学因素的危害。

四、环境清洁及消毒管理

消毒供应中心作为处置复用医疗器械、器具的场所,环境的清洁和消毒是非常重要的基础工作。消毒供应中心应建立健全环境清洁工作的组织管理体系和规章制度,明确各部门和人员相应的职责;要参与环境清洁质量监督,并对环境清洁服务机构的人员开展业务指导;指定管理部门负责对环境清洁服务机构的监管,并协调本单位日常清洁与突发应急事件的消毒。工作人员应负责使用中清洗消毒灭菌设备与仪器的日常清洁与消毒工作,指导环境清洁人员对其进行清洁与消毒。

　　消毒供应中心开展内部建筑修缮与装饰时，应建立有医院感染控制人员参与的综合小组，对施工相关区域环境污染风险进行评估，提出有效、可行的干预措施，指导施工单位做好施工区域的隔断防护并监督措施落实的全过程。感染控制人员应对清洁与消毒质量进行审核，并将结果及时反馈给相关部门与人员，促进清洁与消毒质量的持续改进。

（陈明华　叶庆临）

第四章

消毒供应中心基本设施设备

学习目标

1. 熟悉消毒供应中心各区设施设备维护保养目的与原则,消毒供应中心各区设施设备维护保养注意事项。

2. 了解消毒供应中心设施设备配置要求。

随着科学技术的日益发展,消毒供应中心的机械化、自动化程度也越来越高,高效的机械化、自动化水平让日常工作更便捷、安全。合理的设备设施配置和规范的使用是消毒供应中心正常运转的先决条件,应根据医院规模、任务和实际工作需求在各工作区域配备完善适宜的设备设施,制订相应的设备管理制度和操作手册以规范管理和使用。如因操作不当或未定期对仪器设备进行维护保养,在一定程度上会带来生产安全隐患。故定期对仪器设备进行维护保养能让我们全面掌握设备的运行状态,提前发现故障、解决故障、保障机器的正常运行,同时还能降低维修成本,延长设备的使用寿命,确保性能的稳定性,提高工作效率,保障质量安全。

第一节 设施设备的配置要求

一、设施设备配置基本原则

消毒供应中心的设备设施包括器械追溯和设备追溯系统、内镜清洗设备、煮沸消毒器、清洗消毒器、超声清洗机、干燥柜、医用封口机、各种灭菌器等设备,生物阅读器、高压水枪、高压气枪、各种工具容器等。WS 310.1—2016 明确了消毒供应中心各区域设备设施配置应符合国家相关规定。配置基本原则:

1. 根据消毒供应中心的规模、任务及工作量,合理配置清洗消毒设备数量及配套设施;尽量创造条件使用机械清洗设备,并应考虑未来发展的需要。

2. 配置的清洗灭菌等设备、设施应符合国家相关标准或规定,并遵循国家的准入条件要求和审核资质证明材料。

3. 各种设施配置应满足工作需要,放置位置方便工作需要,符合医院感染控制的要求。

二、工作区域设施设备

（一）追溯系统

消毒灭菌过程追溯是全过程质量追溯的关键控制环节，有利于消毒供应中心质量控制，主要包括基础数据管理、回收管理、清洗消毒管理、配包管理、灭菌管理、发放管理、库存管理等操作过程。

（二）去污区设备设施

去污区是集中处理污染物品的区域，应合理配置缓冲间位置，确保清洗人员的过程防护，以及清洗消毒设备设施。去污区应配置的设施设备主要包括清洗防护用品、封闭式污物回收工具、扫描枪、追溯系统电脑、分类台、手工清洗池、压力水枪（需配备各种型号的接头）、压力气枪（需配备各种型号的接头）、机械清洗消毒设备、器械运送回收车清洗机设备、超声清洗装置、煮沸槽、手机注油机、干燥设备、水处理设备、压缩空气机、空气消毒器、洗眼装置。

1. 人员出入缓冲间配置用于人员防护的用品　如防护面罩、护目镜、防护服、防护鞋、手套、洗手液等。

2. 污染物品回收容器　包括封闭箱与运送车等，还应配置回收器具放置架，如开展区域集中化供应的医院宜配置箱式转运车辆和周转箱。

3. 去污区内基本设施　接收区的设施应按照物品从污到洁的秩序放置。

（1）回收分类台，可根据处理量进行设置，台面面积可适当加大，能及时对回收物品进行分类。回收分类台的污染程度最高，工作人员应戴双层手套，设置清洁手套放置架利于需要时更换。分类工作结束时，应及时进行台面清洁消毒，依次摆放超声清洗台、手工清洗池、漂洗池、干燥设备及传递窗。其中，清洗池上方配压力水枪和压力气枪（需配有多个不同规格的接头备用）。

（2）清洗消毒器：包括单舱、多舱或大型的清洗消毒器，以及真空负压清洗消毒机，根据工作量灵活选择；并配置适应不同器械种类的器械清洗架，满足多种器械和管路清洗。

（3）超声清洗机：配备专用于清洗穿刺针和精密仪器的超声清洗机。

（4）清洗刷：主要用于手工清洗操作，包括多种规格和型号。

（5）干燥柜：主要用于手工清洗器械的干燥，可选择双门的设备和真空负压干燥柜。单门的干燥柜应放在传递窗的附近，邻近终末漂洗池。

（6）空气压缩机：主要给气枪提供压缩空气、压缩空气机具备汽水分离功能。

（7）洗手设施、洗眼装置：设置于工作区，采用非手触式水具，配置干手设施，一般选择干手纸。洗眼装置设置在去污区内相对洁净的区域，定期检查其完好性，以备需要时使用。

4. 洗车间　配置清洗消毒车辆设施（冷热水、高压水枪）、洁车放置区和卫生洁具。

5. 水处理间　提供纯水或去离子水装置设施，配置提供软水、去离子水、纯水的装置。其中自来水水质应符合 GB 5749—2006 的规定，纯化的水应符合电导率≤15μS/cm（25℃）。其产生量应能满足 CSSD 器械清洗、灭菌全程工作需求。灭菌蒸汽用水符合 WS 310.1—2016 中压力蒸汽灭菌器蒸汽供给水与蒸汽冷凝物质量指标的用水标准。

（三）检查包装及灭菌区设备设施

检查包装及灭菌区是对清洗消毒后的物品进行检查包装的区域。该区域应配备带光源放大镜的器械检查台、包装台、器械柜、敷料柜、包装材料切割机、医用塑封机、绝缘检测仪、压力气枪、清洁物品装载设备及低、高温灭菌设备等。

1. 包装台　功能满足检查、组合包装的需要，包括带光源或灯的敷料检查台、器械包装台。包装台配有电脑、扫描枪、带光源放大镜，以及放置包装过程需要的辅助材料架，台面易清洁、不反光。

2. 器械柜　用于放置需要增加或暂时不需要灭菌的器械。

3. 包装材料切割机　使用医用包装纸或医用纺布包装材料时需要配置此设备。

4. 绝缘检测仪　用于带电源器械绝缘性能等安全检查。

5. 压力气枪　用于管腔器械未彻底干燥时使用。

6. 医用塑封机　建议配置带打印信息的封口机。条件允许时可选择切割封口一体机，并可与信息追溯系统对接。

7. 清洁物品装载设备　包括标准装载篮框、运送车和运送架，用于将包装好的物品送至灭菌器。

8. 低温灭菌区　根据需要配低温灭菌器，如过氧化氢低温等离子灭菌器、环氧乙烷灭菌器（宜在工作区域配置相应环境有害气体浓度超标报警器）。

9. 高温灭菌设备设施

（1）应配备有主体设备，如压力蒸汽灭菌器，器械物品装载、卸载设备等；根据需要配备灭菌蒸汽发生器、蒸汽减压系统、疏水系统等相关辅助设施装置。

（2）各类灭菌设备应符合国家相关标准，具有灭菌过程打印功能并有记录保存追溯、及设有配套齐全的辅助设备。

三、无菌物品存放区储存、发放设施

无菌物品存放区是消毒供应中心内存放、保管、发放无菌物品的区域，为无菌区域，主要涉及灭菌合格的物品暂时储存和运送发放。主要设施包括无菌物品卸载设备、存放设施及运送器具等。无菌物品的卸载及转运车作为无菌物品转运工具，配置时需根据医院实际情况，定制相应的尺寸及规格。无菌物品储存架不宜使用全封闭式，宜配置开放式储存架，可设相应的生物监测仪器和相关设施。无菌物品存放区的温度、湿度应符合 WS 310.1—2016 规范要求，南方地区必要时设除湿机，确保湿度正常。有条件的医院可以设轨道物流系统，便于无菌物品及时发放。

（汤杜鹃　周晓丽　刘　争）

第二节　设施设备的维护保养

在消毒供应中心对仪器设备进行维护及保养是确保设备正常运行的前提。操作人员应认真执行设备维护制度，根据厂商提供的使用说明进行维护和保养，并建立维护保养、修理记录。维护保养计划要根据蒸汽、压缩空气质量、水的质量、设备的运行频率及时间、处理物品的种类等要求，以及国家相关部门的相关规定和行业标准来制订。

一、维护保养的目的

消毒供应中心设施设备维护保养的目的主要包括以下方面：

1．降低维修成本，延长使用寿命。

2．维持设备良好的工作性能，确保待处理物品的质量。

3．降低设备故障率，提高设备工作效率。

4．为追溯和记录提供数据和资料，避免出现误差，保障医疗安全。

二、清洗消毒设备

（一）台式超声清洗机（图4-1）

1．工作原理　超声清洗机是由超声波发生器和超声波换能清洗槽组成。超声波清洗机的原理是由超声波发生器所发出的高频振荡讯号，通过换能器转换成高频机械振荡而传播到清洗液中，超声波使液体流动而产生数以万计的微小气泡，空化效应的过程产生瞬间高压，就像一连串小"爆炸"不断的冲击物件表面，使物件表面及缝隙中的污垢迅速剥落，从而达到全面清洗的目的，同时所有物件的材质及精度不受影响。

2．维护保养步骤

（1）每次维护保养时应关闭电源。

（2）每日使用前检查溢流口和排水口是否有异物堵塞，观察是否有进排水异常情况。

（3）每日操作完毕应清洗排水过滤网，用清洁拧干的软布擦拭仪器表面和内腔；禁止使用钢丝球或硬质刷子擦拭，以免损伤仪器。

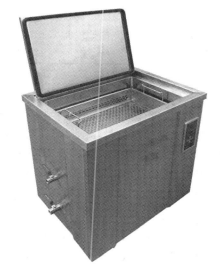

图4-1　台式超声清洗机

（4）仪器使用时应保持溶液在水位线上。

（5）定期去除清洗机内腔的水垢和锈迹。

除垢除锈流程：关闭电源→将内腔水排尽→关闭排水阀→用相应比例除垢剂或除锈剂溶液擦拭→用清水将除垢剂或除锈剂冲洗干净→积水排尽后用清洁擦布擦干。

（6）定期检查阀门的工作是否正常。检查方法参照厂家说明。

（7）每年由专业维护保养人员对仪器的温度传感器等进行校准。

3．维护保养注意事项

（1）做好职业防护，如除锈除垢时应戴耐酸碱手套等。

（2）禁止使用钢丝球或硬质刷子擦拭，以免损伤仪器。

（3）除垢剂或除锈剂的配制比例应严格按照使用说明。

（4）发现仪器异常，及时报修。

4．故障排除（表4-1）

表4-1 台式超声清洗机故障排除表

故障现象	排除方法
进水太慢	（1）进水过滤器堵塞。取下过滤器，将杂质清理干净。 （2）水源压力太低。检查水源压力表，查明水压低原因，并作相应处理。 （3）排水泵、阀未关闭。及时关闭。
升温速度慢	（1）加热管有缺相或是损坏，更换新加热管。 （2）温度传感器损坏，校正或更换温度传感器。
排水时间过长	（1）排水泵不工作。检查排水泵是否有短路，查看是否通电。 （2）排水管道堵塞，取下排水管接头，清理里面的杂质。
超声清洗机强度不稳定	（1）重新调整电感的匹配性。 （2）电感线圈未固定牢固，将其重新固定。 （3）槽内放置是水过低或者过高。
温度显示与实际偏差较大	温度传感器损坏或未接好。调整温度传感器连接头后校准传感器；更换传感器。

（二）高温干燥柜（图4-2）

1. 工作原理　干燥柜内部的夹层装有发热丝和鼓风装置，通过温度控制仪对温度进行控制。工作时空气由箱外进气孔流进，经发热丝再经鼓风装置后流入干燥箱内，再由箱顶排气孔排出，通过空气对流而达到干燥物品的作用。干燥柜一般用于耐热材质的器械干燥，包括手术器械、内镜活检钳、注射针头、各式大小注射器、玻璃、换药碗、各种盘子等。金属类物品的干燥温度是70~90℃，呼吸机管路和麻醉机管路、塑料类物品的干燥温度是65~75℃。

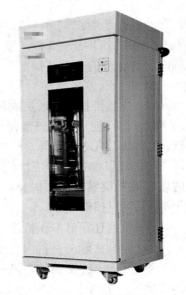

图4-2 高温干燥柜

2. 维护保养步骤

（1）仪器保养时关闭电源。

（2）每日工作完毕用清洁拧干的擦布擦拭仪器表面和内腔。

（3）每周检查门密封圈并保持清洁。

（4）每月去除清洗机内腔的水垢和锈迹。最后用洁净水进行表面擦拭清洁。

除垢除锈流程：关闭电源→将柜内层架移除→用相应比例除垢剂或除锈剂抹布擦拭→用清洁抹布将除垢剂或除锈剂反复擦拭干净。

（5）定期检查或更换空气过滤器及密封圈，更换后登记在《配件及耗材更换登记表》上。

3. 维护保养注意事项

（1）做好职业防护，如除锈除垢时应戴耐酸碱手套等。

（2）避免使用钢丝球或硬质刷子擦拭，以免损伤仪器。

（3）除垢剂或除锈剂的配制比例应严格按照使用说明。

（4）发现仪器异常，及时汇报。

4. 故障排除（表 4-2）

表 4-2　高温干燥柜故障排除表

故障现象	排除方法
显示屏不工作	（1）检查电源及输出线各接点有无松动、过热、受潮和接触不良，保险管是否正常。 （2）检查主控板电源指示灯是否发亮。 （3）检查排线是否松动。
温度不升高	（1）检查电源接线及保险管是否正常。 （2）检查接触器是否松动或损坏。 （3）检查集成块是否有烧坏的现象。 （4）接触器工作，加热管是否发热，不发热需与公司联系。 （5）检查风机工作情况，风机不工作柜内温度也不能达到设定值。
物品烘干效果不好	（1）检查烘干温度设定值，如设定值不正确，需重新设定温度。 （2）检查烘干时间及程序是否选择正确。 （3）检查蒸汽加热管或电加热管工作是否正常。蒸汽加热应检查蒸汽源。如加热管不能正常工作，更换加热管。
烘干温度无法达到设定的数值	（1）检查门封圈是否有破损或脱落造成门密封不严。如门封圈确实损坏，更换门封圈。 （2）检查蒸汽加热管或电加热管工作是否正常。蒸汽加热管应检查蒸汽源。如加热管不能正常工作，更换加热管。 （3）出风口堵塞。卸下出风管道，清理管道内的杂质。 （4）电路板控制模块故障，导致温度不能控制，更换新的控制板。

（三）酸性氧化电位水生成器

1. 工作原理　酸性氧化电位水杀菌的主要有效成分是次氯酸。次氯酸在电解反应过程中可产生活性羟基（—OH）[在电解过程中，由于水的电解，产生了活性氧（O_2）。在 1 100mV 的氧化还原电位的条件下活性氧（O_2）可生成 H_2O_2，进而生成羟基]。羟基是一种强氧化剂，对细菌的核酸、蛋白质和代谢酶具有分解和灭活作用，导致微生物迅速死亡。低的 pH 和高氧化还原电位超出了各种病原微生物的生存范围，严重破坏了微生物的生存环境，使微生物的细胞膜通透性增强。微量的有效氯迅速渗透导致细胞代谢酶及细胞核结构受到破坏而达到杀灭微生物的作用。

2. 维护保养步骤

（1）每日对设备外部进行除尘清洁擦拭。

（2）每日使用前应监测并记录或打印酸性氧化电位水的氧化还原电位、pH 和有效氯浓度值等指标，确保消毒效果。

（3）随时观察显示屏，定期添加氯化钠。

（4）每月清洁一次电解剂箱和盐箱。

（5）每季度对本机产生的酸性氧化电位水的各项指标做一次检测，如发生不合格现象应及时调整。

（6）每年应校正一次本机检测显示的酸性氧化还原电位水各项指标的准确度，如果超出规定误差范围，需及时调整或更换电解槽。

（7）配件及耗材更换后记录在《配件及耗材更换登记表》上。

3．维护保养注意事项

（1）进行维护保养时应拔下电源插头。

（2）仪器出现故障警示应立即停止使用并及时排除故障或报修。

（3）添加的氯化钠应为纯分析盐。

（4）酸性氧化电位水应即产即用。

4．故障排除（表4-3）

表4-3　酸性氧化电位水生成器故障排除表

故障现象	排除方法
无法正常制水	（1）将原水阀门打开，查看原水供应是否正常。 （2）用pH试纸或查看pH是否正常，查看主机显示屏上的氧化电位值、氯含量、电流值是否达到标准。 （3）检查原水泵出风口是否有风排出，如没有风，证明原水泵没有正常工作，必要时更换泵。 （4）检查原水泵是否因为电路连接问题造成原水泵不工作。
酸化水生成异常	（1）水箱浮球无感应。将水箱内浮球取出，来回摇动后再放入水箱，如还不能恢复正常，更换浮球。 （2）电解槽使用寿命到期，更换电解槽。 （3）水箱缺盐，往水箱内加入一定量的盐。
控制面板、操作面板无法正常工作	（1）电路板被腐蚀或老化。更换新电路板。 （2）电源线被腐蚀老化严重，更换电源线。

（四）全自动清洗消毒机（图4-3）

1．工作原理　多舱清洗机主要是通过集成电路对阀门开合的逻辑程序进行控制，达到清洗所需要的条件，把预洗、加医用清洁剂洗、超声洗、漂洗、干燥分为多个工作舱，通过对阀门开合，达到清洗所需要的条件，即进水清洗，进蒸汽加热，使水温达到消毒温度水平。

单舱清洗机则通过中央处理器的逻辑程序联合循环泵来控制转速，使舱内水经过喷淋臂高速喷淋旋转，成多角度的全面冲刷，使清洗件表面不溶性污物分散于清洗液中，再通过试剂泵辅助润滑器械，通过完成电热器和循环风机的干燥，达到器械清洗消毒的目的。

2．维护保养步骤

（1）每日开机时检查打印机是否缺纸，确认打印走纸功能正常。

（2）每日开机前查看清洗剂和润滑油的余量。

（3）每日运行前检查泵入管是否有泄漏及磨损。

（4）每日开机后检查喷臂是否灵活通畅，器械上架后检查是否妨碍喷臂转动。

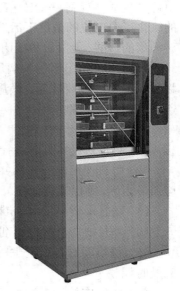

图4-3　全自动清洗消毒机

若喷臂不通畅→检查流程：用手握住装置→同时卸下螺钉→将装置从舱内取出→用匹配细钢丝清理喷嘴→用清水冲洗→将喷臂放回舱内并将定位螺钉拧紧。

（5）每日清洗关机前清洁内舱及过滤网。

（6）每日用软布擦拭清洗机表面及内舱。

（7）每1～3个月定期清洁和去除清洗机内腔的水垢和锈迹。

除垢除锈流程：关闭电源→将内腔水排尽→用相应比例（根据使用说明）除垢剂或除锈剂溶液擦拭（戴耐酸碱加长手套）→启动清洁消毒模式1个周期→1h后再启动清洁消毒模式1个周期→用清水将除垢剂或除锈剂冲洗干净。

（8）每季度检测清洁剂泵、上光油泵入量的准确性。检测方法遵照厂家使用说明。

（9）每年应校准检测温度传感器。

3．维护保养注意事项

（1）做好职业防护。进行除锈除垢时应戴耐酸碱手套。

（2）避免使用钢丝球或硬质刷子擦拭，以免损伤仪器。

（3）除垢剂或除锈剂的配制比例应严格按照使用说明配制。

（4）发现仪器异常，及时汇报。

（5）严禁在没有安装清洗舱无过滤网下清洗器械。

4．故障排除（表4-4）

表4-4　全自动清洗消毒机故障排除表

故障现象	排除方法
当电源开关置于开机或待机后设备仍不能操作	（1）主电源关闭，打开主电源。 （2）急停按钮按进启动，顺时针发现旋转拔出，解除急停状态。 （3）查看配电箱电源开关。如是关闭，将其打开。 （4）控制按键板功能缺失，更换控制面板。
在预清洗、清洗或漂洗阶段没水或水不够	（1）供水阀没完全打开，打开设备的供水阀。 （2）检查水处理器是否正常工作。 （3）清洗进水阀过滤网。
在预清洗、清洗或超生清洗阶段起泡沫	（1）洗涤剂类型错误，参考洗涤剂指标和厂家的建议。 （2）检查洗涤剂的注入量，可能用了太多的洗涤剂。
其中一个舱的喷洒臂内没有水或水不够	（1）旋转喷洒臂堵塞，清洁喷洒臂。 （2）舱底部的过滤器可能堵塞，必要时需清理。
多用途架或底部旋转喷洒臂内没有水或水不足	（1）多用途架和机器旋转喷洒臂在舱内位置不正确，检查是否每个多用途架和底部旋转喷洒臂直接位于多用途支架的上方。 （2）舱底部的过滤器可能堵塞，必要时需清理。 （3）器械清洗架未完全推送到位。
清洗舱、超声舱、漂洗舱温度过低	（1）检查蒸汽阀门是否全部打开，完全打开蒸汽阀门。 （2）检查蒸汽压力是否达到，查看蒸汽压力表。 （3）检查控制温度设定。检查程序设定温度，校正温度传感器。
若设备配有纯水漂洗部分，在纯水漂洗阶段无纯水进入舱内	（1）纯水供水阀没打开，打开水处理器和设备的供水阀。 （2）纯水电磁阀或启动阀关闭或损坏，打开或更换阀门。

续表

故障现象	排除方法
清洗质量不合格	(1)清洁剂使用完毕后未及时更换,更换清洁剂。 (2)洗涤清洁剂使用量不合适。参考厂家的洗涤清洁剂建议使用量,查看洗涤清洁剂说明书。 (3)水位浮标控制开关可能不灵活,从舱中取出开关,确认浮标移动自由。更换时注意保持浮标直立位置。 (4)清洗水温不正常,检查温度设定。 (5)程序选择不正确。重新选择正确程序。 (6)洗涤水压不够。检查洗涤水压力及水处理系统。 (7)水质未达到标准。对水质进行硬度、氯含量等监测。 (8)清洗喷臂堵塞。将喷臂取下,对喷臂管内进行清理。
在清洗过程中没有洗涤剂喷出	(1)清洁洗涤剂泵运转不正常,检查泵是否在运转。 (2)清洁洗涤剂输液管断裂,更换新输液管。
设备报警显示"舱门未关闭"	(1)检查维修舱门是否关闭。 (2)检查各舱舱门下是否有异物导致舱门关闭不严。 (3)检查舱门接触开关是否正常工作。
电机过载继电器跳闸	(1)查看电机周围有无漏水。 (2)查找电机是否短路。 (3)与厂方工程师及电路专业维修人员联系。
轨道位置不正确	(1)检查设备的气动阀或电磁阀是否工作正常。 (2)是否有异物掉在舱内阻塞轨道运行。 (3)检查传送带轴走位是否正常。 (4)调整传送带轴走位或复位转位传送轴。
清洗机无法识别篮筐信息	(1)篮筐芯片损坏,更换芯片。 (2)篮筐条码损坏,无法识别,更换条码牌。 (3)清洗机红外探测器或感应器位置不正确,调试复位。 (4)感应器与电脑版的线路松动,重新连接。
注水时间过长	(1)检查设备供水阀是否打开,打开清洗机进水阀及水处理机阀门。 (2)检查蓄水池有无渗漏。 (3)上下拨动舱内液位器,检查蓄水池液位器工作是否正常。 (4)排除故障后观察设备运行是否正常。
排水时间过长	(1)检查排水阀是否不能打开。 (2)拆开排水管道,检查蓄水池排水管是否堵塞。 (3)上下拨动舱内液位器,检查蓄水池液位器工作是否正常。
超声舱内的篮筐不能浸入超声水箱	(1)检查设备气动阀或电磁阀是否工作正常。 (2)将超声舱水箱的水完全排尽,取出清洗架,查看内舱是否有异物阻挡超声舱下降。
超声舱不能正常升起	(1)检查设备气动阀或电磁阀是否工作正常。 (2)检查装载篮筐是否已超出清洗架。 (3)查看内舱是否有异物阻挡超声舱上升。

续表

故障现象	排除方法
水箱水温低于预设温度	（1）检查供汽阀门是否打开，打开清洗机及蒸汽管道的阀门。 （2）检查水箱内部加热管是否正常。 （3）检查水箱进汽端的电磁阀是否有故障。 （4）检查水箱蒸汽管路的水汽分离器是否冷凝水太多，或者被杂质堵塞，取下汽水分离器，清理里面的杂质。 （5）校正温度传感器。 （6）重新设定程序控制温度。
热漂洗温度在整个过程中没有保持设定温度	（1）检查打开供汽阀门。 （2）检查程序控制温度设定是否正确。 （3）校正温度传感器。 （4）检查加热蒸汽管路的水汽分离器是否冷凝水太多，或被杂质堵塞。取下汽水分离器，清理里面的杂质。

（五）水处理设备（图4-4）

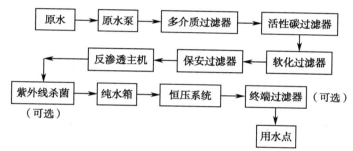

注：原水进水压力要求不低于0.2Mpa，流量不低于4m³/hr。

图4-4 水处理系统工艺流程

1．工作原理 水处理设备通常包括三部分，即预处理系统、反渗透脱盐系统和供水系统。

预处理系统包括原水箱、原水泵、多介质过滤器、石英砂、活性炭过滤器、树脂软化器等，用于去除水中的悬浮物、胶体及降低原水的硬度等，为后续的脱盐处理提供条件。

反渗透脱盐系统包括5μm精密过滤器、pH调节装置、一级高压泵、二级高压泵、一级反渗透膜组、二级反渗透膜组、中间水箱等，能脱除水中99.5%以上的盐分，产出符合要求的纯化水，保障洗涤用水的需求。

供水系统包括纯水输送泵、软化水输送水泵、除盐水箱、压力控制器取水点、恒压罐等作为供水系统，其主要作用是保障每个取水点能正常取水，并且有稳定的水压。

知识链接

精密过滤器

精密过滤器又称保安过滤器，一般设置在压力容器之前，以去除浊度1°以上的细小微粒，来满足后续工序对进水的要求；有时也设置在整个水处理系统的末端，防止细小微粒（如破碎的树脂）进入成品水。

2．维护保养步骤

（1）每日在制水过程中检测软水及纯水质量。

（2）每日观察全套机器有无漏水并随时保持制水设备干燥。

（3）检查各阀门开启是否在正常位置。

（4）禁止关闭水处理设备的水电开关以确保水质稳定。

（5）根据原水水质情况定期清洗过滤器滤芯及酌情更换。

（6）每月放空清洗软水及纯水水箱一次，防止微生物及大颗粒物质在水箱中沉积。

（7）初滤物质如石英砂和活性炭，根据使用情况每1～2年更换一次。

（8）根据树脂软化器设定的再生周期及时添加再生盐。树脂酌情每1～2年更换一次。

（9）根据厂家使用说明定期对反渗透膜进行清洗或酌情2～3年更换膜一次。

（10）配件及耗材更换后记录在《配件及耗材更换登记表》上。

3．维护保养注意事项

（1）做好职业防护。

（2）添加再生盐时，及时搅拌使之完全溶化，避免堵塞吸盐口影响软化效果。

（3）发现仪器异常，及时汇报。

4．故障排除（表4-5）

表4-5　水处理设备故障排除表

故障现象	排除方法
系统电控上指示灯不亮	（1）检查并维修空气开关。 （2）检查电源接线情况。
系统有电，但电动机不启动	（1）重新设置过载继电器。 （2）检查电路。 （3）检查浮球开关或进行维修更换。 （4）检查并调节压力控制器。 （5）检查外部设备，并按说明书要求进行维修。
水泵的出口压力达不到工作压力	（1）手动排空水泵内空气。 （2）清洗或更换滤芯。 （3）检查泵。 （4）参阅水泵说明书。
浓缩水压力达不到推荐值	（1）检修泵与管阀。 （2）检修冲洗电磁阀。
压力增加时泵出现很大噪声	检查原水管线和预过滤器，看是否泄漏或堵塞。
系统欠压停机	（1）检查原水管的连接，必要时应检修。 （2）设置浓水调节阀。 （3）调整压力控制器。
冲洗后电磁阀未打开	（1）检修电控柜。 （2）检修电磁阀。
纯水产量不足，总溶解固体过高	如果膜受污染，应清洗膜。

（六）高压水枪、气枪

1．工作原理　高压清洗水枪其主要活动元件是位于气缸内的活塞，液缸内还有一个微型弹簧。向后扣动扳机，将活塞推入液缸从而压缩弹簧，当松开扳机时弹簧会将活塞推出液缸。活塞进出液缸的这两个冲程组成了一个完整的抽吸循环。活塞进入的下行冲程会收缩液缸容积，将水或压缩气体挤出气缸。弹簧将活塞推出的上行冲程会扩大液缸的容积，将水或空气吸入气缸。在水枪内，从下方的水源和气源中吸水和吸汽后通过上方的枪管将水和压缩空气喷出。

2. 维护保养步骤

（1）使用前检查压缩空气阀门及水源阀门是否开启。

（2）各连接件、紧固件是否安装正确、完好，确保设备中没有故障零部件。

（3）位置的正确摆放。

（4）每日使用完毕后做喷枪表面清洁消毒，保持表面干燥。

（5）定期检查、更换清洗过滤器时，严防固体颗粒通过进水管进入枪体和喷头。

（6）软管与接头对设备的运行很重要，必须检查其外面有无钢丝断裂，有无因被压或磨损等引起的损坏，有无因内部破裂而引起的鼓泡等。

（7）每日操作前必须检查所有接头、连接管、激发器有无损坏。

3. 维护保养注意事项

（1）操作水枪人员必须经过高压水枪安全操作培训，熟练掌握高压水枪使用方法及注意事项。

（2）在使用水气枪清洗器械时，要预估器械设计时可以承受的清洗压力。避免把器械损坏。如软镜清洗时水气枪的压力不应大于2kg。

（3）不使用水枪、气枪时应关闭水源或压缩空气阀门。

（4）使用水枪、气枪前，对枪头、枪管及连接接头是否松动进行检查。

（5）使用水枪、气枪过程中发现枪管或激发器松动或晃动，须立即停止使用，并通知设备维修。

（6）在清洗操作时，操作人员做好职业防护措施，穿戴整齐，冲洗过程中手一定要握住枪柄以防反冲力带来的危险。

（7）连接软管不允许折弯或受压，不允许接触尖锐物体。

4. 故障排除（表4-6）

表4-6　高压水枪、气枪故障排除表

故障现象	排除方法
压力不够	（1）查高压气枪、水枪溢流阀，发现老化时就要及时更换配件。 （2）查高压气枪、水枪清洁进水过滤器，当排尽清洁进水过滤器内的空气后，出水压力就能达到相应标准。
高压水枪、气枪不喷水、气	（1）水压力不够。检查原水压力表。 （2）枪体内部有异物堵塞。拆开枪体和连接管，清理内部杂质。
高压水枪、气枪的进水、进气流量不足	（1）查高压水枪、气枪连接口有无漏水、漏气现象。如有问题就及时更换这些配件。 （2）查高压水枪、气枪高压喷嘴是否出现了磨损现象。如发现磨损现象，就应该及时更换新的高压喷嘴。

三、检查包装设备

（一）封口机（图4-5）

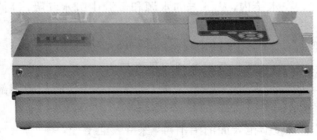

图4-5　封口机

1．工作原理　通过利用包装袋塑料面两层复合材料之间的熔点不同，在进行热封时，外层的塑料面不产生熔化，内层产生熔化，从而将外层塑料面和纸面产生封闭效果，实现封口。

2．日常维护保养步骤

（1）将自动封口机放置在通风、干燥处，一般室温维持在20～23℃即可。

（2）干燥的棉布擦拭封口机表面的灰尘和污渍。

（3）打开电源，测试封口机打印性能。测试方法：使用专用封口机测试纸进行封口，并检查打印记录是否清晰，如打印字迹不清楚应及时更换色带。

（4）检查专用封口机测试纸的封口是否严密、平整。如有异常请检查导轨上和上、下加热模上的聚四氟乙烯带和压紧辊。

（5）用棉布清洁封口机后面散热风扇的滤网。

（6）清洁、检查完毕后，再次核查所有参数设置（封口温度、打印日期、失效日期）。

3．维护保养注意事项

（1）保养时应关闭电源。

（2）不用时请拔掉电源，将其遮盖，防止积尘。

（3）严重磨损零部件应及时更换，以延长整机寿命。

（4）导轨上和上、下加热模上的聚四氟乙烯带和压紧辊如有老化和磨损，应及时更换以保证封口质量。

4．故障排除（表4-7）

表4-7　封口机故障排除表

故障现象	排除方法
机器不能启动 没有数据显示	（1）电源电缆没有插上，检查电源连接，必要时更换其他插座。 （2）电源电缆损坏。更换电缆线。 （3）电源保险丝熔断。应更换电源保险丝，如保险丝再次熔断，则必须对机器进行检查。 （4）更换显示屏。 （5）更换控制面板。

续表

故障现象	排除方法
机器不能加热	（1）设置温度太低，提高设置温度。 （2）温度限值起作用，按下销钉重新设置复位温度限值限制器，如果温度限值限制器再次跳变，则需对机器进行检查。 （3）更换温度传感器。 （4）检查加热芯，如有必要则将其更换。 （5）更换控制面板。
不能传输	（1）更换遮光板。 （2）关闭前挡板。 （3）更换前面板传感器。 （4）更换传输皮带。 （5）检查皮带张力。 （6）更换电机。 （7）更换控制面板。
材料送入不整齐或运行噪声较大	（1）更换导向模上的聚四氟乙烯皮带。 （2）更换传输皮带。 （3）检查皮带张力。 （4）更换电机。
封口不能保持	（1）提高温度。 （2）重新调整封口压辊的压力或更换。 （3）封口压辊。 （4）将封口模的间距调整到 0.5mm。
封口线扭曲	松开上导向模，将其调低。
包装向纸的一侧褪色或起边皱	降低温度。

（二）带光源放大镜（图 4-6）

1．工作原理　利用放大镜的特性，通过定向、稳定的光源查看需要检测物品的功能部位，以获得清晰的视野效果。

2．维护保养步骤

（1）每日使用前用干净不脱毛的棉布擦拭放大镜的表面及镜片。

（2）每日使用前检查电源线是否有破损。

（3）每日使用前检查开关是否灵敏。

（4）检查灯臂是否灵活，螺丝有无松动，如灯臂不灵活可在关节处上油。

（5）检查灯管有无异常。

3．维护保养注意事项

（1）更换照明灯管时拔掉电源插座。

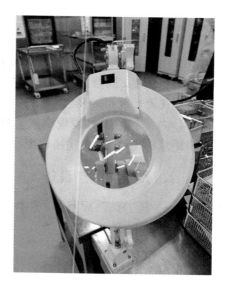

图 4-6　带光源放大镜

（2）用干棉布擦拭表面。

（3）灯臂关节不能呈180°打开。

（4）严禁止使用硬质粗糙的物品擦拭镜片表面。

4．故障排除（表4-8）

表4-8 带光源放大镜故障排除表

故障现象	排除方法
打开电源，光源不亮	（1）查电源开关是否不能通电。 （2）查电源线是否断裂。 （3）更换照明灯管。
支架固定不稳	（1）关节、固定卡上油。 （2）拧紧各关节螺丝。

（三）绝缘性能测试仪

1．工作原理 通过测试笔的金属杆与带绝缘层的金属手术器械接触，形成一个闭合电路，使测试仪显示带电。

2．维护保养步骤

（1）使用湿布和温和的清洁剂清洁仪表外壳，不要使用研磨剂、强碱或强酸性溶剂。

（2）使用前应检查测试笔绝缘层完好，无破损及断线。

（3）必须用同类标称规格快速反应保险丝，更换已坏保险丝。

（4）应及时更换电池，以确保测量精度。

3．维护保养注意事项

（1）在使用测试笔时，操作者的手指必须放在测试笔手指保护环之后。

（2）不要在仪表终端及接地之间施加500V以上的电压，以防电击和损坏仪表。

（3）在被测电压可能高于直流60V和交流42V/10mA有效电压的场合，应小心谨慎，防止触电。

（4）仪表后盖没有盖好前，严禁使用仪表，否则有电击的危险。

（5）被测信号不允许超过规定的极限值，以防电击和损坏仪表。

（6）不要在高温、高湿和强电磁场环境中使用仪表，尤其不要在潮湿环境中存放仪表，受潮后仪表性能可能变差。

4．故障排除 如发现测试笔线或仪表壳体的绝缘已明显损坏，或者操作者认为仪表已无法正常工作，切勿再使用仪表，应及时与厂家工程师取得联系。

四、灭菌与监测设备

（一）压力蒸汽灭菌器（图4-7）

1．维护保养步骤

（1）每日保养

1）清洁灭菌舱内的胶带和异物，并用酒精清除灭菌舱内的胶质。检查设备外观。

2）检查触摸屏是否灵敏。

3）检查水、蒸汽、压缩空气压力表读数值是否正常、蒸汽压力和实时温度相对应。

4）检查打印机打印是否正常。

5）查看门封圈表面有无杂质和破损。

6）确认各程序参数是否正确（锅次号、灭菌时间、灭菌温度、压力、干燥时间）。

7）检查蒸汽疏水系统是否正常疏水。

（2）每月保养

1）清洗内腔排水滤网、夹层过滤网、进水过滤网、蒸汽管道过滤网。

2）内腔除垢流程：关闭蒸汽阀→关闭灭菌器电源开关→打开灭菌器腔门→确认灭菌器内腔壁温度已降至室内常温→用清水清洗灭菌器内腔壁→再用相应比例除垢剂擦拭，擦拭干净后用清水将残留在腔壁上的除垢剂冲洗干净→取出内腔过滤网→打开内腔手动排水阀，将腔内积水排尽→关闭手动排水阀，还原内腔过滤网→打开灭菌器电源和进气阀。

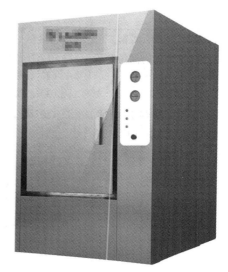

图 4-7　压力蒸汽灭菌器

3）将门封圈取下用专用润滑油擦拭并清洗密封槽。

4）擦拭腔体内的污渍。

5）调整前后门的传动装置并加注润滑液（由专业人员完成）。

（3）每季度保养（由专业人员完成）

1）清理汽水分离器的杂质。

2）测试真空泵真空度是否符合运行要求。

3）测试各个电磁阀开关是否灵敏。

（4）年度保养（由专业人员完成）

1）每 6 个月更换压力表，每 12 个月更换安全阀。

2）更换门封圈。

3）更换空气过滤器。

4）温度传感器和压力传感器的校正。

（5）每次保养后及时做好登记。

2．维护保养注意事项

（1）每年应将安全阀（12 个月）和压力表（6 个月）送质检部门检验，并出具证书。

（2）每年应对灭菌器的温度、压力的验证检测。

（3）门封圈保养应用专用的润滑剂。

（4）清理汽水分离器杂质时应将分离器拆卸。

（5）定期对灭菌器做漏气测试。

3．故障排除（表 4-9）

表 4-9 压力蒸汽灭菌器故障排除表

故障现象	排除方法
冷却水注入时间过长	(1) 打开冷却水水源阀门。 (2) 查看冷却水供水电磁阀或气动阀工作是否正常。 (3) 清洗供水管路过滤网。
B-D 程序结束后,测试卡中间出现变色不均匀	(1) 运行测漏程序,泄漏率超标,说明管路确有泄漏地方。检查前后门密封圈,紧固各管路接头,再运行测漏程序。通过后再次做 B-D 测试,测试卡变色达标,测试通过。 (2) 检查真空泵。 (3) 检查蒸汽是否含水量过多。 (4) 更换另一批次的 B-D 测试纸。
进蒸汽时间过长	(1) 查看蒸汽压力表,检查蒸汽供应是否充足,压力是否在要求范围内。 (2) 开启蒸汽阀门。 (3) 检查灭菌器进气电磁阀或气动阀工作是否正常。 (4) 对灭菌器进行漏气测试。
排气时间过长	(1) 检查排气电磁阀或气动阀是否完全打开。 (2) 检查内舱排气滤网并清洁。
抽真空时间过长	(1) 查看水表压力,是否停水。 (2) 开启设备进水阀。 (3) 内腔过滤网可能堵塞,清洁内腔过滤网。 (4) 真空泵故障。 (5) 柜门密封圈损坏。
进空气时间过长	(1) 检查空气滤芯是否堵塞,可以取下空气滤芯测试。如空气滤芯堵塞则更换。 (2) 测试进气电磁阀或气动阀功能。
温度低于灭菌温度	(1) 检查蒸汽供应,压力是否稳定。 (2) 蒸汽含水量是否过高,蒸汽疏水器是否工作正常。清理疏水器内杂质。 (3) 检查灭菌器进气电磁阀或气动阀工作是否正常。 (4) 检查灭菌器是否有漏气。对灭菌器进行漏气测试。 (5) 温度传感器故障。校准温度传感器。 (6) 温度传感器连接线松动。重新安装,连接温度传感器线路。
温度高于灭菌温度	(1) 检查蒸汽供应,压力是否超过 2.5kg。 (2) 调节调压阀使压力恢复正常。 (3) 校准温度传感器。
门密封圈没有密封,或灭菌器门漏气	(1) 检查蒸汽或压缩空气供应压力,阀门是否被关闭。打开蒸汽或压缩空气阀门。 (2) 取出门封圈,检查有无破损,必要时更换。 (3) 清洁门封槽内的杂质。
内舱压力、温度错误	(1) 校准压力、温度传感器。 (2) 重新连接传感器与主板连接线。
真空泵缺水	(1) 检查真空泵是否停水,水压是否低于灭菌器要求压力。 (2) 清理真空泵滤网。

续表

故障现象	排除方法
开门或门关闭超时	（1）检查门移动路径上是否有异物卡住。如有，要排除。 （2）调试门传动装置系统。 （3）门封圈没复位。复位门封圈。
排气电磁阀或气动阀故障，内舱压力无法排完	（1）使用手动排气阀将腔内压力排至大气压力。 （2）打开灭菌器门，取出腔内物品。 （3）更换内腔排气电磁阀或气动阀。
排水温度过高	（1）检查冷却水是否停水。查看冷却水或中和水压力。 （2）检查冷却水电磁阀工作情况。 （3）校准中和水温度传感器。
灭菌器内腔积水	（1）内腔过滤网堵塞。清理过滤网。 （2）排水电磁阀、气动阀故障。 （3）检查内舱水位探测器的状态，排除异物误触发的可能。
紧急急停按钮报警	（1）设备会自动放弃周期，消除报警。 （2）查清开关按下的原因，并将开关复位。 （3）重新启动灭菌器。

（二）环氧乙烷灭菌器（图 4-8）

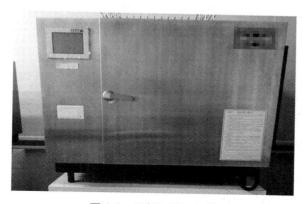

图 4-8　环氧乙烷灭菌器

1．维护保养步骤

（1）每日保养

1）清洁、擦拭内腔壁。

2）检查压缩空气过滤器是否有油和杂质。检查打印机功能。检查蒸馏水是否充足。

3）查看门封条是否破损。

4）检查压缩空气汽水分离器排水情况。

（2）季度保养

1）清洁内部电路管路灰尘。

2）运行测漏程序。

3）检查 REF 参考电压（REF 是参考值 Reference 的简写）。检查、校准质量监督检验机构认证（CAL）基准温度。检查系统设置（日期、时间、灭菌相关参数）。检查门锁机构是否松动。检查各个管路。

知识链接

REF 参考电压

REF 参考电压是指我们的模拟量[压力、等离子强度都是通过模拟量输入到 PLC（中央处理器）模拟量模块转换成数字信号]输入满量程的基准电压。对应到我们的设备模拟量输入的电压量程是直流电压 0～10V，当没有抽真空的状态应该模拟量输入电压为 10V 的 80% 以上也就是 8V 以上。

4）清洗空气过滤器

（3）年度保养

1）检查压缩空气各压力表读数，检查排气管路密封性和压缩空气管路密封性。

2）更换空气过滤器和刺针电磁阀芯。更换或保养穿刺装置消音器和气瓶密封垫。更换注水电磁阀芯和注水硅胶管。更换门锁电磁阀芯和单向阀以及高效进气过滤器。

3）调试压缩空气调压阀，调校刺针位置传感器，调试水位传感器。

4）测试预湿系统电路。测试门锁行程开关、门柄行程开关、门关闭行程开关和各操作按键是否灵敏。

5）检查 5V 电源线路和 24V 电源线路。

（4）每次保养后及时做好登记。

2. 维护保养注意事项

（1）每年要对灭菌器的压力、各点温度传感器进行校准。

（2）根据灭菌器的使用情况，定期更换空气过滤器。

（3）在灭菌器年检时最好把常用的电磁阀更换。

（4）定期对灭菌器做漏气测试。

3. 故障排除（表 4-10）

表 4-10　环氧乙烷灭菌器故障排除表

故障现象	排除方法
专用排风罩风量太小	（1）检查外部排风扇是否停止排风，重新连接线路，检查风扇电机是否存在故障。 （2）风速传感器故障，校正或更换传感器。
待机情况下无水	（1）向蒸馏水储存器添加蒸馏水。 （2）重新连接传感器线路，检查连接线是否松动。 （3）上下拨动蒸馏水箱水位传感器，检查传感器是否故障。

续表

故障现象	排除方法
电源中断	（1）电源接通后机器自动恢复运行。 （2）更换保险管。 （3）灭菌器电源故障，更换灭菌器电源。
无压缩空气	（1）如有空压机，检查空压机是否运行正常。 （2）查看供气管道是否堵塞。取开管道接口清理内部杂质。 （3）检查压缩空气过滤器。拆开过滤器，清洁过滤器内部，如过滤器失去功能，立即更换。
通气阶段温度失控	（1）加热控制器出错，增加通气时间。 （2）温度传感器监控温度时出错，校正温度传感器。 （3）重新连接传感器线路，检查连接线是否松动。 （4）主板故障，不能正常读取传感器温度，更换主板。
舱门被锁定	（1）压缩空气中断。重新连接压缩空气。 （2）舱门电磁阀故障。更换电磁阀。
打印纸出错	（1）打印纸缺纸。装上新打印纸。 （2）选择了灭菌器不兼容的打印纸。打印纸尺寸与打印机不匹配，打印纸正反不正确。
打印机出错	打印机故障或电路出错，更换打印头。
解毒器报警	排除解毒器故障。
无气瓶	（1）气瓶内气体已用尽或无气瓶。装上装有气体的气瓶。 （2）气瓶传感器故障。来回按压气瓶装位传感器，查看其是否故障，必要时更换传感器。
传感器超出标准范围	传感器需重新校正或更换传感器。
处理器内存出错	主板电路或电子原件故障。更换故障配件。
程序出错	主板电路或电子原件故障。更换故障配件，重新设定程序。
处理器出错	主板电路或电子原件故障。
舱内传感器故障	（1）传感器损坏或连接问题。重新连接或更换传感器。 （2）重新校准传感器。 （3）必要时更换传感器与主板的连线。
加热槽传感器故障	（1）电路或电子原件故障，更换故障配件。 （2）重新校准传感器。 （3）必要时更换传感器或传感器与主板的连线。
压力传感器故障	（1）电路或电子原件故障，更换故障配件。 （2）传感器损坏或连接问题。 （3）重新校准传感器。 （4）必要时更换传感器或传感器与主板的连线。
打开舱门后传感器出错	（1）电路或电子原件故障。 （2）传感器损坏或连接问题。 （3）重新校准传感器。 （4）必要时更换传感器或传感器与主板的连线。

续表

故障现象	排除方法
舱壁温度传感器（后）故障	（1）电路或电子原件故障。 （2）传感器损坏或连接问题。 （3）重新校准传感器。 （4）必要时更换传感器或传感器与主板的连线。
舱壁温度传感器（中）故障	（1）电路或电子原件故障。 （2）传感器损坏或连接问题。 （3）重新校准传感器。 （4）必要时更换传感器或传感器与主板的连线。
蒸馏水储存器无水	（1）往储存器添加蒸馏水。 （2）如储存器有水，来回拨动液位传感器，检查液位传感器是否故障。
无压缩空气	（1）压缩空气中断。 （2）检查空压机是否不工作及供气管道是否漏气。 （3）检查清理压缩空气过滤器。
温度传感器故障	（1）电路或电子原件故障。 （2）传感器损坏或连接问题。 （3）重新校准传感器。 （4）必要时更换传感器或传感器与主板的连线。
门没锁定	（1）灭菌器门闩没放下。打开灭菌器门，重新关闭。 （2）灭菌器门锁开关故障。更换门锁电磁阀或气动阀。
舱内需冷却	本次灭菌温度选择低于上批次灭菌温度。将门打开，待灭菌器腔内自然冷却到所选温度，再关闭灭菌器门开始灭菌循环。
不能预真空	（1）真空回路堵塞。清理回路里的杂质。 （2）真空系统无压缩空气，压缩空气压力表是否达到使用要求。 （3）真空系统故障。检查各个单向阀能否开启。
舱内预真空超时	（1）真空系统无压缩空气。查看压缩空气压力表。 （2）真空系统故障。检查各个单向阀功能。
舱内预热超时	温度控制电路失效。测试加热控制系统功能，更换故障配件。
加热槽预热超时	温度控制电路失效。测试加热控制系统功能，更换故障配件。
舱内温度过高	预备阶段超时，将门打开，待灭菌器腔内自然冷却到所选温度，再关闭灭菌器门开始灭菌循环。
舱内温度不够	（1）预备阶段温度不够。 （2）检查灭菌器加温控制系统。
预真空失败	（1）舱内有泄漏。对灭菌器做漏气测试，检查漏气原因。 （2）真空系统故障。对真空系统进行功能检查。
湿度监测失效	（1）预湿系统故障。检查加湿器工作是否正常。 （2）检查储水器内有无纯水，上下拨动水位传感器检查其功能是否完好。 （3）纯水注入装置故障。
温度不够	（1）温度传感器故障。校正或更换温度传感器。 （2）温度加热装置失效。更换温度加热电子元件。

续表

故障现象	排除方法
温度传感器/阀门故障	（1）阀门或控制故障。检查、更换阀门及控制系统。
	（2）检查主板控制是否有效。
真空侧漏自检失败	（1）灭菌器有漏气。对灭菌器做漏气测试。
	（2）真空侧漏测试失败。检查灭菌器门,腔体各连接管路。
气瓶穿刺时真空不足	（1）舱内真空异常,有漏气。
	（2）检查各个单向阀能否正常关闭。
	（3）更换刺针或刺针电磁阀。
自锁联动继电器故障	（1）联动电磁阀故障。更换电磁阀。
	（2）电路、主板控制故障。更换电路板。
操作人员中断运行	（1）操作人员按了停止键,终止灭菌循环。
	（2）如在准备阶段,待腔内压力回升到大气压就可打开腔门。如在环氧乙烷暴露阶段,必须要经过强制排气后才能打开腔门。
最后排气阶段超时	（1）压缩空气不够,查看压缩空气压力表,检查空压机运行状态。
	（2）真空系统故障,检查灭菌器排气管路等真空系统是否正常。
进空气时间过长	（1）空气过滤器堵塞,需更换。
	（2）进气电磁阀无法打开。更换进气电磁阀。
穿刺顶针失效	气瓶穿刺装置故障,更换整个穿刺装置或穿刺控制电磁阀。

（三）过氧化氢等离子灭菌器（图 4-9）

1. 维护保养步骤

（1）每日保养

1）清洁、擦拭内腔壁及面板。

2）检查真空泵有无泄漏真空油。

3）检查打印纸是否充足。

4）检查灭菌器门升降的运行。

5）查看门封条是否破损。

（2）半年保养

1）正压泵启停压力测试。

2）直流（DC）电源 5V、24V 检查。

3）检查舱体供电 1、2 号应为（220±22）VAC（交流电源）。舱门供电 1、2 号（220±22）VAC（交流电源）。检查蒸发器交流电源和蒸发管交流电源。

4）测试真空泵、真空阀、通风阀、加液阀、集成两通阀、舱门防卡感应开关、卡匣加液系统、灭菌舱真空泄漏测试,舱体、舱门、蒸发器温度,等离子高能量和等离子低能量输出测试。

5）真空压力表度（PA）校准。

6）清理蒸发器（提纯器）上的过氧化氢残留。

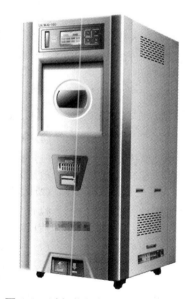

图 4-9 过氧化氢低温等离子灭菌器

7）检查过氧化氢浓度残留、及等离子的放电电压。

8）更换泵的真空油、油气分离器滤芯、活性炭、加液阀、新风阀。

（3）每次保养后及时做好登记。

2. 维护保养注意事项

（1）维护保养时应该关闭设备电源。

（2）做半年保养时需戴防腐手套，避免接触过氧化氢。

（3）清洁蒸发器时需将蒸发器拆卸下来。

3. 故障排除（表4-11）

表4-11 过氧化氢等离子灭菌器故障排除表

故障现象	排除方法
卡匣过期	（1）过期卡匣插入或插入时间超时。 （2）更换新的卡匣。 （3）如卡匣未过期，检查读卡器功能。
未检测到卡匣	（1）读卡器未识别卡匣条形码。 （2）重新插入卡匣。 （3）调试读卡器位置，必要时更换读卡器。
操作员取消程序	（1）操作人员人为取消循环程序。 （2）显示屏控制点触发取消信号。
电源失效	（1）灭菌循环过程中电源失效（如跳闸、缺相）。 （2）恢复配电箱内的电闸。 （3）重新打开灭菌器电源。 （4）检查电源是否有短路。
注射系统失败	检查注射泵马达速率和传感器。
过氧化氢传输失败	（1）如有检测灯，检测到过氧化氢浓度低，引起原因有可能是装载了吸附过氧化氢的物品（布纸油粉水），检查检测灯是否不亮或被装载物遮挡，给予相应处理。 （2）蒸发器（提纯器）堵塞。戴防腐蚀手套清理蒸发器（提纯器）。 （3）传输通道堵塞。清理过氧化氢传输管道。 （4）插入了错误的卡匣。取出卡匣，插入新卡匣。
过氧化氢检测失败	（1）过氧化氢浓度检查灯不亮或被遮挡。手动打开过氧化氢监测灯，重新摆放灭菌物品。 （2）过氧化氢监测灯电压低。在维护模式下打开监测灯查看灯电压是否正常。
射频系统失败	检查等离子发生器电源；检查装载物品是否触碰到前门或后舱壁，调整装载后重新开始灭菌。
温度超出范围	（1）舱门、舱体、蒸发器，任意一个温度高于/低于设定范围。 （2）校准温度传感器。 （3）更换温度传感器。
超时失败	未在系统规定时间内完成相应动作，对相应部件进行检查。
真空系统失败	（1）装载过多。取出一些物品。 （2）装载物含有水分或潮湿。取出物品，重新干燥后再进行灭菌。 （3）检查电源（缺相）和真空泵工作状态。 （4）检查是否舱体漏气或不密闭。对灭菌器进行漏气测试，检查门封、舱体各连接管是否漏气。

续表

故障现象	排除方法
真空阶段取消	如果第一个真空期取消,有可能是灭菌器在进行自检中发现灭菌器有异常。物品干燥不彻底,腔镜系统管道过长或物品装载过多,都会导致灭菌循环在真空阶段取消。重新干燥器械及更换潮湿的包装材料或取出一部分物品,更改循环后重新灭菌。
注射过氧化氢阶段取消	有可能是物品不兼容、灭菌剂使用不当、装载不规范或灭菌器自身故障引起循环取消。重新检查灭菌物品及包装材料,检查灭菌剂的有效性,检查浓度监测系统及过氧化氢传输系统。
等离子阶段取消	有可能是物品触碰到灭菌舱四壁或舱门或等离子发生器故障导致循环取消。重新整理灭菌物品,不要让灭菌物品接触到灭菌舱的舱壁,如循环仍然取消就应检查等离子发生器工作是否正常。

（四）快速阅读器

1. 维护保养步骤

（1）操作前观察环境是否干净、整洁,如周围环境有杂物需整理。

（2）操作前先洗手,戴手套。

（3）碗或盆中盛自来水,将小毛巾浸湿并拧干。

（4）用小毛巾擦拭阅读器的表面,直至擦拭干净（适时更换小毛巾）。

（5）将纯水倒至小药杯或弯盘中,棉签或棉棒浸入水中,使其湿润。

（6）将棉签或棉棒拧干,放入阅读器的培养孔中,轻轻转动棉签或棉棒,直至清洗干净（适时更换棉签或棉棒）。

2. 维护保养注意事项

（1）在开始保养前,确定电源关闭。

（2）注意将棉签或棉棒拧干,防止水滴太多,影响阅读器的功能。

（3）零部件损坏,不得自行拆机,必须联系厂家更换。

（4）设立专人进行生物监测和保养,并对监测人员进行专业培训,以确保生物监测的质量。

（朱　红　梁小利）

第三节　医疗废物、污水的处理

一、医疗废物的管理

（一）暂存点的要求

1. 远离医疗区、食品加工区、人员活动区和生活垃圾存放场所,方便医疗废物运送人员及运送工具、车辆的出入。

2. 有严密的封闭措施,防盗、防止儿童接触。

3. 有防鼠、防蚊蝇、防蟑螂的安全措施。

4. 防止渗漏和雨水冲刷。

5. 易于清洁和消毒。

6. 避免阳光直射。

7. 设有明显的医疗废物警示标识和"禁止吸烟、饮食"的警示标识。

（二）人员和设施

1. 设专（兼）职人员管理，防止非工作人员接触医疗废物。

2. 医疗卫生机构医疗废物转运应当使用专用工具（包括运送车和盛器），专用转运工具应当防渗漏、防遗撒、无锐利边角、易于装卸和清洁，外表面须印（喷）制医疗废物警示标识和文字说明。

（三）医疗废物管理

1. 每日预先将无破损、无渗漏和无其他缺陷的医疗废物专用包装袋、利器盒置放在收集点的相应位置。

2. 在医疗废物收集过程中，应当检查医疗废物分类收集是否符合规定要求，是否混合或交叉收集，专用包装袋有无破损或渗漏。发现问题应当及时纠正并向有关部门责任人进行反馈。

3. 分类收集的医疗废物达到专用包装袋或容器的3/4时，应当将专用包装袋或容器严密封口，系（贴）上中文标签，标签应当标明医疗废物产生部门、产生日期、类别、备注等。

4. 医疗废物运送途中发现有渗漏或溢洒时，应当立即采取有效控制措施，并清除渗漏、溢洒的医疗废物，对被污染的地面或物品进行消毒。

5. 医疗废物每次转运后，对医疗废物收集点和使用后的设施进行清洗和消毒，并记录消毒清洗的时间和人员、消毒剂的名称和浓度、作用时间等。不得使用未经消毒和清洗的专用工具转运医疗废物。

6. 做好医疗废物转运交接工作。医疗卫生机构负责医疗废物分类收集管理的人员将已分类收集的医疗废物转交给转运人员时，应当填写医疗废物交接单。交接单应当包括医疗废物来源或产生部门、医疗废物类别及包装袋（盒）数量、医疗废物重量、交接时间、地点、交接时需说明的情况。

（四）使用中产生医疗废物的收集管理

1. 根据《医疗废物分类目录》有关感染性、病理性、损伤性、药物性和化学性医疗废物的规定进行分类收集。收集医疗废物使用的专用包装物或者容器应当符合《医疗废物专用包装物、容器的标准和警示标识的规定》。

2. 凡被患者血液、体液、排泄物污染的一次性使用卫生用品（如卫生巾、尿布等），均作为感染性废物管理；一次性使用医疗器械（如注射器、输液器）和医疗用品（如手套、压舌板、吸痰管等）使用后，均作为感染性废物管理。

3. 感染性废物、病理性废物临时分别置于医疗废物专用包装袋内，专用包装袋应当置于硬质盛器中。

4. 工作岗位产生较多的损伤性医疗废物可直接置于利器盒内，工作岗位产生较少的损伤性医疗废物，可临时置于硬质盛器中。

5. 工作完毕应当及时将医疗废物送到部门设置的分类收集点，临时收集在硬质盛器中的损伤性废物置于利器盒中。

二、医疗污水的管理

医疗机构污水指医疗机构门诊、病房、手术室、各类检验室、病理解剖室、放射室、洗衣房、太平间等处排出的诊疗、生活及粪便污水。当医疗机构其他污水与上述污水混合排出时一律视为医疗机构污水。

（一）污水排放要求

医疗机构污水中含有多种病菌、病毒、寄生虫卵和其他有毒、有害物质，必须经过处理达标后才能排放。

（二）污水的取样监测

医疗机构污水外排口处应设污水计量装置，并宜设污水比例采样器和在线监测设备。

1．粪大肠菌群数每月监测不得少于 1 次。采用含氯消毒剂消毒时，接触池出口总余氯每日监测不得少于 2 次，采用间歇式消毒处理，每次排放前监测。

2．肠道致病菌主要监测沙门氏菌、志贺氏菌。沙门氏菌的监测，每季度不少于 1 次；志贺氏菌的监测，每年不少于 2 次。结核病医疗机构根据需要监测结核杆菌。

3．收治了传染病患者的医院应加强对肠道致病菌和肠道病毒的监测。收治感染同一种肠道致病菌或肠道病毒的甲类传染病患者数超过 5 人，或乙类传染病患者数超过 10 人，或丙类传染病患者数超过 20 人时，应及时监测该种传染病病原体。

4．理化指标监测频率：pH 每日监测不少于 2 次，化学需氧量和悬浮物每周监测 1 次，其他污染物每季度监测不少于 1 次。

（张明华　姚永萍　付能荣）

第四节　消毒供应中心的信息化配置

消毒供应中心作为复用医疗器械的处置场所，其工作质量直接影响着临床医疗、护理质量和患者的安全。随着计算机和网络的普及，医院进入了信息化和数字化的时代，越来越多的医院加快了信息化平台建设。

消毒供应中心构建信息追溯系统，需覆盖消毒供应中心与临床科室、手术室的综合业务网络，不仅使医疗工作更加准确、高效，而且在控制院内感染中起着重要作用。对复用器械器具使用条形码技术或者二维码管理，从回收到发放的每一个环节实现可追溯，按基础数据、去污区、检查包装及灭菌区、无菌物品存放区和一次性医疗用品库房等操作的每一个点位进行全程动态追踪管理、控制，并通过全过程质量追溯，规范流程，加强对灭菌物品的效果监测和环节质量控制，实现消毒供应中心复用器械及物品的追溯和质量控制管理。

WS 310.2—2016 中明确了信息系统的管理功能和质量追溯功能，管理功能包括人员管理、物资管理、分析统计功能和质量控制功能。质量可追溯功能包括记录复用医疗器械处理各环节的关键参数，追溯功能通过监测过程和结果提示预警或干预后续相关处理流程。信息系统技术包括设置唯一编码、各追溯流程点，设置数据采集终端，追溯记录应客观、真实、及时，错误录入更正需要有权限并留有痕迹等 9 项要求。

一、信息追溯系统构建思路

信息追溯系统的构建将使用者的日常工作从人工操作转变为系统操作，应遵循以人为本的核心思想，系统设计应着重于操作简单、界面简洁和人性化，而非一味地注重系统功能的设计。系统在总体架构方面应与医院消毒供应中心业务流程和管理需求完全一致，应该体现消毒供应中心最基本的需求,符合国家相关规范化要求。系统总体结构如图4-10所示。

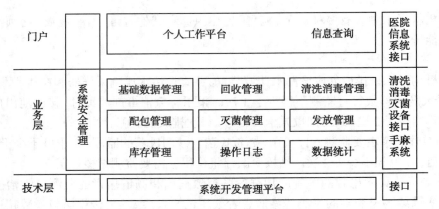

图 4-10　信息追溯系统总体结构

门户是为完成基本业务层的系统而建立,也是内部统一的服务平台,包括个人工作平台、信息查询等部分。

业务层是本系统的核心部分,是消毒供应中心进行具体的业务操作和管理的软件部分,主要包括基础数据管理、回收管理、清洗消毒管理、配包管理、灭菌管理、发放管理、库存管理等操作过程。

技术层系统开发管理平台,其中系统安全管理和各业务系统对接,如与内部 HIS 系统、清洗消毒灭菌设备、手术麻醉临床系统的整合对接。

（一）软件系统架构

消毒供应中心信息追溯系统采用客户端 / 服务器（C/S）或浏览器 / 服务器（B/S）架构,或者 C/S 与 B/S 相结合的方式。

C/S 架构是一种早期软件开发较为常用的体系结构,通过合理分配任务到客户端和服务器端,降低系统通讯开销,合理利用两端设备资源,提高工作效率。

B/S 架构是网络业务兴起后的一种网络架构模式,客户端最主要的应用软件是万维网浏览器,从而统一了客户端,将实现系统功能的核心集中到服务器上,可降低客户端电脑负载,减少系统维护与升级的成本和工作量,最终降低用户的总体成本。

（二）服务器

服务器端可为一台服务器,也可分为数据库服务器和应用服务器,用户端与应用服务器交互实现数据录入与展示,再由应用服务器组件与数据库服务器交互实现数据的存储和提取。服务器可使用实体服务器,也可使用云计算资源划分虚拟服务器。

二、信息追溯系统工作模式及功能

消毒供应中心信息追溯系统需具备管理功能和追溯功能,需针对无菌物品回收、清洗、消毒、配包、灭菌、发放、使用的所有环节建立闭环追溯管理体系;同时建立报表统计模块,做到数据实时监控,使消毒供应中心的工作更加标准化、科学化、规范化。

（一）工作模式

1．唯一识别标识管理模式　消毒供应中心信息追溯系统操作流程采用唯一识别标识管理模式，而唯一识别标签为条形码和二维码。条形码和二维码只能单件扫描，主要用于对器械包的管理。射频识别（RFID）标签可批量扫描，但成本较高，主要用于对单品器械的精细化管理。有条件的医院也可采用RFID标签与条形码、二维码相结合的方式，工作人员可用扫描枪扫描唯一识别标识进行操作，减少手工输入，降低交叉感染的风险。

2．"电脑＋手持移动终端"操作模式　采用"电脑＋手持移动终端"的操作模式，能够完成所有的业务流程，消毒供应中心每个工作流程部分配置相应的电脑客户端。同时，工作人员可以用手持移动终端去手术室回收器械包，当器械包内的器械丢失时，可以用手持移动终端拍照记录，并进行消毒包回收。

（二）信息追溯类别

1．无菌包信息　消毒供应中心处理的无菌包设置了唯一识别标识，通过唯一识别标识，可追溯包括回收、清洗、消毒、配包、灭菌、发放和使用在内的整个无菌包生命周期，进而实现了反向追溯清洗、灭菌批次，同时支持查看同一批次其他的无菌包信息。追溯记录需具备真实性和及时性，错误录入更正需要权限并需留有痕迹。记录的关键信息内容包括操作人、操作流程、操作时间、操作内容等。

2．患者信息　系统可通过患者的唯一识别码（患者登记号）追溯患者就诊期间所使用的无菌包及包内器械物品信息。

3．设备信息　清洗消毒器、灭菌器等设备均与信息追溯系统实现信息对接，在信息追溯系统中可实时获取设备运行参数，进而对设备的运行情况进行监控，支持动态显示及智能预警；运用强制性时间限制，对灭菌设备未按要求进行监测时，不能进行后续的配包审核及使用。通过设备锅号、锅次、批次可追溯设备运行时清洗、消毒、灭菌的器械及无菌包信息，并对清洗、灭菌监测的原始资料进行长期保存。

（三）流程管理

1．回收　回收管理的对象是消毒供应中心接收的所有物品，支持拼音首字母、物品类型、分类码和名称等形式查找物品包。系统中可展现包内器械明细、图片，实现了对回收批次器械的统计，对回收器械的损坏、丢失等异常情况的登记。出现丢失无菌包唯一识别标识的情况时进行人工登记操作，通过关联使用患者信息，追溯到丢失的无菌包唯一识别标识，实现回收。工作人员也可使用手持移动终端拍照记录回收物品，进行回收。

2．清洗消毒　清洗消毒管理支持物品清洗智能分类提示，每批次记录清洗消毒环节所有信息，包含清洗责任人、篮筐编号、清洗器编号、清洗程序、清洗开始时间和结束时间、清洗步骤及每个步骤的液体使用量、A_0值等信息，支持双人审核机制，限制审核时间，记录异常及处理结果。清洗效果判断时，可选择全部不合格、部分合格和全部合格，部分合格的情况可选择其中某一件不合格器械的不合格原因，对不合格的器械进行二次清洗。

3．配包　信息追溯系统会记录配包环节的操作信息，如配包人员、配包时间、灭菌包标识、包装属性、包内器械清单、灭菌日期、失效日期以及审核人、审核时间等。在系统中显示包内器械图片、关联网篮信息，根据科室预订量，系统自动统计需要配包的数量。同类包的配包数量可自行选择，未完成的配包任务会一直停留在配包界面中。

4．灭菌　每批次关联记录灭菌环节所有信息，包括灭菌责任人、灭菌设备、开始时间、结束时间、灭菌程序等,支持灭菌操作规范提醒和双人审核机制,记录异常及处理结果。灭菌时,系统会提醒该灭菌设备当日是否做过 B-D 测试,如未做则不可以进行消毒包灭菌。可以记录 B-D 测试不合格的原因,填写改进措施。扫描植入物的无菌包时,会提示工作人员需进行生物监测;灭菌物品与灭菌方式进行关联,若灭菌方式错误,则会提示不能进行灭菌。

5. 发放 根据各科室无菌包预订量进行无菌包发放,扫描科室唯一识别标识,系统自动显示需要发放的科室名称及无菌包名称、数量;未能发放的无菌包会显示自动转下次发放。

6. 使用 使用科室可进入追溯系统将患者信息与无菌包关联、匹配,完成电子病历的记录;实时查看本科室待灭菌物品所处状态。

7. 库存管理 各科室库房管理人员均可登录系统,查看库存内的无菌物品信息,包括名称、生产日期、失效日期等。对于未过期、即将过期、已经过期的无菌物品,系统将进行颜色区分。对无菌物品的有效期可进行预警设置,在到达预警时间时,每次登录系统,系统将自动提示距离失效日期在预警值内的所有无菌物品,包括名称、生产日期、失效日期,工作人员根据提示寻找到该包,优先进行使用或者在信息追溯系统中召回。

8. 数据统计 信息追溯系统具有数据统计分析功能,管理者可实时监控工作完成情况,消毒包所处的状态,所在的科室、设备运行情况,临床使用科室关联状态,工作时长和工作量统计,科室成本及支出的核算等。做到科学、准确地进行统计分析,利于管理者对科室工作进行精细化管理,提高管理效率,改善工作质量。

(四)其他模块

1. 质量服务调查 可对所有质量投诉进行分析汇总,提升服务质量。

2. 设备维护管理 内置设备维护保养系统,可为周期性或者突发性的设备维护提供系统申报支持。

三、追溯系统的意义

由于手工记录无法了解、掌握和全面控制可复用物品的流转流程,缺乏有效的手段来约束人员操作的随意性,无法收集处理过程和技术参数的动态信息来进行质量分析和预测。成本控制需要耗费大量的时间和精力,存在不能快速查找、标签粘贴或者填写差错、物件丢失、效期检查起来麻烦等问题。计算机管理能够客观、准确地记录各种参数,从而能对成本进行分析和有效控制。随着《医疗纠纷预防和处理条例》《医疗事故处理条例》相继颁布实施,一旦出现医疗事故或医疗纠纷,因医院使用的复用器械器具品种和数量多样,操作程序又十分复杂,手工记录不能提供全面可靠的原始记录和质量证据,往往会出现举证不力的局面,故追溯系统的建设非常有必要。

(一)规范操作流程,实现信息追溯

消毒供应中心的信息化建设,彻底制约并规范了工作流程,使从回收、清洗到灭菌、发放等环节所有的信息均在追溯系统内操作,同时强制性地规范工作人员操作流程,明确了各个环节的责任、提高了消毒供应中心的工作质量,同时保证了信息采集的及时、准确、可信。

(二)实现跨区操作,切断污染途径

各区域工作人员通过各工作区的不同界面获得可复用医疗物品的相关信息,避免了纸质信息从污染区到清洁区的传递,真正实现了物流的单向流动,洁污分开,彻底切断了污染物的传播途径。

（三）提高工作效率，节约人力成本

追溯系统的使用改变了人工登记、结算的繁琐模式，减轻了工作量，而且具有统计准确，易于快速查找各类数据的特点。计算机网络自动化管理提供动态的即时信息，使主动、超前管理成为可能，克服了管理中的盲目性、滞后性和信息不对称性。将信息化管理与消毒供应中心物流、质量控制相结合，优化管理过程，规范工作流程，提高工作质量和效率，以确保医疗安全。

（蒲旭峰　王红艳　陈　慧）

第五章

常用医疗器械

学习目标

1. 掌握基础手术器械名称、分类。
2. 熟悉基础手术器械的功能、结构和用途。
3. 了解内镜器械的基本种类。

手术器械是指在临床手术中所使用的医疗器械,可以有多种分类方法。根据其材质和耐湿热程度分类,手术器械分为高温灭菌器械和低温灭菌器械。金属材质、耐湿、耐高温的器械一般首选压力蒸汽灭菌,此类器械对温度和湿度均有较高的耐受性,高温湿热的环境不会对器械本身的形状、功能有影响。非金属材质,如塑胶、硅胶等,若厂家说明书已明确规定,该器械不可用于高温高压灭菌,均应选择低温灭菌程序。对于结构复杂,价格昂贵的器械宜选择低温灭菌程序,以保证其器械形状、功能的完整性,避免在灭菌过程中受损耗。手术器械根据其有无腔隙,分为实体器械和腔体器械。实体器械符合精密器械标准的,应尽量选择低温灭菌程序,腔体器械达到管腔器械标准宜结合实际使用情况和厂家说明书,选择适宜的灭菌方式。

手术器械按照用途分类,可分为基础手术器械和专科手术器械。基础手术器械主要有刀、剪、钳、镊、持针器、拉钩、自动牵开器、探条、吸引器头等。专科器械是指专门用于某个临床科别的手术器械,如骨科器械(骨凿、骨刀、剥离子等)、口腔器械、心胸外科器械等。本书重点介绍不同用途的器械分类。

第一节 基础手术器械

一、刀

(一)手术刀

手术时,手术刀用于切割组织、器官、肌肉、肌腱等。手术刀分为一次性手术刀和可重复使用手术刀。一次性手术刀不可拆分且一次性使用。可重复使用手术刀可拆分为刀片和刀柄两部分,刀片为一次性使用,刀柄为重复使用(图 5-1)。常规手术刀可以装拆刀片,用时将刀片安装在刀柄上。刀片的末端刻有号码。常用型号:20～24 号属于大刀片,适用于大创口切割;9～17 号属于小刀片,适用于眼科及耳鼻咽喉科等精细部位的切割。刀柄根据长短及大小分型号,其末端刻有号码。一把刀柄可以安装几种不同型号的刀片,宜用止血钳(或持针钳)夹持安装,避免割伤手指。

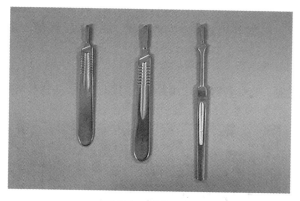

图 5-1　手术刀柄

（二）显微刀

显微刀常用于心脏外科冠状动脉旁路移植手术或血管外科手术中血管的切割,可拆分为刀柄和刀片两部分,刀片分为尖刀和圆刀两种(图 5-2)。

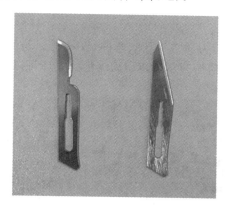

图 5-2　刀片

（三）显微刀

显微刀用于切除人体某个肢体的远端,临床常应用于骨科和手外科,也可应用于乳腺组织的切除。

（四）耳鼻喉刀

耳鼻喉刀用于切开扁桃体包膜(图 5-3)。

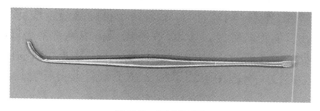

图 5-3　耳鼻喉刀

二、剪

剪用于手术中剪切皮肤、组织、血管、脏器、缝线、敷料等。根据其结构特点，剪有尖、钝、直、弯、长、短各型。根据其用途，分为敷料剪、绷带剪、线剪、组织剪、显微剪、钢丝剪和肋骨剪等。

（一）敷料剪

敷料剪用于剪切敷料，吸引管等医疗用品，是门诊、病房和手术室常规用的剪刀（图5-4）。

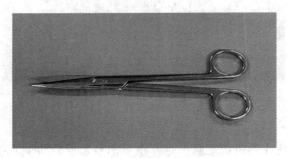

图 5-4　敷料剪

（二）绷带剪

绷带剪用于裁剪绷带，刀刃通常呈膝状弯曲（图5-5）。长侧刀刃通常有探针设计，当插到绷带下方时可以防止意外损伤的发生。刀刃锯齿状设计可以有效防止绷带滑脱。

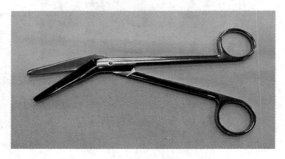

图 5-5　绷带剪

（三）线剪

线剪用于剪切缝线，线剪刀部比组织剪厚而略长，分为普通线剪和镶片线剪。镶片线剪刀刃含镶片以及精细的锯齿形，防止缝线剪切打滑。线剪多为直剪，又分为剪线剪及拆线剪，前者用来剪断缝线、敷料、引流管等，后者用于拆除缝线。线剪与组织剪的区别在于组织剪的刃较锐薄，线剪的刃较钝厚。所以，在临床操作中绝对禁止以组织剪代替线剪，以免损坏刀刃，造成浪费。根据剪刀头端的形状、性质不同，普通线剪细化分为4类。

1. 普通线剪（双尖头）　一般用于洗手护士在手术台上自行使用，剪掉使用过的缝线（图5-6）。

2. 普通线剪（双圆头）　一般用于手术台上一助或二助协助主刀剪线使用（图5-7）。

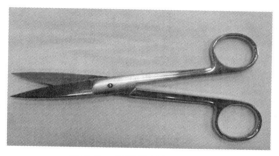

图5-6　普通线剪（双尖头）

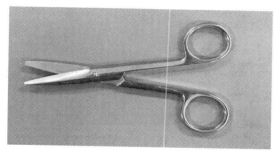

图5-7　普通线剪（双圆头）

3.普通线剪（尖圆头）　又称为拆线剪，一头钝凹，一头直尖的直剪，用于拆除缝线，钝头可避免损伤患者伤处（图5-8）。

4.碳钨合金镶片线剪　刀刃部含镶片以及精细的锯齿形，防止缝线剪切打滑。手柄特殊设计，一个手柄是金色，另外一个手柄是银色，圈状手柄不能完全闭合，便于手术台上快速识别。倒角处理，缝线不会被卡线（图5-9）。

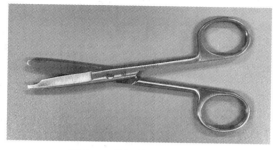

图5-8　普通线剪（尖圆头）

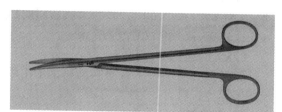

图5-9　碳钨合金镶片线剪

（四）组织剪

组织剪又称为梅氏剪或解剖剪，用于剪切组织和血管，钝性分离组织、血管。组织剪刀刃薄、锐利，其头端有直、弯两种类型，大小长短不一。浅部操作用直组织剪，深部手术操作一般使用中号或长号弯组织剪。弯组织剪用于剪开伤口内的深部组织，便于直视观察和操作。根据材质不同，细化分为4类。

1.超锋利组织剪（图5-10）

2.铝钛镍合金涂层组织剪（图5-11）

3.碳钨合金镶片组织剪（图5-12）

4.标准组织剪（图5-13）

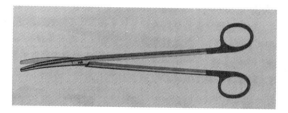

图5-10　超锋利组织剪

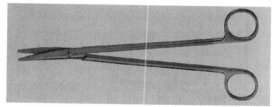

图5-11　铝钛镍合金涂层组织剪

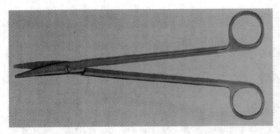

图 5-12　碳钨合金镶片组织剪

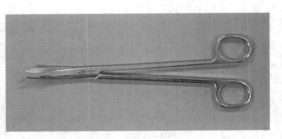

图 5-13　标准组织剪

（五）显微剪

显微剪在显微手术、血管手术或心脏手术中用于修剪血管、神经组织或分离组织间隙（图 5-14）。根据医生的手术习惯不同和术式的需要，显微剪按照功能可分为标准显微剪和弹簧柄显微剪；根据材质的不同，可分为不锈钢显微剪和铝钛镍合金涂层显微剪。铝钛镍涂层使显微剪的表层更坚硬可抵御磨损和腐蚀，使用寿命更持久。显微剪的角度，会根据手术需要各有不同，有 25°、45°、60°、90° 和 125°，如冠状动脉旁路移植手术中，45° 和 125° 最为常见。

（六）钢丝剪

钢丝剪在骨科手术或心胸外科手术中用于剪断钢丝或医用克氏针。

（七）骨剪

骨剪在骨科手术中用作剪骨（图 5-15）。

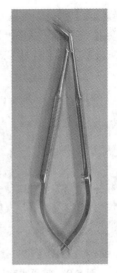

图 5-14　显微剪

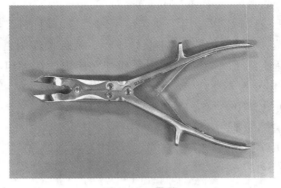

图 5-15　骨剪

三、钳

（一）卵圆钳

卵圆钳又称海绵钳、持物钳，用于手术前夹持海绵或脱脂棉球对手术视野皮肤进行消毒；也可用于手术过程中夹持纱布或者棉球吸取创口的血液或者脓液，拔拖血管、假体或吸引管；有时亦用其轻轻夹持脏器。根据头端齿纹的性质，卵圆钳可分为有齿卵圆钳和无齿卵圆钳；根据形状可分为直形卵圆钳和弯形卵圆钳（图5-16）。

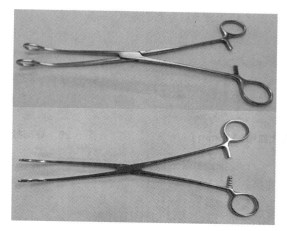

图 5-16　卵圆钳

（二）布巾钳

布巾钳又称为帕巾钳，用于手术中固定手术铺巾。工作端可分为锋利和钝头两种。

1. 锋利布巾钳　可穿透布料，适用于手术敷料的固定（图5-17）。

2. 钝头布巾钳　对布料和无纺布无穿透性，适用于手术敷料的固定且不破坏无菌屏障（图5-18）。

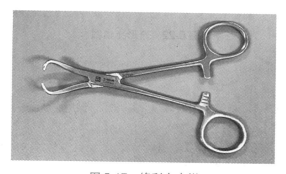

图 5-17　锋利布巾钳

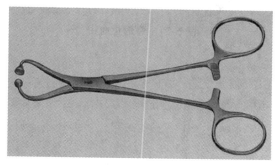

图 5-18　钝头布巾钳

（三）血管钳

血管钳又称为止血钳，用于夹持人体组织内的血管或出血点，起到止血作用。止血钳可分为有齿和无齿止血钳；根据形状又可分为直形和弯形止血钳；在结构上由于手术操作的需要有不同的齿槽床，可分为横齿、半横齿、斜纹、竖齿、网纹等。部分临床常用的止血钳：

1. 蚊式止血钳　头部较细小、精巧的止血钳称为蚊式止血钳，又称为蚊式钳，通常长度在125mm及以下；适于分离小血管及神经周围的结缔组织，用于小血管及微血管的止血，不适宜夹持大块或较硬的组织，临床有时也用于缝线的牵引；根据形状可分为直形和弯形（图5-19和图5-20），根据工作端性质可分为标准型和精细型。

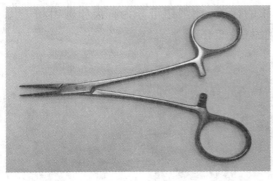

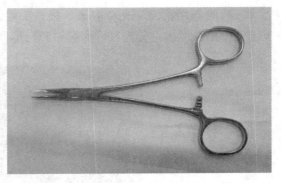

图 5-19　直形蚊式止血钳（125mm）　　　　　图 5-20　弯形蚊式止血钳（125mm）

2. 无钩止血钳　分为直形止血钳和弯形止血钳（图 5-21 和图 5-22）。直形止血钳用于手术部位的浅部止血和组织分离，也用于协助拔针，但临床应用没有弯形止血钳广泛。弯形止血钳用以夹持深部组织或内脏血管的出血，不得夹持皮肤、肠管等，会引起组织坏死，止血时只需扣合一到二齿即可。临床上根据长短规格，分为小弯（140mm）、中弯（160mm）、大弯（180mm）、长弯（220mm 及以上）等。

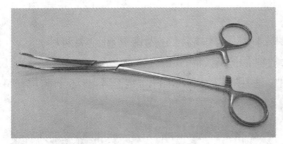

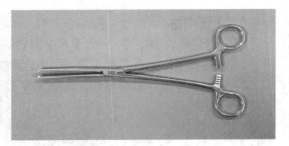

图 5-21　弯形止血钳　　　　　　　　　　图 5-22　直形止血钳

3. 有齿止血钳　又称为考克钳、可可钳或克丝钳，主要用于强韧较厚组织及易滑脱组织的血管止血，如肠系膜、大网膜等；也可提拉切口处的部分，不宜夹持血管、神经等组织；还可用于夹持钢丝的尾端，用于钢丝的打结、克氏针的夹持。前端齿可防止滑脱，但不能用于皮下止血。根据形状，有齿止血钳可分为直形和弯形（图 5-23）。

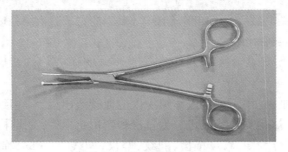

图 5-23　弯形有齿止血钳

（四）血管夹

血管夹又称为"哈巴狗"夹，用于钳夹血管暂时阻断血流，可分为迷你血管夹、弹簧式血管夹和反力式血管夹（图 5-24、图 5-25 和图 5-26）。

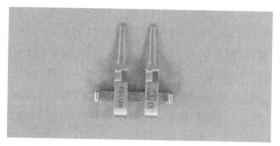

图 5-24　迷你血管夹

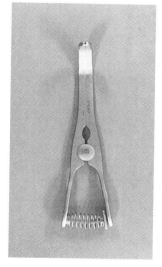

图 5-25　弹簧式血管夹

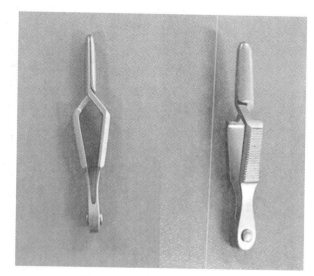

图 5-26　反力式血管夹

（五）阻断钳

根据应用部位和功能的不同，阻断钳有不同的名称。如阻断钳根据解剖部位的不同，可分为主动脉钳、心耳钳、腔静脉钳、动脉导管钳、动脉瘤夹钳、侧壁钳等，其核心作用是无创伤地进行全部或者部分血管的阻断和夹闭；根据材质的不同，分为不锈钢血管阻断钳和钛合金血管阻断钳；由于阻断的组织和位置不同，有各种各样的形状（图 5-27 和图 5-28）。

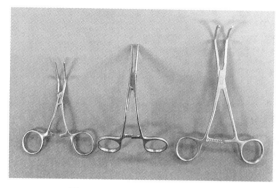

图 5-27　不锈钢血管阻断钳

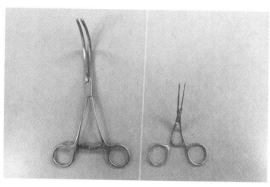

图 5-28　钛合金血管阻断钳

（六）分离钳

分离钳又称为小直角钳、欧文钳或密氏钳，用于钝性分离，闭合时可以用于分离组织、血管、器官或肌肉；也可用于套扎缝线，用缝线将血管的两头结扎住，然后此血管即可被离断，不会造成出血。分离钳头部圆润，没有任何锋利突出，顶部也没有齿状设计，防止损伤组织。直角钳特指工作端角度为 90° 的分离钳，有钝性或锐性头端两种（图 5-29），钝性可用于分离周围血管较丰富、较好分离的组织；而锐性可用于分离较致密、韧性强的组织。两种头端直角钳都可用于夹持后缝扎或结扎血管用。

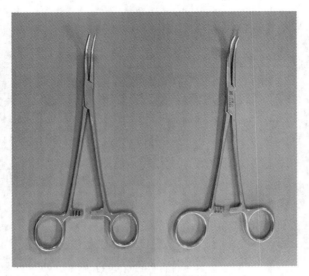

图 5-29　分离钳

（七）组织钳

组织钳常见有艾力斯钳（俗称鼠齿钳），用于夹持组织等做牵拉或固定，根据头端齿纹的性质可分为有损伤组织钳和无损伤组织钳，因有损伤组织钳头端鼠齿损伤较大，不宜牵拉或夹持脆弱的组织器官或血管，神经等。根据手术视野的深浅，组织钳也分为长组织钳和短组织钳。根据头端角度的不同，组织钳可分为直组织钳和弯组织钳（图 5-30）。

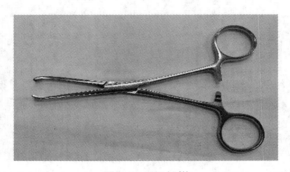

图 5-30　组织钳

（八）肠钳

肠钳用于肠切断或吻合时夹持肠组织以防止肠内容物流出。肠钳头端一般较长且齿槽薄，弹性好，对组织损伤小，使用时可外套乳胶管，以减少对肠壁的损伤。肠钳可分为直形肠钳和弯形肠钳，齿形分为纵形齿和斜纹齿。直形肠钳用于夹持表层或浅部的肠组织，弯形肠钳用于夹持不同角度和深部的肠组织（图5-31）。

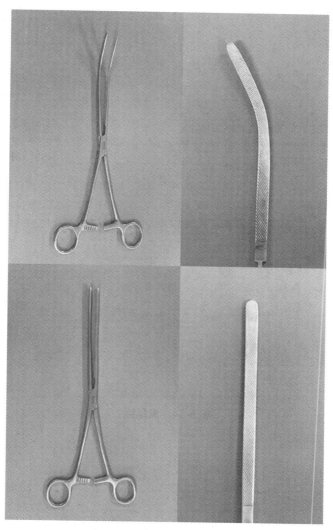

图5-31　肠钳

（九）肺叶钳

肺叶钳用于夹提、牵引肺叶，以显露手术术野（图5-32）。

（十）肾蒂钳

肾蒂钳用于泌尿外科手术中钳夹肾蒂血管，也称之为套带钳，用于心外科手术中升主动脉套带或游离上下腔静脉套带等，根据需要也有不同的角度（图5-33）。

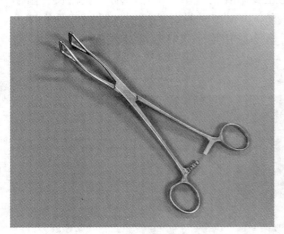

图 5-32　肺叶钳

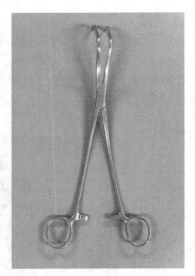

图 5-33　肾蒂钳

（十一）阑尾钳

阑尾钳用于夹提、固定阑尾或输尿管等组织（图 5-34）。

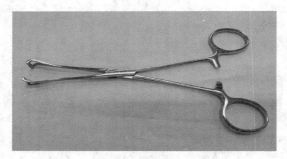

图 5-34　阑尾钳

（十二）取石钳

取石钳通常分为胆石钳和肾石钳，用于夹取结石（图 5-35）。

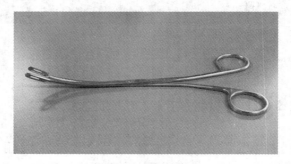

图 5-35　取石钳

（十三）胃钳

胃钳用于钳夹胃或结肠残端。

（十四）荷包钳

荷包钳在胃肠手术中作荷包专用（图5-36）。

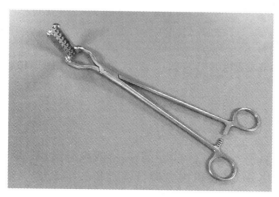

图 5-36　荷包钳

（十五）产钳

产钳用于产科顺产术中接生婴儿使用，分为单叶产钳和双叶产钳。

（十六）咬骨钳

咬骨钳用于骨科手术中咬除、修整骨组织。咬骨钳可分为椎板咬骨钳、单关节咬骨钳、双关节咬骨钳（图5-37、图5-38和图5-39）。咬骨钳一般为不锈钢加工制成。此外，椎板咬骨钳与其他咬骨钳并不一样，主要包括连动钳手柄，连动手柄与钳柄连接，钳柄前端为钳头和与钳头相对应的咬切钳，在咬切钳上设有接骨装置，使手术所产生的碎骨落入接骨装置中，不会遗留在术腔中，避免术后再次寻找、清除碎骨，节约了手术时间。咬骨钳根据力的大小，咬骨方位不同而设置了单关节和双关节，头部为橄榄碗口型，主要用于骨头的咬合；根据工作端的形状可分为直头咬骨钳、弯头咬骨钳。弯头咬骨钳中采用鹰嘴式设计，临床习惯称为鹰嘴咬骨钳（图5-40），更方便在各种术野较小的情况下使用。

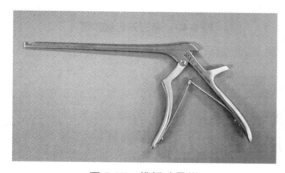

图 5-37　椎板咬骨钳

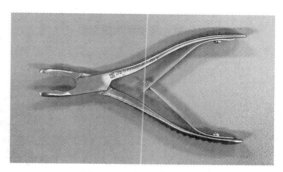

图 5-38　单关节咬骨钳

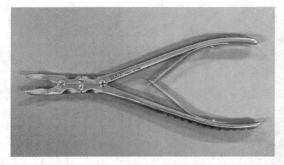

图 5-39　双关节咬骨钳

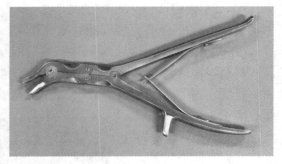

图 5-40　鹰嘴咬骨钳

四、镊

手术镊应用原理类似手术钳，既可以用于夹持或提起组织，便于剪切、分离及缝合等，也可以直接用于剥离等操作，还可以夹持缝针及敷料。手术镊与手术钳的差异：镊类的夹持强度不如钳类，且没有钳类的锁扣，让齿牙可以自动固定。镊类对力量的敏感度和控制度要优于钳类，镊类操作的灵巧性也好于钳类，所以镊类多应用于精密、显微的部位，如眼科、神经外科、显微外科等。

（一）组织镊

组织镊用于夹持较脆弱的组织，如腹膜、胃肠道壁黏膜等，损伤性较小，也可以用组织镊夹取外科用品（如吸引管、棉球、缝线等）放到手术区域，在病房和急诊等科室主要用于更换敷料或者清洁手术伤口。根据头端齿形的不同，组织镊可分为有齿组织镊和无齿组织镊。组织镊根据工作端形状分为直形、弯形、Adson 镊（图 5-41、图 5-42 和图 5-43）。Adson 镊又称为整形镊，头端直径非常精细，一般用于整形外科、眼科和显微外科等的精细手术。

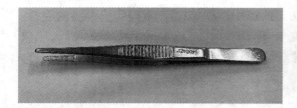

图 5-41　直形无齿组织镊

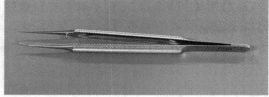

图 5-42　弯形无齿组织镊

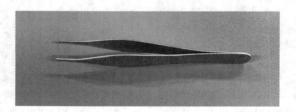

图 5-43　Adson 无齿组织镊

（二）有齿镊

有齿镊用于夹持如皮肤、筋膜、肌腱和瘢痕组织等坚韧组织，夹持较牢固；可造成组织穿透，形成的压力比组织镊小。有齿镊抓取组织可避免组织变形，也可避免可能的组织坏死。肠、肝和肾等脆弱器官不能用有齿镊夹取，因为有齿镊的齿部会穿透器官，造成损伤和出血。有齿镊工作端齿形可分为直形有齿镊、弯形有齿镊、Adson 有齿镊（图 5-44、图 5-45 和图 5-46）。

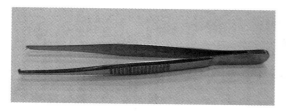

图 5-44　直形有齿镊

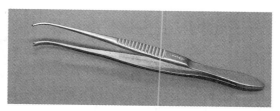

图 5-45　弯形有齿镊

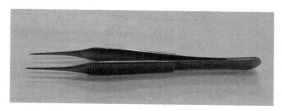

图 5-46　Adson 有齿镊

（三）无损伤镊

无损伤镊用于显微手术血管的吻合，肠、肝和肾等精细脆弱的组织抓持。无损伤的齿部设计，可以降低对组织造成创伤的风险。工作端有镶片的镊子也被认为是无损伤镊（图 5-47）。无损伤镊不能用于拔取缝针。镶片镊设计能够可靠地抓持组织、血管或缝针（图 5-48）。

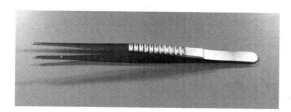

图 5-47　无损伤镊

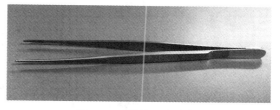

图 5-48　镶片无损伤镊

（四）显微镊

显微镊在显微镜下或手术放大镜下用于夹持细小而脆弱的神经、血管等组织，富有弹性；根据头端设计不同分为平台镊、环形镊、无损伤镊和金刚砂镊；根据材质不同分为不锈钢显微镊、钛合金显微镊和铝钛镍合金涂层显微镊。金刚砂涂层能可靠地抓持缝针、血管和组织，又更耐磨损。铝钛镍涂层可抵御磨损和腐蚀，使用寿命更持久（图 5-49、图 5-50 和图 5-51）。

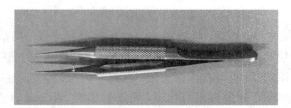

图 5-49　不锈钢平台显微镊

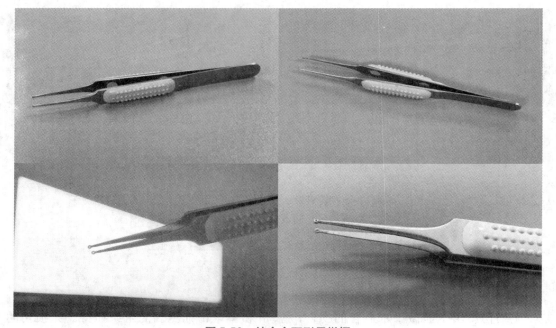

图 5-50　钛合金环形显微镊

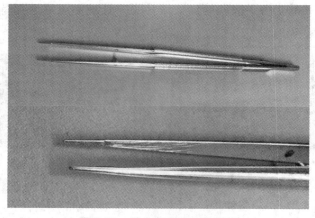

图 5-51　钛合金金刚砂显微镊

五、持针器

持针器用于夹持缝针缝合组织,有时也用于器械打结。工作端内有交叉齿纹使夹持缝针稳定,不易滑脱,多数情况下夹持的针尖应向左,特殊情况可向右。持针器必须与相应的缝线配合使用，不出现吸针及卡线现象。持针器可分为普通型和镶片型。镶片持针器带金色圈状手柄。普通持针器按照齿纹通常可分为光面、细纹、粗纹和粗纹有槽等系列。镶片持针器按照齿纹通常可分为光面（对应夹持9/0～11/0的缝针）、细纹（对应夹持6/0～10/0的缝针）、标准纹（对应夹持4/0～6/0的缝针）、粗纹（对应夹持3/0～更粗的缝针）等系列。碳钨合金镶片持针器按照头端形状常分为宽头、标准头、窄头系列。

（一）普通持针器（图5-52）

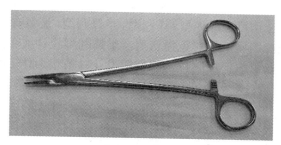

图5-52　普通持针器

（二）碳钨合金镶片持针器（图5-53）

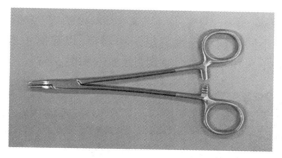

图5-53　碳钨合金镶片持针器

（三）显微持针器

显微持针器是用于显微手术、心外搭桥手术或肝移植手术等夹持精细缝针的持针器；根据材质的不同分为不锈钢显微持针器、钛合金显微持针器和铝钛镍合金涂层显微持针器；根据工作端的不同分为不锈钢显微持针器、碳钨合金镶片显微持针器和金刚砂涂层显微持针器（图5-54）。

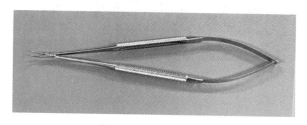

图5-54　显微持针器

六、拉钩

拉钩和牵开器是显露手术视野、建立手术通道的必要器械。拉钩为单一结构；牵开器为组合结构拉钩：有不同形状、大小，用于牵开切口、显露术野，便于手术操作。拉钩种类繁多，大小、形状不一，根据手术部位、深浅进行选择。

（一）皮肤拉钩

皮肤拉钩用于牵拉皮肤、皮下组织，从而暴露手术视野，或者直接用于浅部手术的皮肤拉开；按照工作端皮肤拉钩可分成钝型、锋利型、半锋利型，最多有 8 个齿。与锋利型的皮肤拉钩相比，钝型皮肤拉钩属于相对无损伤型。半锋利型拉钩兼备上述两个特性，即相对无损伤，又能更好地抓取组织。皮肤拉钩的手柄设计以条状为佳，可以防止手部产生疲劳感（图 5-55）。

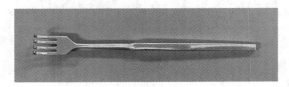

图 5-55　皮肤拉钩

（二）组织拉钩

组织拉钩用于牵开不同层次和深度的组织和器官，以显露手术视野，腹壁切开时也用于皮肤、肌肉牵拉，分为单头和双头组织拉钩（图 5-56 和图 5-57）。

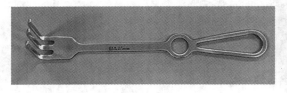

图 5-56　单头组织拉钩

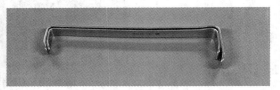

图 5-57　双头组织拉钩

（三）甲状腺拉钩

甲状腺拉钩用于浅部切口牵开显露，常用于甲状腺手术部位的牵拉暴露或切开皮肤后浅层暴露（图 5-58）。

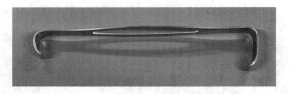

图 5-58　甲状腺拉钩

（四）腹部拉钩

腹部拉钩用于牵拉腹壁，显露腹腔及盆腔脏器用。拉钩侧面有弧度，保护腹壁不受损伤，拉钩的衡量通常根据其使用深度和宽度。较宽大的平滑钩状，用于腹腔较大的手术，分为单头和双头（图5-59）。

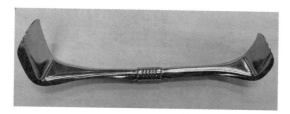

图5-59 双头腹部拉钩

（五）S形拉钩

S形腹腔深部拉钩，用于腹部深部软组织牵拉显露手术部位或脏器。使用拉钩时，一般用纱垫将拉钩与组织隔开，以免损伤组织（图5-60）。

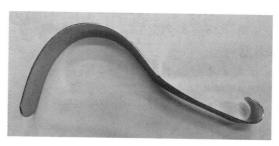

图5-60 S形拉钩

七、牵开器

（一）乳突牵开器

乳突牵开器用于浅表手术自行固定牵开用，双关节更好，不占用空间（图5-61和图5-62）。

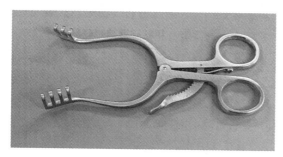

图5-61 单关节乳突牵开器

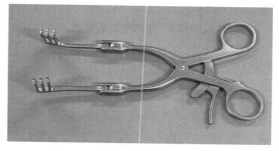

图5-62 双关节乳突牵开器

（二）腹壁牵开器

腹壁牵开器用于腹腔、盆腔手术自行固定牵开，中心叶片可以拆卸，中心拉钩片侧面有弧度，保护腹壁不受损伤。用深度和宽度来衡量拉钩，较宽大的平滑钩状，用于腹腔较大的手术（图5-63）。

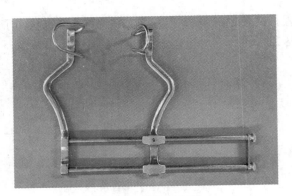

图 5-63　腹壁牵开器

（三）腹部框架牵开器

腹部框架牵开器用于移植等腹部大切口手术，利于术野的暴露，可以床旁固定，使用稳定。其中闭合式框架拉钩适用于胃肠手术，开放式框架拉钩适用于肝移植的复杂手术。医护人员可根据手术需要选择不同深度和宽度的拉钩片（图 5-64）。

（四）甲状腺框架牵开器

甲状腺框架牵开器用于复杂甲状腺手术（图 5-65）。

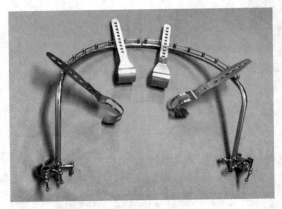

图 5-64　腹部框架牵开器

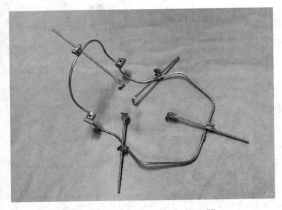

图 5-65　甲状腺框架牵开器

八、骨科器械

（一）骨凿

骨凿用于去除骨痂、截除骨块，分为平凿、圆凿（图 5-66 和图 5-67）。

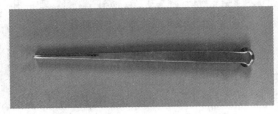

图 5-66　平凿

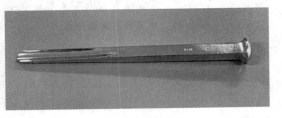

图 5-67　圆凿

（二）骨锤

骨锤用于协助骨凿截骨及物体的植入或取出。分为塑料手柄骨锤和不锈钢手柄骨锤（图5-68）。

（三）骨刀

骨刀用于截断坏死的骨骼（图5-69）。

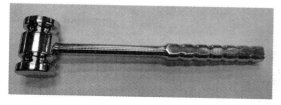

图5-68　骨锤

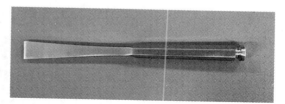

图5-69　骨刀

（四）骨撬

骨撬用于骨科手术时骨的复位和分离（图5-70）。

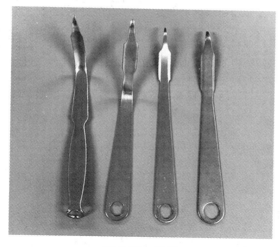

图5-70　骨撬

（五）刮匙

刮匙用于刮除切口坏死组织、肉芽组织、死骨或取松质骨块，根据手柄不同可分为高分子聚合物手柄刮匙和不锈钢手柄刮匙（图5-71）。

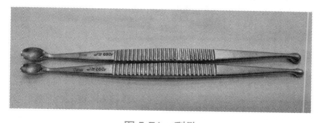

图5-71　刮匙

（六）神经剥离子

神经剥离子用于神经根的剥离、分离（图 5-72）。

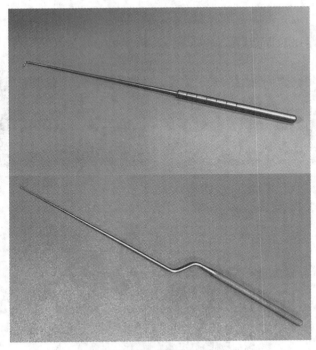

图 5-72 神经剥离子

（七）骨膜剥离子

骨膜剥离子用于剥离骨膜（图 5-73）。

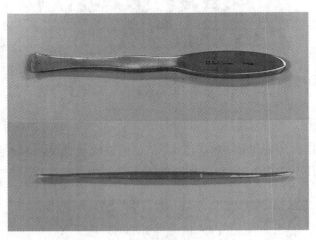

图 5-73 骨膜剥离子

（八）探条

探条又称为探针或探子，用于触诊、检查、探查，将探条插入人体空腔脏器或人体通道。笛状探条用于引导缝线。探条一般灵活，有弹性，呈笛状、棍状或凹槽状，用金属或者其他材料制成。探条分为单头探条和双头探条（图5-74）。

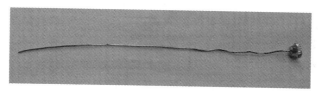

图5-74　探条

（九）吸引器头

吸引器头有不同长度、弯度及口径（图5-75），用于吸出术野血液、体液及冲洗液，保持术野清晰。吸引器头根据形状可分为直形和弯形，根据使用频率可分为一次性吸引器和可重复多次使用吸引器。可重复使用吸引器需配备通条，便于清洗。

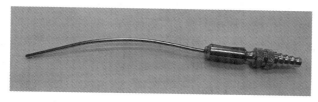

图5-75　吸引器头

（秦　年　苗泓丽　张镤月）

第二节　专科器械

除常规手术器械外，还有很多专科用的器械。因人体解剖结构的不同，这些专科器械都有其特殊的形状和结构以利于医护人员操作，从而达到最佳手术效果。其中，眼科、口腔科的器械既是专科器械，也有大量的精密器械，本节将进行重点介绍和阐述。

一、眼科器械

（一）现状与发展

眼科疾病是临床常见病和多发病之一。在眼科疾病的治疗方式中，手术所占比重很大。尤其是近年来，在显微镜下开展的手术不断发展，此类手术更加精准，对组织器官的损伤程度低，对医疗安全的要求也进入一个新的时代。

逐步发展的显微手术是眼科手术治疗中的一次革命。20世纪30年代后期，制造精密手术器械的金属材料和缝线陆续问世；20世纪60年代中期，眼显微外科基本设备、材料、器械的研制阶段基本结束，进入实用化阶段；1966年眼科显微手术器械问世，并于20世纪60年代末期，开展了眼前段手术，如白内障囊内冷冻摘除术；20世纪70年代初期，随着眼科显微手术器械的更新，显微手术从眼前段发展到眼后段，从外眼手术发展到内眼手术，如玻璃体切割术。显微手术以其手术精细、组织损伤少、效果明显而显示出其远胜于常规手术的优越性，很大程度上推动了手术器械、手术设备等的改革和创新。

目前，国内许多医院眼科显微精密器械均由使用科室自行处理，由于缺乏相应的清洗消毒设备，以及眼科手术专科器械处理操作流程指引的缺失，导致操作人员对清洗消毒技术掌握不规范，造成清洗不彻底、消毒灭菌方式不正确的状况普遍存在，处理不当则会导致患者或医务人员感染。

眼部具有特殊的解剖结构，一旦感染可能会迅速蔓延，后果极为严重，轻者对患者的视功能造成影响，重者会导致眼球摘除。引起手术后发生感染性眼内炎的危险因素很多。危险因素包括年龄、全身疾病和眼部疾病、应用激素、手术方式及切口位置、囊膜完整性、植入材料的性质、切口的愈合情况等；术眼本身局部存在感染病灶，如急性结膜炎、睑缘炎、慢性泪囊炎等；围手术期使用的眼药水、灌注液、散瞳或缩瞳药的污染；手术用器械、手术敷料等未达到灭菌效果；污染的人工晶状体和灌注液、手术时间的延长、伤口关闭不全，以及无菌操作不严等。

近年来，随着眼前节手术的发展和日益增多，临床病例报道也逐步增加，越来越受到临床的关注。眼前节毒性综合征（TASS）的发生与多种进入眼前房的毒性物质有关，包括眼内注射液、处理器械使用的清洗剂和消毒剂、高压蒸汽杂质、器械表面的金属离子残留、变性的黏弹性物质残留、细菌内毒素等。因此，眼内感染及 TASS 的预防需要包括眼科、手术室、药剂科、消毒供应中心在内的手术相关的各个科室密切配合，高度警惕。消毒供应中心从业人员由于缺乏眼科精密器械系统的专业培训、缺乏精密器械知识，尤其对显微器械的易损性认识不足、保护意识差，在处理过程中容易造成精密器械的功能下降和损坏，导致器械使用寿命缩短。对存在缺陷的器械，从业人员必须进行记录，并上报科室管理者或手术科室人员，以免延误预订手术。

因此，建立规范的眼科手术器械清洗、消毒、灭菌操作流程并定期开展专项培训，在提升消毒供应中心人员专业性的同时，能极大程度延长眼科精密器械的使用寿命，降低眼科手术器械的成本，保障灭菌质量，保证器械在手术中安全应用，最大可能地保障眼科手术患者的安全。近年，新术式对器械的结构要求更高，器械的清洗、消毒、灭菌难度也更大。

（二）特点

眼部解剖结构精细复杂，因其脆弱的生理功能，形成了术中操作精细、专科性强的特点。术中使用的手术器械价格昂贵、结构精细复杂、材质多样、功能端脆弱、部件易损、使用周转率高。因此，除遵循通用的复用医疗器械处理流程外，对器械再处理及保养维护均提出了较高的要求，应有特殊方法和技术来支持。

（三）基本要求

1. 要有适宜长度和直径的手柄，手柄长度一般不超过 90mm（总长 100mm），直径或宽度单柄为 5～7mm，双柄为 5～10mm。

2. 要有一个粗糙的手指接触面以防止滑落，也要有持握的理想位置标记。

3. 器械头部功能部分要精细牢固，对合良好。

4. 双柄器械的弹簧既要轻快，又要有力，具有一定的弹性和韧性。

5. 无反光，防止光照下耀眼，对术者产生干扰，影响手术操作。

6. 某些器械的头部应有角度，防止在精细操作时影响术者的操作视野。

7. 工作部分张开不超过 10mm。

二、口腔器械

口腔器械是口腔医学诊治患者的基础和工具，口腔诊疗活动经常由于器械消毒灭菌不善而致医院感染和医源性感染的危险，保障口腔器械清洗消毒灭菌质量已经成为 CSSD 工作的重点、难点、关注点。

（一）口腔器械的概念

口腔器械用于预防、诊断和治疗口腔疾患及进行口腔保健的可重复使用器械、器具和物品，是专门制备和 / 或提供给牙科专业人员，从事牙科学业务和 / 或与其有关的操作过程中所使用的除牙科材料、牙科设备部件、个别患者特备装置以外的一切物品、器具或用具（图 5-76）。

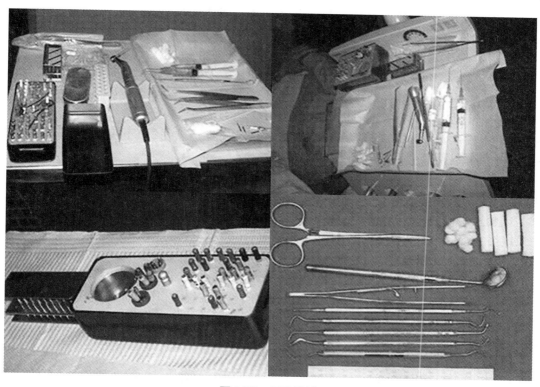

图 5-76 口腔器械

（二）特点

口腔器械因其诊疗的专科性有以下特点：

1. 品种多、数量大、周转快。

2. 精密度高、价格昂贵。

3. 小器械、中空器械多，形态大小不一、材质各异、细小易丢失。

4. 器械接触血液、唾液多 口腔诊疗器械在使用过程中被血液、唾液、残屑及炎性组织等污染的机会多。

5. 单个纸塑封装器械多 因器械体积小、价格昂贵，及使用过程的需求，在器械处置流程中单个纸塑封装器械多。

6. 锐利器械多 如刮治器、洁牙工作尖、探针等。牙周治疗各类工作尖及各种超声工作尖（龈上、龈下）贵重，尖锐易变形折断，体积小易丢失。

7. 污染物的特殊性 牙科材料等。如调拌刀、碗、牙科托盘，附着物多，污染物为印模材料，且牙科托盘结构特殊，常用清洗剂难以去除。

8. 器械管理个性化 器械专科专用或专位专用。

（三）分类

口腔器械可根据危险程度、性质特点、诊疗行为、构成材料进行分类。

1. 口腔器械根据其在应用过程中可导致医院性感染的危险程度划分为三级。

（1）高度危险口腔器械：穿透软组织、接触骨、进入或接触血液循环系统或其他正常无菌组织的口腔器械。

1）拔牙器械：拔牙钳、牙挺、牙龈分离器、牙齿分离器、凿等。

2）牙周器械：牙洁治器、刮治器、牙周探针、超声工作尖等。

3）根管器具：根管扩大器、种类根管锉、种类根管扩孔钻、根管充填器等。

4）手术器械：包括种植牙、牙周手术、牙槽外科手术用器械、种植牙用和拔牙用牙科手机等。

5）其他器械：牙科车针、排龈器、刮匙、挖匙、电刀头等。

（2）中度危险口腔器械：接触黏膜或受损皮肤，不穿透软组织、不接触骨、不进入或接触血液循环系统或其他正常菌群组织的口腔器械。

1）检查器械：口镜、镊子、器械盘等。

2）正畸用器械：正畸钳、带环推子、取带环钳子、金冠剪等。

3）修复用器械：去冠器、拆冠钳、印模托盘、垂直距离测量尺等。

4）各类充填器：银汞合金输送器。

5）其他器械：牙科手机、卡局式注射器、研光器、吸唾器、用于舌、唇、颊的牵引器、三用枪头、成形器、开口器、金属反光板、拉钩、挂钩、橡皮障夹、橡皮障夹钳等。

（3）低度危险口腔器械：不接触患者口腔或间接接触患者口腔，参与口腔诊疗服务，虽有微生物污染，但在一般情况下无害，只有受到一定量的病原微生物污染时才造成危害的口腔器械。

1）调刀：模型雕刻刀、钢调刀、蜡刀等。

2）其他用具：橡皮调拌碗、橡皮障架、打孔器、牙锤、聚醚枪、卡尺、抛光布轮、技工钳等。

2. 根据性质特点进行分类 基础器械、专科器械，如拔牙器械、根充器械、种植器械、牙科手机、正畸器械、取模托盘、车针、扩髓针等；精密器械，如根管显微器械、种植专科器械；其他器械。

3. 根据诊疗行为进行分类 牙体牙髓、修复、正畸、种植、儿童牙科、牙周、颌面外科门诊、颌面外科病房、手术室、美容科等器械。

4. 根据构成材料进行分类 不锈钢、钛合金、铝、塑料类器械。

（四）常用器械

1. 牙科小器械 规格较小的牙科器械，如各种型号车针、根管器具（图5-77）。

2. 牙科手机 是安装在各类牙钻机末端的齿科常用设备，是综合治台最重要的部件，是口腔医学治疗患者必不可少的工具（图5-78）。牙科手机用于向牙科工具或器具传递（带

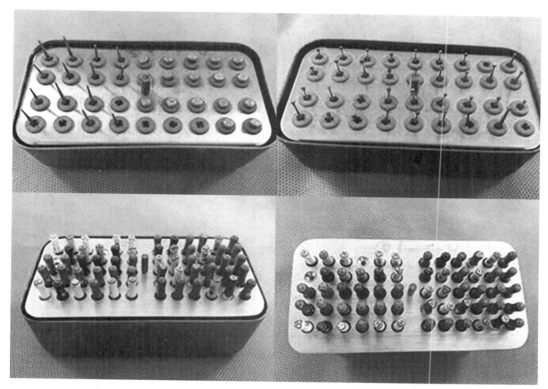

图 5-77　牙科小器械

转换或不带转换)工作所需能量的手持工具夹,主要用于夹持车针,完成对牙体的钻、磨、切、削,以及对修复体的修整和抛光、龋齿制备洞形等。

(1)牙科手机结构:机头、手柄、手机接头。机头又包括机头壳、转子(轴承、风轮、夹轴、橡胶圈)、后盖三部分。牙科手机配件包括机芯、轴心、后盖、轴承、风轮。

(2)牙科手机分类:高速手机(普通、光纤、四孔、三孔、二孔、快接口)和低速手机(内水道直机、内水道弯机、内水道马达、外水道直机、外水道弯机、外水道马达)。

(3)牙科手机的特殊性:因牙科手机结构及工作原理、口腔内操作环境,导致其在诊疗过程中存在一个特殊现象称为"回吸"。该现象是因为在诊疗过程中需要一股正压、无油、干燥、洁净的压缩空气带动牙科手机高速旋转,从而带动车针旋转、完成临床诊疗工作,在诊疗工作结束的时候医生的脚刹要松动,在医生脚刹松动的这一瞬间,即刻在患者口腔里产生了一股负压,随着这股负压的产生,患者口腔里留存的残渣、碎屑则被"回吸"进入牙科手机管路某些部分定植,如果未能得到有效清洗处置就会产生菌斑。随着下一位患者使用,正压可将菌斑冲入下一位患者口腔里,导致患者和患者之间交叉感染。

(4)牙科手机座垫的认识:手机后端配备的相应手机座垫,不可缺失。正确区分手机座垫的正反面,有凸起的为正面,平滑的为反面,安装手机垫时确保正面朝上。

(5)牙科手机孔路的辨识:四孔手机,第二大孔是进气孔,第一大孔是回气孔,靠近进气孔的小孔是水孔,靠近回气孔的小孔是吹屑孔。三孔和二孔手机的第一大孔是进气孔,第二大孔是回气孔。

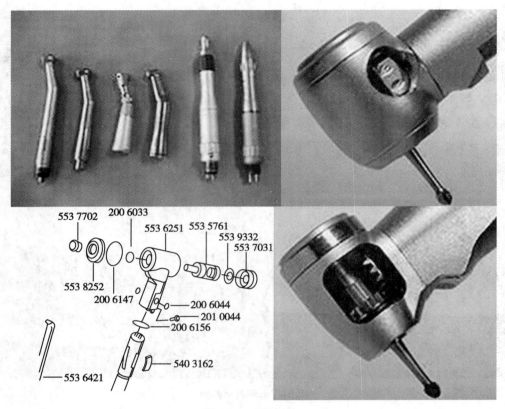

图 5-78 牙科手机

3. 种植器械的认识

（1）种植器械的材料：主要材质有不锈钢、钛合金、铝、塑料。

（2）种植专科器械分类：主要有手术器械、种植系统、特殊器械、动力系统等。

4. 拔牙器械的认识 牙钳基本结构由钳喙、关节、钳柄组成，主要用于拔除患牙。

（1）传统拔牙器械：牙钳、牙挺、刮匙、双面凿、单面凿、骨锤、增隙器、单头和双头刮匙。

（2）微创拔牙器械：高速涡轮机、长柄车针、金属吸唾器、微创牙钳、微创牙挺、刮匙、颊侧拉钩、骨膜剥离器、牙垫。

5. 根管器具 用来对根管进行探查、穿透、预备或充填的器具，如根管锉、根管扩大器、根管光滑髓针等（图 5-79）。

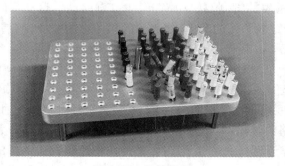

图 5-79 根管器具

6. 牙洁治器　专门设计和/或用于清除牙齿表面牙垢的手动或电动牙科器械(图5-80)。

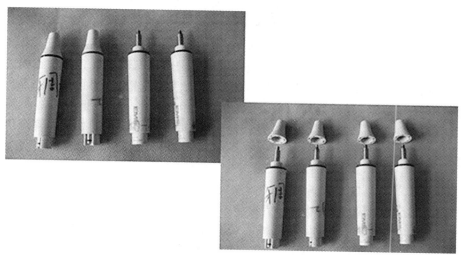

图5-80　牙洁治器

（五）口腔器械危险程度分类与消毒灭菌要求(表5-1)

表5-1　口腔器械危险程度分类与消毒灭菌要求

危险程度	口腔器械分类	消毒、灭菌水平	储存要求
高度危险	1. 拔牙器械　拔牙钳、牙挺、牙龈分离器、牙根分离器、牙齿分离器、凿等。	灭菌	无菌保存
	2. 牙周器械　牙洁治器、刮治器、牙周探针、超声工作尖等。		
	3. 根管器具　根管扩大器、各类根管锉、各类根管扩孔钻、根管充填器等。		
	4. 手术器械　包括种植牙、牙周手术、牙槽外科手术用器械、种植牙用和拔牙用牙科手机等。		
	5. 其他器械　牙科车针、排龈器、刮匙、挖匙、电刀头等。		
中度危险	1. 检查器械　口镜、镊子、器械盘等。	灭菌或高水平消毒	清洁保存
	2. 正畸用器械　正畸钳、带环推子、取带环钳子、金冠剪等。		
	3. 修复用器械　去冠器、拆冠钳、印模托盘、垂直距离测量尺等。		
	4. 各类充填器；银汞合金输送器。		
	5. 其他器械　牙科手机、卡局式注射器、研光器、吸唾器、用于舌、唇、颊的牵引器、三用枪头、成形器、开口器、金属反光板、拉钩、挂钩、口内X线夹持器、橡皮障夹、橡皮障夹钳等。		
低度危险	1. 调刀模型　雕刻刀、钢调刀、蜡刀等。	中、低水平消毒	清洁保存
	2. 其他器械　橡皮调拌碗、橡皮障架、打孔器、牙锤、卡尺、抛光布轮、技工钳等。		

（曾淑蓉　陈　慧　陈波桥）

第三节　内镜器械

随着科学技术的发展，各种先进的科学技术向医学领域渗透，如微电子学、计算机技术、超声技术、自动化技术等使得医学内镜也得到了前所未有的发展。各种各样的内镜相继产生，其功能也得到不断扩展，成为集检查、诊断、治疗、手术为一体的系列产品。

电子内镜的种类繁杂，分为软镜和硬镜两大类，涵盖消化、胃肠、肝胆、泌尿、胸外等专业。此类手术对医生的技术要求很高，尤其是软式内镜，对其器械的处置和管理更是提出新的要求。

一、内镜器械发展概况

医学内镜迄今已有 200 多年历史，受科学技术水平影响，近年来微创手术技术在全球范围内的推广和普及，推动了微创医疗器械的发展，内镜微创医疗器械在其中最具有代表性。今天，许多种类的内镜应用于临床的诊断和治疗，由于优良的光源和光导系统使精确的观察成为现实。手术可以在电视屏幕下操作，并获得优质的屏幕影像和内镜手术像片资料。1959 年 HopkinsHH 博士发明了棒状透镜，1960 年 Storz K. 在此基础上添加了光导纤维，这些形成了现代内镜的突破性进展。

（一）单孔腔镜的发展

1. 单孔腹腔镜手术是将传统的多孔道集中为一个孔道置入多个操作器械完成镜下手术操作。目前，可查阅的首例单孔腹腔镜手术是 1969 年 Clifford Wheeless 的经脐腹腔镜输卵管结扎术。我国首例单孔腹腔镜输卵管切除术是在 2008 年由高树生完成的。单孔腹腔镜是借由"脐部"这一先天残留的隐藏的"瘢痕"打孔，将手术所需的器械置入腹腔，手术全过程的操作均在此孔进行。手术完毕缝合切口，将手术瘢痕隐于脐部的自然"瘢痕"中，身体上不会留下其他的瘢痕，但所有的器械在一个孔道内操作，对医生的操作技术及与助手间的配合要求很高，难度进一步增大。相比较传统手术，单孔腹腔镜腹壁切口小，切口美观，大大地减少术后切口感染的风险。患者术后切口疼痛更轻，康复更快，缩短住院时间。单孔腹腔镜手术已在胆囊切除术、胃底折叠术、阑尾切除术、减肥手术、脾脏切除术、结直肠手术、肝切除术等领域占据一席之地，同时在前列腺切除术、膀胱切除术、供体肾切除术等泌尿外科手术，以及子宫切除术等妇科手术中普遍应用。但单孔腹腔镜对于某些较为复杂的疾病可能就不太适合，所以一些患者在手术过程中会因为实际情况的需要而转换为传统的腹腔镜方式。

2. 单孔胸腔镜手术切口选择在侧胸壁十分隐蔽的地方，所以术后的瘢痕很不明显。胸外科微创技术的发展可以追溯到 1910 年，当年瑞典内科教授在德国慕尼黑杂志上发表了首篇关于实用性胸腔镜的文章，创立了胸腔镜手术这门新技术，标志现代胸部微创手术技术正式诞生。

20 世纪 80 年代末期，随着电视摄像技术、冷光源技术和内镜手术器械的不断发展与改进，产生了一门新的胸外科手术方式——电视辅助胸腔镜外科技术，并在世界范围内得以飞速发展和普及。电视胸腔镜技术具有创伤小、恢复快、并发症少、术后生活质量高且符合美容要求等优点。1992 年，我国已经有多家较大的医疗单位先后开展了胸腔镜微创手术。

目前，单孔胸腔镜手术可以实施标准的肺癌根治术（肺叶切除＋淋巴结清扫），包括肺段切除的高难度胸外科手术。肺癌的治疗是以手术为基础，包括化疗、放疗、免疫治疗等多手段综合治疗。微创手术的患者术后恢复快，术后1～2个月即可开展后续治疗，保证了后续综合治疗的开展。

（二）机器人手术系统的发展

早在20世纪80年代末期，就已出现了一些简单的计算机辅助机器人手术系统，而其在腹部外科的应用与发展则开始于90年代初期。1991年，Computer Motion首先为微创手术设计了世界第一个机器人装置"AESOP"，为一个声控的机器人手臂内镜摄像头。1993年，Cedars-Sinai医学中心的Jonathan Sackier医生实施了世界上首例机器人系统辅助手术。

常用的机器人系统包括DAVINEI系统和ZEUS机器人。以DAVINEI系统为例，机器人系统包括三部分：操作台、机器人手臂及腔镜器械、成像系统（图5-81）。操作台提供给医生的图像，来自左右眼独立的取景器，系统通过模拟人脑的能力，整合图像偏差、产生视深度，从而给术者提供一个高清立体的三维图像。除了控制摄像头的机器人手臂外，DAVINEI系统还包括三个用来装配腔镜器械的机器人手臂（图5-82）。机器人系统的腔镜器械和开腹手术的人类手腕活动度一样，拥有7°的自由度，而传统腔镜手术器械只有4°的活动自由度。外科医生可以坐在操作台前通过操纵类似于游戏手柄的操纵杆来控制机器人手臂完成精细的手术操作。

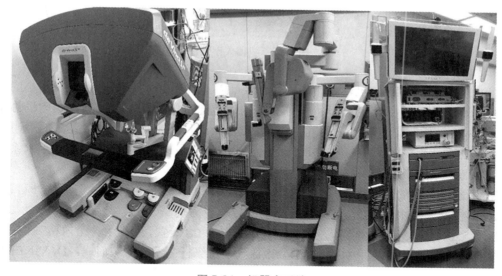

图5-81　机器人系统

1. 机器人系统的优点

（1）机器人系统能为术者提供高清三维立体图像画面，而不是仅依赖于偏光及颜色分离技术，使外科操作精确性提高。因此，虽然手术野由于镜头角度受到限制，但却有超乎想象的真实度。这套系统能使术者如同开腹手术一般看清周围的情况并同时具有放大、缩小的功能。

（2）机器人可以过滤掉外科医生在术中操作器械时的手部震颤。这种处理方式使外科手术达到了空前的精准性，使手术安全性提高。

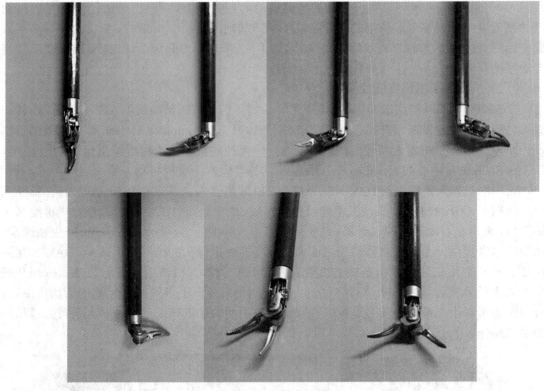

图 5-82 机器人手臂

（3）与传统腔镜相比，机器人的器械拥有接近人手的活动范围度，以及能在极小的切口中超过 360°的移动。最后将机器人操作系统与远程通信结合在一起就能完成远程协作手术，使手术全部数字化。在过去的几十年里，机器人远程手术被用来消除距离的障碍。它可以使无法到达现场的医生参与并共同完成手术步骤。由于上述优势，机器人手术系统可以实现复杂手术的微创化。

2. 机器人手术的现状与发展　目前，机器人系统的应用几乎已涉及所有的外科领域。DAVINEI 机器人手术应用的基础与优势：空间定位能力提高、强大快速的计算能力、3D 数字化医疗影像。DAVINEI 机器人手术是一组器械的组合装置，通常由一个内镜（探头）、剪刀、持针器、抓钳超声刀等手术器械、微型摄像头和操纵杆等器械组装而成。DAVINEI 机器人手术系统最初主要用于泌尿外科的微创手术，如前列腺切除术；现在被越来越多地应用于其他外科手术，如普外科的腔镜胆囊切除术、Nissen/Toupet 胃底折叠术、肥胖症的胃转流手术，心胸外科的腔镜下冠状动脉旁路移植术、腔镜下房间隔缺损修补术、瓣膜修复术等。

机器人手术的局限性：缺少了操作者的触觉反馈，影响了手术操作的精确性、安全性和灵活度。DAVINEI 机器人的体积偏大，费用昂贵，占用了手术室较大的空间。未来医用机器人发展应该更加注重轻量化、精密、灵巧机器人机构构型创新设计。

二、内镜器械分类及特点

医院的内镜种类多样，最大的运行通道是器械（活检）通道，让精密的软式配件器械从

内镜的一个端口,进入体内可观测范围,还可以起到抽吸、局部给药、探查、活组织检查等作用。其分类如下:

（一）分类

1. 按成像原理分类　光学镜（柱状透镜）、纤维镜、电子镜。

2. 按功能分类　腹腔镜、膀胱镜、关节镜、胃肠镜、胆道镜等。

3. 按形态分类　硬式内镜、软式内镜。

4. 按用途分类　腹腔镜、电切镜、鼻旁窦镜等。

5. 按角度分类　对于角度的描述多数指的是硬式内镜,根据检查部位的要求,提供不同点的视野角度,可分为0°、12°、30°、70°等,应用于不同的手术科室。

（二）特点

内镜器械价格昂贵,结构精细复杂,材质多样。其中可拆卸的管腔类器械在清洗时必须拆卸到最小单位;可拆卸的操作钳、剪刀类功能端脆弱,部件易损,除遵循通用的复用医疗器械处理流程外,对清洗、消毒和灭菌还应有特殊方法和技术。

1. 钳类器械　由外鞘、内芯、注水口、密封帽等组成。器械外鞘轴节关节灵活无松动,器械关节及固定处的铆钉、螺丝等完整、正常紧固;器械操作钳关闭钳端闭合完全,无错位,无断裂。

2. 密封帽类器械　密封帽、密封圈完整无破损,防止二氧化碳气体泄漏,破坏人体气腹充盈度进而影响手术视野。

3. 穿刺器类器械　阀门完好,开关功能完善,闭合性好,管腔通畅。

4. 剪刀类器械　锋利无卷刃。

5. 弹簧钳类器械　弹簧完整,能保证伸缩性能良好。

6. 带电源类器械　绝缘性能良好,目测检查绝缘层无裂缝或缺口,手持器械检查绝缘层和金属内芯包裹紧实无松动,使用绝缘检测仪检测绝缘性能无漏电。

随着微创手术技术的发展,软式内镜及硬式内镜广泛用于临床各专科手术及诊疗领域,以硬式内镜为例,根据各临床专业应用特点,可分为腹腔镜、胸腔镜、关节镜、脑室镜、膀胱镜、输尿管镜、宫腔镜、鼻窦镜等。不同专科的内镜其光学目镜及器械因手术部位的生理结构而有所不同,其清洗消毒均有不同的方法。

（陈　慧　秦　年　易良英）

第六章

器械的处理

学习目标

1. 掌握消毒供应中心各工作环节质量判定标准和各工作流程的操作注意事项。
2. 熟悉各工作流程的质量标准。
3. 了解消毒供应中心各工作环节目的、原则；器械检查、保养、包装的目的和原则；软式内镜及硬式内镜的管理要求；外来医疗器械的现状与发展。

第一节 回收与分类

一、回收

回收是指收集污染的可重复使用的诊疗器械、器具和物品的工作过程，包括器械用后的预处理、封闭后暂存、消毒供应中心进行收集运送等。回收工作是消毒供应中心器械处理流程中的起点，开展及时、高效的回收工作利于提高工作效率、加快器械处理和器械使用周转率。对于重复使用的医疗器械、器具和物品，由于其使用频率高、范围广，器械使用后到回收处理需要一定时间，故严格控制污染的扩散，加强污染器械回收中的消毒措施尤为重要。

（一）回收目的

1. 清点器械数量、查看性能及规格，保证器械的正确性和完好性。
2. 对器械进行初步筛检，适当保护、防止损伤、及时报损器械或增加基数。
3. 将器械集中回收处理，避免污染扩散，防止交叉感染。

（二）回收原则

1. 回收操作人员应严格执行感染预防措施。着工装，戴圆帽、口罩，应视所有回收的诊疗器械、器具和物品都具有感染性，接触污染器械时应戴手套，并备手消毒剂，便于操作过程中进行手卫生消毒。此外，回收、运输中应用清洁手接触公共设施。

2. 使用者应将重复使用的诊疗器械、器具和物品与一次性使用物品分开放置。重复使用的诊疗器械、器具和物品直接置于封闭的容器中，不应在诊疗场所对污染的诊疗器械、器具和物品进行清点，应采用封闭方式回收，避免反复装卸，减少污染，防止交叉感染和职业暴露。

3. 精密器械应采用保护措施，由 CSSD 集中回收处理。被朊毒体、气性坏疽的致病菌（产气荚膜梭状芽孢杆菌、生孢子梭状芽孢杆菌及溶组织梭状芽孢杆菌）、突发原因不明的传染病病原体污染的诊疗器械、器具和物品，使用者应双层封闭包装并标明感染性疾病的名称，由 CSSD 单独回收处理。

4. 使用者应在使用后及时去除诊疗器械、器具和物品上的明显污物，根据需要做保湿处理。

5. 回收工具每次使用后应清洗、消毒，干燥备用。

（三）回收用具

消毒供应中心回收用具包括推车、箱、盒或其他密闭容器等。

1. 回收用具要求

（1）材质应防液体渗漏，不易刺破，易清洗，易消毒。

（2）回收用具应有闭锁装置。

（3）使用机动车运输，宜具备装载搬运的升降辅助设备和设施，利于推车和人员搬运操作在水平位置上进行，保证装载工作的安全。

2. 使用方法

（1）回收用具应符合消毒隔离的原则，防止交叉感染。

（2）回收和下送的用具可集中由消毒供应中心清洗、消毒。回收用具，每次使用后应清洗、消毒，并干燥备用。

（3）回收用具消毒应遵循《医疗机构消毒技术规范》（WS/T 367—2012）的规定，遇到病原微生物污染时，针对所污染病原微生物的种类选择有效的消毒方法。

（四）回收操作步骤及方法

1. 回收操作步骤

（1）按照规定时间、路线和区域进行污染器械的收集。

（2）回收前评估。

1）查看回收物品所属科室，确认清单是否填写正确。

2）确认有无特殊回收器械标识，如特殊污染、急用、易碎等。

3）根据精密器械回收制度及要求，初步检查器械完好性、部件完整性，特殊情况及时联系临床科室使用者，必要时保留交接记录或清单注明备查。

（3）封闭运送：将回收器械物品妥善放置。污染器械的运送车、箱、盒等专用用具，处于封闭状态；污染器械、物品回收后，应按照专用入口送至去污区，集中清点、核查、记录。

（4）为了方便对回收工作的追溯、分析和评价，可在回收台前安装摄像头进行摄像记录。

2. 回收操作评估

（1）初步检查评估器械预处理情况，器械有归属标识、回收清单填写清晰、项目完整。

（2）查看特殊标识，如特殊感染、急用、易碎等。

（3）依照专项管理制度及标准处置流程对贵重精密器械进行回收，包括外来医疗器械和植入物。

（4）按回收清单或电脑追溯系统，进行器械数量的清点、核查。

（5）按照操作规程，检查器械零部件完整性及功能状态。

（6）核查回收清单，回收人员确认签字。

3. 回收用具处置

（1）根据需要选用化学消毒剂时，应按其使用说明书配制、监测。使用含氯消毒剂配制浓度为500mmol/L，使用酸性氧化电位水其有效成分指标达到有效氯含量为60mg/L±10mg/L，pH 2.0～3.0。氧化还原电位（oxidation-reduction potential，ORP）≥1 100mV，残留氯离子应<1 000mg/L。

（2）采用清洗消毒器进行机械清洗方法处理时，其消毒温度为90℃，消毒时间为1min，A_0 值为600。

（五）回收标准化流程

1. 工作人员在临床科室回收使用后器械。

2. 核对回收清单，清点无误，特殊情况及时与使用者联系。

3. 追溯系统回收扫描。

4. 贵重、精密器械保护后，由密封车辆转运至去污区。

5. 与去污区回收人员交接，准确放置相应标识牌。

6. 回收人员核对并完善追溯系统内回收信息准确性。

7. 回收人员根据标识牌将器械交下一流程处置人员。

（六）回收注意事项

1. 注意个人防护，应穿工作服，戴帽子、口罩、手套，防止职业暴露。如发生职业伤害，应立即汇报并处理。

2. 检查器械是否完好，螺钉、垫圈、密封圈等细小零件是否有缺失。交接时发现问题应及时汇报并处理。

3. 清单填写及追溯系统扫描应规范准确，标识牌应放置正确。

4. 贵重及特殊精密器械应使用带光源放大镜等辅助工具检查器械功能状态，单独清点和保护。转运时应加保护垫并加盖保护，防止不必要的碰撞损坏器械。

5. 优先处理急件，避免延误手术开展。

6. 外来医疗器械及植入物由专人负责回收，当面清点交接，记录应具有可追溯性。

7. 运送车、箱（盒）等工具使用后，应及时清洗、消毒，保持干燥，备用。

二、分类

分类是将污染器械、器具及物品在清洗前按器械的材质、结构、污染程度及不同的清洗方式或器械来源地进行分类整理的过程，对器械准确地分类有助于在回收之后顺利开展后续工作。

（一）分类目的

1. 避免来源地错误。

2. 避免因清洗或灭菌方式选择错误，造成物资、耗材的浪费和物品、器械的损坏。

3. 保证清洗质量，防止污染扩散，避免职业暴露。

4. 明确医疗废物的种类和处理方法。

（二）分类工作注意要点

1. 应在去污区进行污染器械的分类，完成清点、核查和清洗装载等操作步骤。

2. 环境整洁,光线充足,物品准备到位。应配备器械分类操作台、器械清洗篮筐、带盖精密篮筐、U 形卡、清洗架、转运车,以及分类标识、各类清单和记录表格。电子网络系统应处于备用状态,并配备污染敷料收集袋、锐器盒、消毒剂等物品。

3. 分类操作人员应经过专业培训,熟悉器械的结构、功能、材质、污染性质,正确恰当的分类、装载及选择有效的清洗消毒方法。

4. 双人进行清点核查,并核对、完善统计记录,满足质量追溯的管理要求,做到及时发现问题与沟通处理。

5. 使用清洗篮筐、清洗架等用具,应正确的分类装载。不同类别的器械物品,应选择相应的清洗架。分类的器械应摆放有序,轴节处应充分打开。可拆卸的器械,应在技术手册的指导下,拆开清洗,使器械表面、管腔、缝隙和小孔等处能够充分的接触清洗介质(水和清洗剂)的浸泡或冲洗。

6. 采用机械清洗方法时,器械盛载量和装载方法应经过验证,可使用分类标识牌,避免清洗装载超量影响清洗效果,并符合清洗质量追溯的管理要求,利于后续操作。

7. 分类结束后,对分类台及用具及时进行清洗消毒。

8. 操作人员应严格执行职业安全防护和消毒隔离要求,防护着装要求应符合 WS 310.2—2016 中 CSSD 人员防护及着装要求,并严格遵循标准预防原则,防止发生职业暴露,掌握发生职业暴露时的紧急处理流程与方法。

（三）分类用具

1. U 形架　　可在器械分类时选择使用,用于各类手术钳的整理,起到撑开器械关节、固定器械、防止扭结,避免器械损坏的作用。

2. 器械清洗篮筐　　可用于装载各类器械物品,是器械分类、清洗、包装的辅助用具;具有保护器械,利于清洗操作,便于组合器械等作用;使用时可将 U 形卡串联的器械摆放在器械篮筐中,也可直接摆放在清洗篮筐中,器械轴节宜充分打开 90°。

3. 带盖精密篮筐　　用于装载较小的器械物品或配件,防止操作中丢失。

4. 清洗架　　清洗消毒器的辅助用具。常用的清洗架如下:

（1）专用精密器械清洗架:清洗架上设有管腔冲洗接头和固定夹用于冲洗管腔类器械。

（2）呼吸机管路清洗架。

（3）换药碗、盘清洗架。

5. 分类标识　　用于区分器械的所属科室、拆开清洗的器械、成套器械分篮筐装放等情况,避免在操作中发生器械错乱,便于器械的装配;还可用于标明被清洗器械所使用的设备、程序等,满足质量追溯的管理要求。标识应用于以下情况:

（1）标明清洗方法标识放置在清洗篮筐中,标注对应器械物品清洗所用方法(手工清洗方法或清洗设备序号),便于清洗后的质量记录。

（2）标明组合分拆器械用于套装器械的拆分,使用相同符号的标识,分别放置在分装器械的清洗篮筐中,便于器械组装配套,提高操作效率,防止器械错乱。

（3）标明器械归属部门用于不同使用部门,使用相同专科器械的分类,满足临床器械使用及管理需求。

（4）标明需紧急或其他特殊需求的处理,便于优先处理,满足临床使用要求。

（四）分类操作步骤及方法

1．分类操作步骤

（1）做好职业防护：戴口罩、帽子、双层手套，穿隔离衣，做到头发不外露。

（2）回收器械卸载：将回收器械按照器械包的名称分类，逐一摆放在分类操作台上，并留有分类操作的空间。

2．操作评估　评估器械和物品的材质、属性、精密程度等。

（1）器械清点、核查

1）确认回收物品归属部门标识。

2）确认回收记录清单或电子追溯系统扫描无误。

3）根据器械回收次序分批清点、核查。确认特殊标识（特殊感染、急用、易碎等），标注急用的器械应优先处理。

4）贵重、精密器械应单独保护、分类，稳妥放置，装载待清洗，避免碰撞造成损坏。

（2）检查器械的污染程度，了解器械的污染种类，特殊污染按照国家标准正确处理，明确医疗垃圾污染类型及处理原则。

3．记录　项目完整，字迹清晰，包括日期、科室、器械包名称、器械型号、数量等，清点人员及核对人员签名确认。

（五）分类标准化流程

1．下送人员将污染物品交由去污区回收人员。

2．回收人员核对清单，确保与实物相符。

3．再次确认材质、属性、精密程度、污染种类。

4．按要求装筐，并放置相应标识牌。

5．选择适宜的清洗方式。

6．进入相应清洗程序。

（六）分类注意事项

1．标识牌应放置正确，有疑问需及时确认。

2．新进器械和物品必须要求对方提供材质说明，详细阅读产品说明书，不可盲目地通过目视判断器械和物品的材质。

3．外来器械和对外服务单位的器械应由对方填写回收清单，避免风险和纠纷，其灭菌方式以产品说明书为准。

4．干涸、污染严重的器械应立即放入备好的多酶液内浸泡5～10min，必要时在多酶液下刷洗后再放回原器械包，避免器械混淆。

5．精密器械要进行保护，避免重叠和挤压，应与普通器械分开放置、装筐，组合器械拆分后再放置于同一清洗筐内。应选择不同的清洗方法和程序，保证清洗质量。

6．小物件应选择密纹清洗筐，并检查螺钉、垫圈、密封圈是否缺失或损坏；发现缺失或损坏应立即与使用科室相关人员沟通。

7．被朊毒体、气性坏疽的致病菌（产气荚膜梭状芽孢杆菌、生孢子梭状芽孢杆菌及溶组织梭状芽孢杆菌）、突发原因不明的传染病病原体污染的器械应先作相应消毒处理。

8．医疗废物分类要准确，便于做对应的处理，防止职业暴露。

（曾爱英　邓小利　秦　年）

第二节 清洗、消毒与干燥

一、清洗

清洗是指去除医疗器械、器具和物品上污物的全过程,流程包括冲洗、洗涤、漂洗和终末漂洗。医疗器械的清洗去污工作需针对器械器具的材质、污染程度的不同来选择合适的清洗方法和清洗介质(清洗剂等),达到清洗的目的。

（一）清洗目的

1. 去除器械、器具,或者物品上血渍、污渍、锈迹、水垢、化学药剂残留、医用胶残留等有机物、无机物和微生物。

2. 为器械、器具或物品的灭菌合格做好保障。

（二）清洗原则

1. 根据器械材质和精密程度选择有效的清洗方法。耐水洗、湿热材料的器械首选机械清洗方法。不耐水浸泡、湿热材料,精密、复杂器械采用手工清洗方法。污染较重的器械应进行预处理清洗后再做常规清洗,而精密器械的清洗应遵循生产厂家提供的使用说明或指导手册。

2. 根据 WS 310.2—2016 诊疗器械、器具和物品处理基本原则,器械去污程序为先清洗后消毒。

3. 根据 WS 310.2—2016 规定,器械经过清洗后,必须符合清洗质量标准,即器械表面及其关节、齿牙处应光洁,无血渍、污渍、水垢等残留物质和锈斑,功能完好,无损毁。

4. 应制订完善的常规器械、精密贵重器械清洗操作规程。手工清洗和机械清洗程序应包括冲洗、洗涤、漂洗、终末漂洗。清洗操作方法及注意事项应符合 WS 310.2—2016 器械、器具和物品的清洗操作方法的要求。

5. 清洗操作人员个人防护符合 WS 310.2—2016 的要求。清洗操作人员必须经岗前培训,精密、贵重器械清洗的操作人员应经过专项技能培训。

6. 根据医院规模、任务及工作量,合理配置清洗消毒设备、水处理设备及配套设施,加强设备的日常维护和保养,确保清洗效果。

7. 开展日常和定期的清洗质量监测工作,清洗质量问题应记录,并满足质量追溯和持续改进管理要求。

（三）清洗剂的选择

1. 医用清洗剂分类　用于医疗器械的清洁去污,应符合国家相关标准和规定。根据器械的材质、污染物种类,选择适宜的清洗剂,应遵循厂家使用说明书。医用清洗剂主要分为碱性、中性、酸性和酶四大类。

（1）碱性清洗剂:pH>7.5,对各种有机物有较好的去除作用,对金属腐蚀性小,不会加快返锈的现象。pH>11 的碱性清洗剂对铝、锌、锡、黄铜等制成的器械有一定的腐蚀性。

（2）中性清洗剂:pH 6.5~7.5,对金属无腐蚀。

（3）酸性清洗剂:pH<6.5,对无机固定粒子有较好的溶解去除作用,对金属物品的腐蚀性小。酸性清洗剂对不锈钢器械表面的保护层有一定的腐蚀性,不能作为器械日常保养的

处理方法,只有在器械出现问题(生锈、结垢、变色等)后才需要使用酸性清洗剂处理。

(4)酶清洗剂:含酶的清洗剂,有较强的去污能力,能快速分解蛋白质等多种有机污染物。酶清洗剂使用温度不宜过高,水温≤60℃,过高的水温会使酶失去活性,由此降低清洗效果。

2.医用清洗剂使用注意事项

(1)手术器械宜使用中性洗涤剂,其他洗涤剂可能会造成器械损伤;手工清洗需要用pH为6.5~7.5的中性清洗剂。

(2)碱性清洗剂通常用于机械设备的清洗。

(3)贵重精密器械,应采用器械制造商推荐使用的指定清洁剂和润滑剂。

(4)清洗剂使用中始终要遵守制造商关于正确稀释比例、溶液温度、水硬度及使用的指示。

(四)清洗方法及操作步骤

1.清洗方法包括手工清洗和机械清洗。两类清洗方法适用范围不同,一般需根据器械的不同材质、不同污染程度选择清洗方法。

(1)手工清洗:是通过水流冲洗、刷子刷洗、擦洗和压力水枪等方式清洗去污(图6-1)。手工清洗适用于器械的清洗预处理,能够针对性地去除器械上湿性、干性的血渍、污渍、锈迹、水垢、化学药剂残留、医用残胶等情况,主要用于不能采用机械清洗的精密器械清洗,如一些软式内镜、电源类等器械,还用于运送车、转运箱、清洗篮筐、托盘等物品用具的清洗。

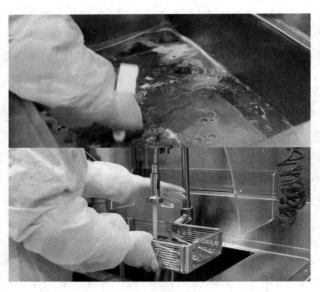

图6-1　手工清洗方法

(2)机械清洗:是指利用清洗设备完成清洗去污的方法(图6-2)。机械清洗具有自动化、程序化、标准化和效率高等优点,是医疗器械、器具和用品清洗采用的首选方法。机械清洗适用于耐高温、湿热材质的器械清洗。受设备本身自动化程度和功能影响,使用不同类型的清洗设备,其操作方式和程序有较大区别。自动化(全自动)的一键式操作可以识别完成预清洗、洗涤、漂洗、终末漂洗、消毒、干燥等处理,不需要人工辅助操作。而一些自动化程度较低(半自动)的设备则需要加入人工辅助操作。

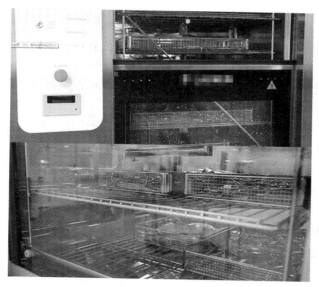

图 6-2　机械清洗法

2. 清洗操作步骤

(1)冲洗:将器械、器具和物品置于流动水下冲洗,初步去除污染物。

(2)洗涤:冲洗后,应使用医用清洗剂浸泡后刷洗、擦洗。

(3)漂洗:洗涤后,再用流动水冲洗或刷洗。

(4)终末漂洗:应采用电导率≤15μS/cm(25℃)的水进行漂洗。

(五)清洗标准化流程

1. 职业防护,环境、物资准备。

2. 评估污染分类,选择清洗方法和操作程序,确认是否可水洗。

3. 清点检查物品,组合器械或物品应拆卸。

4. 流动水下冲洗,初步去除器械或物品表面的污染物。

5. 医用清洗剂浸泡 5～10min,再用清洗刷进行刷洗或擦洗。

6. 流动水下漂洗。

7. 用纯水进行终末漂洗。

(六)清洗注意事项

1. 手工清洗时水温宜为 15～30℃。

2. 去除干涸的污渍应先用医用清洗剂浸泡,再刷洗或擦洗,有锈迹应除锈。

3. 刷洗操作应在水面下进行,防止产生气溶胶。

4. 器械可拆卸的部分应拆开后清洗。

5. 管腔器械宜先选用合适的清洗刷清洗内腔,再用压力水枪冲洗。

6. 不应使用研磨型清洗材料和用具用于器械处理,应选用与器械材质相匹配的刷洗用具和用品。

7. 清洗用具、清洗池等应每日清洁消毒。

二、消毒

(一)消毒目的

1. 为临床提供合格的消毒及无菌物品,确保患者安全。

2. 提高器械处理的质量,保证环境及工作人员的安全。

3. 消毒是器械处理中的重要环节,是保障灭菌质量的前提之一。

(二)消毒原则

1. 清洗后的可重复使用的器械、器具和物品应进行消毒处理。方法首选机械湿热消毒,也可采用75%乙醇、酸性氧化电位水或其他消毒剂进行消毒。

2. 接触皮肤、黏膜的诊疗器械、器具和物品应进行消毒处理。

3. 高度危险性医疗器械使用前应灭菌。中度危险性医疗器械使用前应选择高水平消毒或中水平消毒。低度危险性器械使用前可选用中、低水平消毒或保持清洁。

4. 耐湿、耐热的器械、器具和物品,应首选机械湿热消毒方法。消毒后直接使用的诊疗器械、器具和物品,湿热消毒温度应≥90℃,时间≥5min 或 A_0 值≥3 000。消毒后继续灭菌处理的,其湿热消毒温度应≥90℃,时间≥1min,或 A_0 值≥600。

5. 不能耐受湿热消毒的器械物品,可采用化学消毒方法。

6. 通常情况下应遵循先清洗后消毒的处理程序。

7. 被朊毒体、气性坏疽的致病菌(产气荚膜梭状芽孢杆菌、生孢子梭状芽孢杆菌及溶组织梭状芽孢杆菌)、突发原因不明的传染病病原体污染的诊疗器械、器具和物品应遵循先消毒后清洗的原则,消毒处理后方可和其他可重复使用器械、器具和物品一起进入常规清洗流程。

8. 被朊毒体污染的诊疗器械、器具与物品应选用氢氧化钠溶液浸泡消毒。被气性坏疽的致病菌污染的诊疗器械、器具与物品应选用含氯消毒剂浸泡消毒。突发不明原因的传染病病原体污染的诊疗器械、器具与物品的处理应符合国家届时发布的规定要求。

(三)消毒操作步骤

1. 酸性氧化电位水消毒操作步骤

(1)环境准备:去污区,环境整洁。

(2)物品准备:操作台、转运车、器械清洗篮筐、清洗架、标识等物品,记录表或信息系统处于备用状态。

(3)人员准备:操作人员做好职业防护,操作前先洗手,然后穿隔离衣,戴护目镜,戴双层手套。

(4)酸化水准备:开启酸化水机阀门,并将酸化水接入容器,容器放在清洗池中。

(5)器械消毒:待水液量完全浸没器械后,开始器械消毒计时,始终保持酸化水阀门开启,使用新鲜的酸化水不断加入容器。消毒的器械应放在清洗篮筐内,再浸入酸化水液中浸泡或直接冲洗消毒器械,消毒时间2min。

(6)消毒结束:将消毒后的器械放在专用的消毒台面上,即刻传送到清洁区进行干燥等处理。

(7)酸化水用后处理:消毒结束后,关闭设备。倾倒容器内酸化水消毒液,用清水冲洗清洗水池。

2. 含氯消毒剂配制的操作步骤

（1）环境准备：观察环境是否干净、整洁和宽敞。

（2）用物准备：5 000ml 量杯、配制溶液专用盆或桶或池、含氯消毒剂、比色卡、手套、隔离衣、护目镜。

（3）人员准备：操作人员做好职业防护，操作前先洗手，然后穿隔离衣，戴护目镜，戴双层手套。

（4）用量杯量出 10 000ml 水倒在容器中，水温 22℃左右。

（5）根据目的计算消毒剂用量。如每片含氯泡腾片的有效氯为 500mg，配制 10 000ml 浓度为 2 000mg/L 含氯消毒液，需放入 40 片。查对消毒剂有效期，打开含氯消毒剂瓶盖，取出所需片数。将消毒剂放入盛水的容器内，充分摇匀，无肉眼可见固体颗粒。

（6）测试消毒溶液的浓度。打开比色卡包装，取一片比色卡，手持比色卡后端，用比色卡前 1/3 端垂直伸入溶液 1～2s，取出后与对比卡进行对照，观察溶液的浓度。

（7）浸泡需消毒的物品，开始计时。

（8）浸泡至所需消毒时间，取出用物，将使用后的溶液倒入专用池。

（9）整理用物，做好相关记录。

（四）消毒标准化流程

1. 酸性氧化电位水消毒的标准化流程

（1）环境、用物、人员准备。

（2）检查酸化水设备，并开启。

（3）将器械关节暴露，置于酸化水中。

（4）待酸化水完全浸没器械后，消毒计时。

（5）浸泡至消毒时间，取出器械进行后续处理。

（6）消毒结束后，冲洗清洗池，干燥备用。

（7）整理用物，做好相关记录。

2. 含氯消毒剂消毒的标准化流程

（1）环境、用物、人员准备。

（2）根据待消毒物品的体积、量，选择适宜的容器。

（3）查对消毒剂的有效期，根据目的、容量计算消毒剂的用量。

（4）将消毒剂放入容器内，待完全溶解后测试其浓度，确保有效性。

（5）浸泡需消毒的物品，容器应加盖，并开始计时。

（6）浸泡结束，取出用物，将使用后的含氯消毒剂倒入专用池。

（7）整理用物，做好相关记录。

（五）注意事项

1. 酸性氧化电位水消毒的注意事项

（1）做好职业防护，防止酸化水对皮肤黏膜的损伤。

（2）彻底清除器械、器具、物品上的有机物，再进行消毒处理。

（3）不得将酸性氧化电位水和其他药剂混合使用。

（4）酸性氧化电位水为外用消毒产品，不可直接饮用。

（5）酸性氧化电位水对光敏感，有效氯浓度随时间延长而下降，宜现配现用。

（6）对铜、铝等非不锈钢的金属器械和物品有一定的腐蚀作用，应慎用。

（7）做好水质监测登记。

（8）酸性氧化电位水长时间排放可造成排水管道的腐蚀，故应每次排放后，再排放少量碱性还原电位水或自来水。

（9）异常情况及时汇报和处理。

2．含氯制剂消毒的注意事项

（1）做好职业防护，防止化学制剂对皮肤黏膜的损伤。

（2）根据处理物品的污染程度选择配制方法，确保消毒剂使用浓度和消毒时间的准确。

（3）含氯消毒液应现配现用。

（4）做好含氯消毒液使用情况的记录，包括时间、浓度、处理污染的类型、操作人等。消毒后应彻底漂洗，去除化学消毒剂残留。

三、干燥

干燥是指经过清洗、消毒的器械，进一步去除消毒后器械物品上残留水分的过程。器械、器具经过清洗后表面仍有水，水是细菌滋生的基本条件，在有水和适宜的温度下会使细菌繁殖，从而影响器械清洗后的消毒质量，器械关节或齿槽等缝隙部位，存有水分还可以引起器械锈蚀，增加清洗难度，影响使用功能，缩短器械的使用寿命，锈蚀也是器械损坏的主要原因。故在包装前需将器械进行干燥处理。器械干燥能够防止细菌的污染，保护检查包装区的包装人员。如化学气体灭菌对干燥程度有较高的要求，器械表面过湿会降低消毒剂作用从而影响灭菌效果。

（一）干燥目的

1．将清洗干净的物品进行有效地干燥，利于检查和包装。

2．符合国家对消毒供应中心物品处理要求。

（二）干燥原则

器械的干燥方法，宜首选干燥设备进行干燥处理。无干燥设备或不耐热器械、器具和物品可使用消毒的低纤维絮擦布进行手工干燥处理。器械的干燥操作原则应做以下要求：

1．清洗消毒后的器械，及时进行干燥处理。

2．不应使用自然干燥方法进行干燥，避免器械和物品重新滋生细菌或被环境污染。

3．应根据器械的材质选择适宜的干燥温度，金属类干燥温度 70～90℃，塑胶类干燥温度 65～75℃。

4．穿刺针、手术吸引头等管腔类器械，应使用压力气枪或 95% 乙醇进行干燥处理。

5．对呼吸及麻醉管路应使用干燥设备进行干燥，保证消毒质量和使用安全。

6．干燥设备应根据厂家说明书进行维护和保养。应保持干燥柜或箱内的清洁，每日进行表面清洁擦拭，每月检查过滤器和密封圈，每季度进行加热装置的检测。

（三）干燥方法及操作步骤

干燥方法包括手工擦拭、压力气枪、干燥设备烘干（干燥柜）。

1．手工擦拭

（1）适用范围：用于无干燥设备或不耐热器械、器具和物品，包括内镜。

（2）使用方法：操作中应使用消毒的低纤维絮类的擦布，特别注意防止棉絮和微生物的污染因素，同时应保持操作人员手卫生。

（3）干燥操作步骤

1）操作前评估：评估干燥方法是否适宜器械材质，评估器械清洗质量合格。

2）操作前准备：做好职业防护，在消毒供应中心的清洁区域，环境整洁，光线充足。物品准备包括消毒的低纤维擦布、操作台、转运车、器械清洗篮筐、标识等物品。

3）操作台准备：擦布擦拭器械，台面应留有适当的用于擦拭操作的空间和摆放干燥器械的空间。

4）干燥擦拭：擦拭动作轻柔，宜单件处理。容器类物品的擦拭宜先擦拭外面而后擦拭内面。器械擦拭应首先擦拭器械表面的水迹，然后再擦拭关节、齿牙等局部的水迹。

5）干燥器械放置：将干燥后的器械分类，有序摆放在台面上，避免再次接触水。

2．压力气枪

（1）适用范围：在清洁区设压缩空气的气枪，专用于管腔类器械的干燥，如吸管、穿刺针、针头等。

（2）使用方法

1）应依据设备的操作手册和操作规程使用。

2）选择适宜的接头。

3）组合器械单件处理，防止混乱。

4）使用气枪干燥时，先烘干再吹干或先擦拭器械表面水渍，再用压力气枪吹干。

（3）干燥操作步骤

1）检查压缩空气开关是否处于开启状态。

2）清洗物品，按照冲洗、洗涤、漂洗和终末漂洗的步骤洗净物品。

3）打开压力气枪开关，在操作台面放置清洁白纱布，将器械或物品完全吹干。

4）关闭压力气枪开关，放到指定位置。

5）整理操作台面，保持清洁干燥。

3．干燥设备烘干（干燥柜）

（1）适用范围：用于耐热材料器械，包括手术器械、内镜活检钳、注射针头、电钻等。

（2）使用方法

1）干燥设备的使用，应遵循产品说明书和操作规程。

2）根据器械耐热的程度选择干燥温度和时间，以确保装载物不会过热（可能造成损坏）。金属类干燥温度 70～90℃；塑胶类干燥温度 65～75℃。

3）器械应放入网篮中干燥，不要堆积，保持一定的空隙，利于干燥。管腔类器械，如呼吸管路等应使用专用管腔干燥架，悬垂在干燥柜内，使器械表面和内部彻底干燥。

（3）干燥操作步骤

1）检查干燥柜，打开干燥柜电源。

2）根据物品耐受温度的强度，选择匹配的温度程序。

3）将器械或物品放入干燥柜，计时。

4）观察器械或物品的干燥状况，取出物品。

5）使用完毕后，关闭电源。

（四）干燥标准化流程

1. 手工擦拭标准化流程

（1）做好职业防护。

（2）准备消毒的低纤维擦布、器械清洗篮筐、标识等物品。

（3）评估器械清洗质量合格。

（4）干燥擦拭。

（5）将干燥后的器械分类，放入清洁篮筐内并做好标识。

2. 压力气枪干燥标准化流程

（1）打开压力气枪开关，将器械或物品完全吹干。

（2）清洗物品，按照冲洗、洗涤、漂洗和终末漂洗的步骤洗净物品。

（3）检查压缩空气开关处于开启状态。

（4）关闭压力气枪开关，放到指定位置。

（5）整理操作台面，保持清洁干燥。

3. 干燥柜干燥标准化流程

（1）做好职业防护。

（2）检查干燥柜，打开干燥柜电源。

（3）根据物品耐受温度的强度，选择匹配的温度程序。

（4）将器械或物品放入干燥柜，计时。

（5）观察器械或物品的干燥状况，取出物品。

（6）使用完毕后，关闭电源。

（五）干燥注意事项

1. 手工擦拭的注意事项

（1）不应使用自然干燥方法进行干燥。

（2）保持擦布的清洁，擦布过湿会影响干燥效果，应及时更换。

（3）操作人员注意手卫生，在洗手或手消毒后进行器械的手工干燥操作。

2. 压力气枪干燥的注意事项

（1）做好职业防护，防止气溶胶产生对呼吸道引起的损伤。

（2）操作时，避免压力气枪吹气口处朝向操作人员。

（3）穿刺针等锐器进行处理时，应防止人员刺伤。

（4）过长的管腔器械，不宜采用压力气枪方法处理。

（5）做好压力气枪的清洁和维护保养。

（6）定期做好压缩空气压力的检测。

3. 干燥柜干燥的注意事项

（1）温度程序选择应适宜，避免不耐高温的物品损坏，禁止放置易燃易爆物品。

（2）网篮装载的器械不要超过器械篮筐，物品放置勿过重过挤，利于干燥彻底。

（3）装载和卸载均要防止烫伤。

（4）及时取出器械，干燥时间太长影响器械使用寿命。

（5）定期做好清洁和维护保养，延长设备的使用寿命。

（苗泓丽　徐　涛）

第三节 检查与保养

一、器械检查

（一）器械检查目的

医疗器械清洗质量是影响医院感染的一个重要因素。器械清洗质量的检查是包装前准备工作的重要组成部分，清洗质量合格更是保证灭菌成功的关键所在。

（二）器械检查原则

1. 器械包装前应检查每件器械的功能性和完整性，符合质量要求。器械结构及功能完好，表面无裂缝，应采用目测或使用带光源放大镜对干燥后的每件器械、器具和物品进行检查。

2. 可定期使用清洗测试物检查和评价器械清洗质量。通过对残留蛋白质、血红蛋白、生物负载的测试来评估清洗的效果，清洗测试物和方法应具有快速、灵敏、精准、稳定、便捷、简便、可重复及干扰物质影响少等特点。

3. 清洗质量合格应包括表面、关节、锯齿部、锁扣及管腔保持光洁，无血渍、污渍、水垢等残留物质和锈斑且功能完好，无毛刺或缺口，无裂缝和损毁。

4. 清洗质量不合格的器械和物品不得包装，必须重新清洗。有锈迹的器械应先除锈，器械功能损毁或锈蚀严重，应及时维修或报废。

（三）器械检查方法

1. 目测法　正常光线下，肉眼直接观察。

2. 放大镜检查法　借助手持式放大镜或带光源放大镜进行质量检查（图6-3）。

3. 潜（隐）血试验法　使用隐血测试纸通过试纸上的过氧化物和显色剂与血渍中的血红蛋白、肌红蛋白的作用使显色剂发生色泽变化，可判定微量血污是否存在。

4. 蛋白质残留测试法　特异强、敏感、使用方便；不受器械处理方法的干扰，如消毒剂、高温等的作用；但价格昂贵，不适合于常规检测。

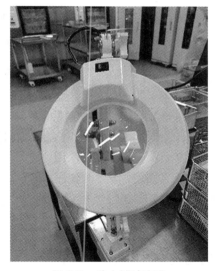

图6-3　放大镜检查法

5. 生物膜测试法　模拟体液、血液组成的生物膜测试片（块）与器械同时清洗，观察清洗后的生物膜残留以判断清洗效果。

6. 微生物检测法　将浸有无菌盐水采样液的棉拭子在被检器材各层面及轴节处反复涂抹，剪去手接触部位，将棉拭子放入装有10ml采样液的试管内送细菌室检测。

7. 三磷酸腺苷（ATP）生物荧光检测法　测定原理是利用荧光素在镁离子、ATP、氧的参与下，催化荧光素氧化脱羧，产生激活态的氧化荧光素，放出光子，产生560nm的荧光，在裂解液的作用下，细菌裂解后释放的ATP参与上述酶促反应，用荧光检测仪可定量测定相对光单位制（RLU），从而获知ATP的含量，进而得知细菌含量。

（四）器械检查标准化流程

清洗质量检测的方法较多，应当根据各医院具体情况来选择适合的方式。目前医疗机构最常用的清洗质量检测以 ATP 生物荧光检测法居多，ATP 生物荧光检测仪分为台式和手持式两种，不同品牌使用方法有细节差异，以手持式为例。

1．人员、环境及用物准备。

2．检测仪开机并完成内部校准自检。

3．检查采样棒有效期，用涂抹棒芯涂抹器械表面、齿牙、关节等处。

4．掰断涂抹棒试剂颈口，来回振荡 5s。

5．打开检测槽，将涂抹棒插入后关闭槽盖。

6．启动检测，倒计时后读取结果。

7．整理用物，记录相关数据。

（五）器械检查注意事项

1．待检器械的表面，尤其是难清洗部位（如关节、齿牙等部位），涂抹棒应该在采样区域来回涂抹，并且在涂抹过程中同时转动。

2．涂抹时需要向下轻压涂抹棒使其弯曲，这样可以确保良好的表面接触和采样。

3．记录清洗合格与否时要注意设备仪器所在厂家的推荐参考值。

4．被检测器械表面的本身性质也将影响到最终检测结果。如老化的和有严重划痕的表面往往会检测到更高的结果。

5．采样棒应按照厂家要求说明规范保存。

二、器械性能检查

（一）器械性能检查目的

1．检查器械结构和性能，确保其功能状态良好。

2．保证手术顺利使用。

3．方便操作者的使用。

（二）器械性能检查原则

1．包装前，必须检查每一件器械功能完好。

2．检查止血钳类器械的颚，齿端咬合位置应适当，且闭合不错位。闭合止血钳尖端时，器械的整个颚应对合完全。

3．多元件组成的器械，确保其所有元件各就其位。

4．剪刀类，关节不能僵硬，打开和闭合顺畅，保持适当的张力测试检查刀刃锋利度，剪刀应能从顶端完全剪开测试物。

5．检查管腔器械如套管针盒和针头是否有弯曲。针体及针栓部位应针尖无挂钩，针套与针芯匹配，结构完好无裂缝、变形。

6．绝缘器械需要进行仔细的检查，以确保其绝缘性。若有专门的绝缘测试器，可在每次处理器械后使用，以鉴别器械绝缘体的完好性。

7．内镜器械应检查目镜，看视野是否清楚。

（三）器械性能检查操作步骤及方法

1．评估所检查器械的方法及要求。

2．器械经过清洗、消毒处理。

3．有可遵循的操作规程

（1）人员准备：着清洁工作服、戴工作帽（需遮盖全部头发）、洗手。

（2）环境准备：清洁、无尘、光线明亮。

（3）用物准备：操作台、灯源、放大镜、各类器械专用测试工具。

（四）器械性能检查标准化流程

1．人员、环境及用物准备。

2．检查基数器械性能。

3．检查待包装器械的完整性。

4．检查待包装器械的功能状态。

5．精密、专科器械应严格按照厂家说明书操作。

6．摆放整齐，待包装。

（五）器械性能检查注意事项

1．有腐蚀现象和功能损坏的器械及时处理。

2．精密、专科器械按照厂家说明书进行检查。

3．电外科器械需进行绝缘性能检查。

三、器械保养

（一）器械保养目的

1．避免器械的磨损，保证操作灵活。

2．保证器械功能完好。

3．延长器械使用寿命。

（二）器械保养原则

1．根据器械的不同材质选择合适的医用润滑剂进行器械保养，保持器械的灵活性，减少器械关节之间的金属摩擦，减少器械起斑并帮助器械耐氧化，保持器械的表面光洁。

2．器械使用以后均应进行常规保养，尤其是装有铰链或移动元件的器械在每次使用后必须进行保养。器械的润滑保养宜在器械包装前进行。

3．根据器械的特性和精细程度分别采用手工润滑和机械润滑的方法。

润滑剂应选择适用于不锈钢手术器械，采用灭菌处理兼容的水性润滑剂，不应使用石蜡油等非水溶性产品作为润滑剂。非水溶性润滑剂可阻碍灭菌蒸汽充分接触器械表面，从而影响灭菌效果，不是所有的器械润滑剂都适用于蒸汽、等离子气体和环氧乙烷（EO）灭菌，在使用前一定要仔细阅读产品标签说明并遵循厂家建议的浓度稀释，在有效期内使用。

（三）器械保养方法及操作步骤

1．手工润滑

（1）原则：采用手工润滑器械，可针对性地进行器械关节、铰链、移动部件的保养，如牙钻、手术电钻等手术器械，手工润滑可选用喷涂或浸泡法。

1）浸泡法：清洗器械后，使用有孔容器装载浸泡于配制好的润滑剂中。浸泡时间根据润滑剂使用说明书的建议；至少应每日更换润滑剂。

2）手工喷涂法：针对器械关节、铰链和移动等部位的润滑，宜使用专用的气雾喷涂润滑剂，具有速干的效果。

（2）手工器械应使用专用水溶性润滑剂对器械保养。

（3）骨科器械及动力器械的齿部和轴节处应使用专用润滑剂喷雾或滴注，以维持良好的功能。

（4）精密、易损坏的器械保养完毕后，应放置专用容器内给予保护。

（5）腔镜器械功能检查前，需对腔镜器械的活动接点、轴节、旋转开关、阀门、棘爪等处均加以润滑。可采用喷雾、浸泡、滴注等方法进行器械的保养。

（6）步骤：手工清洗→消毒→干燥→手工润滑。

2. 机械润滑

（1）原则：通过清洗消毒器完成器械润滑。按照产品说明书的稀释比例配制润滑剂，设定润滑剂用量，在器械消毒器的终末漂洗阶段中由机械泵加入润滑剂完成器械润滑。

（2）所有耐高温、耐湿热的器械宜进入机洗流程，确保清洗质量并给予均匀上油保养。

（3）步骤：清洗消毒机→预洗→洗涤→漂洗→终末漂洗（消毒、润滑）→干燥。

（四）器械保养标准化流程

1. 人员、环境及用物准备。

2. 目测检查器械清洗质量，必要时可使用光源放大镜。

3. 检测器械完整性及功能状态。

4. 将可拆卸的器械进行组合、装配。

5. 对有关节、可活动的部位进行润滑。

6. 特殊、精密、贵重的器械应使用专用水溶性润滑剂润滑。

7. 按照使用顺序串装、摆放。

（五）器械保养注意事项

1. 应按照产品说明的稀释比例配制润滑剂，稀释剂应使用纯水或蒸馏水。

2. 盛装润滑剂的容器必须是清洁的，防止润滑剂的污染。

3. 使用容器装载器械，避免工作人员将手伸入溶液中造成皮肤损伤。

4. 根据器械材质选用润滑剂，塑胶类（如呼吸管道、电源器械电线等）、玻璃类（吸引瓶、湿化器罐等）器械及物品、不锈钢容器（盆、盘、碗等）不需使用润滑剂。

5. 特殊器械如牙钻等电动器械遵循厂家建议的润滑方法和润滑剂。

6. 经过机械润滑的器械、器械的关节、铰链根据功能检查时的状况，酌情进行手工润滑。

（张镁月　秦　年　陈　慧）

第四节　包　装

包装是指将器械、器具和物品用适当的包装材料包裹起来的一种方法。包装的目的在于建立无菌屏障，确保器械物品在灭菌后预期的使用、储存寿命、运输等条件中保持无菌性。

一、包装目的

1. 屏蔽细菌，防止物品灭菌后再污染，建立无菌屏障。

2．有利于灭菌因子的穿透和空气的排出。

3．有利于无菌物品的储存。

4．保证器械在运输过程中不受损，方便运输。

5．方便操作者取用，保证工作正常开展，保障医疗安全。

二、包装原则

1．操作人员应符合职业防护要求，着工装，戴圆帽，备手消毒剂；操作环境宽敞，光线充裕，操作台面干净整洁。

2．拆卸器械按照装配指南进行组装；轴节类器械不应完全锁扣；有盖的器皿应开盖，有孔的容器应将孔打开，所有器皿的开口方向一致。精密、细小、尖锐器械应采用适宜的保护套加以保护或使用带固定装置的硬质容器。管道装置应盘绕放置，避免90°弯曲，防止受压变形。

3．包装操作前按照标签或装配指南逐一清点，其品名、数量及规格应相符。

4．根据盛装器械、器具及物品的篮筐或弯盘大小和其厂家指导说明选择合适的包装材料。

5．根据大小和临床需要选择不同的包装方法。

6．操作台面每次使用后应保持干净整洁。

三、包装材料的分类及选择

（一）包装材料的分类

常用的包装材料有纺织品、硬质容器盒、一次性无纺布、一次性医用皱纹纸、纸塑袋、纸袋。

1．纺织品　用于灭菌包装的纺织材料，目前在我国主要是棉布。纺织材料具有一定的柔软性和顺应性，穿透性强，经济实用，抗张力性强，但反复使用后或遇湿后（对水的抵抗性差），逐渐降低其抗菌屏障。新棉布在使用前应清洗，重复使用的纺织材料每次使用后应清洗、消毒，使用前应在有光源的桌面上检查，有破损、缝补都不再使用。

2．硬质容器盒　可反复使用的刚性无菌屏障系统。灭菌盒由底座和相匹配的盒盖组成，灭菌盒盖含过滤系统，盖内嵌硅胶垫圈，确保灭菌盒的紧密闭合；灭菌盒侧面的红色扣锁则为了确保灭菌盒的安全闭合，防止微生物的侵入。灭菌盒具有操作简单、运输便捷、提高灭菌质量及延长储存时间等优点，但采购成本和后期维护成本较高，储存空间大。

3．一次性无纺布　又称非织造布、非织布、不织布、无纺织布，是由塑料聚合物、纤维素纤维制成，主要材质是聚丙烯。无纺布过滤性能、吸附性能和阻菌效果好，但抗物理强度较差。

4．一次性医用皱纹纸　由木浆或纸浆制成，是一种环保安全的包装材料。它价格相对较为便宜，皱褶可增加弹性，方便包装，屏障性能优，但抗物理强度较差。

5．纸塑袋　由聚对苯二甲酸乙二酯（外层）、黏合层、聚丙烯（内层）塑料复合膜组合而成。纸塑袋是既有透气功能又有可视功能的预成型无菌屏障系统，须采用医用热封机密封。纸塑袋适用于单把器械、小型器械的包装，可直接肉眼观察袋内物品，但缺点是选择性小，抗物理强度较差。

6. 纸袋 由结构性黏合剂黏合而成的,具有抗水、耐高温的性能,背部是塔接的,可保证在蒸汽灭菌中纸与纸的密封处与受力方向垂直,避免因真空和正压而开袋,适合于多种器械和物品的包装。

(二)包装材料选择

1. 材料具有良好的包装完整性和保护性。

2. 医疗器械材质与包装、灭菌方式相适应,灭菌彻底无毒、无害、无灭菌因子残留,使用安全。

3. 包装材料质量应符合国家规定标准《最终灭菌医疗器械包装 第1部分:材料、无菌屏障系统和包装系统的要求》(GB/T 19633.1—2015)。

4. 不应有影响其性能和安全的释放物质和异味。

5. 材料具有保持无菌状态的维持性能,长期无菌有效,能建立有效的微生物屏障。

6. 材料具有良好的柔顺性,使用方便。

7. 材料易于发现密封被打开痕迹,保证实现无菌操作,保持洁净开口性和撕毁无效。

四、包装方法及操作步骤

包装技术包括装配、包装、封包、注明标识等步骤,根据器械大小,选择适宜的包装材料进行包装。在每次使用前应检查医用包装材料的完好性,不能有污渍、破洞、异物等。包装方式分为闭合式包装和密封式包装两种。

(一)闭合式包装

1. 方法 将器械物品包装好后,开口反复折叠,以形成一弯曲路径,并采用灭菌指示胶带封包。灭菌指示胶带可使包装闭合,通过胶带上涂层颜色变化直接判断是否灭菌合格。封包胶带的长度应与灭菌包体积、重量相适宜。胶带封包时松紧适度,封包严密,保持闭合完好性,可用两条平行、井字形或十字形封包方式。

2. 操作步骤

(1)环境整洁、干净,规范着装,用物准备齐全,按七步洗手法洗手。

(2)包装人员对清洗消毒后的器械逐一检查清洗质量、性能规格、功能状态及数量等是否吻合,必要时对器械进行润滑保养。

(3)可拆卸器械按照装配指南进行组装、功能状态检查;轴节类器械检查完后按使用顺序分类串装。将所有物品放入铺有吸湿巾的篮筐或有孔盘内,并补充辅助物品。

(4)质检员再次按照内置标签逐一清点器械名称、数量及规格等,精密器械须用保护套保护,并放入化学指示卡。

(5)根据器械包的大小选择合适的纺织品或一次性无纺布进行包装。

(6)使用长度适宜的包外灭菌指示胶带封包。

(7)在器械包左下角或侧面贴上包外标识,内容包括名称、操作者、灭菌日期、失效日期、灭菌器编号、灭菌批次、配送单位,具有可追溯性。

(二)密封式包装

1. 方法 通常采用热封的方法。应使用医用热封机,开机后根据包装材料设定相应温度(温度设置参照厂商的建议)。检查密封效果,保证密封均匀完整(无皱折)且处于紧闭状态,纸塑袋密封宽度应≥6mm,包内器械或物品距包装袋封口处需≥2.5cm。

2．操作步骤

（1）环境整洁、干净，规范着装，用物准备齐全，按七步洗手法洗手。

（2）开启医用热封机，根据包装材料设定相应温度并预热，纸塑袋包装温度为170℃±2℃。

（3）测试性能，检查医用热封机的密封效果。

（4）按清单查对物品数量，并检查物品洗涤质量、性能规格等。

（5）将物品装盛于大小适宜的纸塑包装袋内，放入包内化学指示卡。

（6）在进行封口时，尽量排除袋内空气。

（7）封口完毕，检查封口处的密封效果是否合格。

（8）在包外贴上包装标识，内容包括名称、操作者、质检者、灭菌日期、失效日期、编号、灭菌批次、配送单位，具有可追溯性。

五、包装标准化流程

（一）闭合式包装

1．准备用物和环境，操作人员规范着装、洗手，包布平铺于操作台。

2．从清洗框内取出清洗消毒后的器械，检查清洗质量、功能状态。

3．轴节类器械扣上一个齿牙，分类合理串装。

4．选择合适的有孔容器，铺吸湿巾，按照内置清单清点、核对。

5．电子系统打印外标签，放置包内化学指示卡、内置清单。

6．根据器械包的大小选择合适的包装材料。

7．取长度适宜的化学指示胶带规范包装，并粘贴包外标识。

（二）密封式包装

1．准备用物和环境，操作人员规范着装、洗手。

2．开启热封机，根据包装材料设定相应温度并预热。

3．检查封口机性能及有效期的准确性。

4．检查物品清洗质量、性能、规格、数量是否与清单相符合。

5．将物品放入塑封袋内，放入包内化学指示卡。

6．封口，检查封口是否符合标准。

7．再次核对，确认无误后粘贴包外标识。

六、包装注意事项

（一）闭合式包装

1．预真空灭菌包的体积不得超过30cm×30cm×50cm，下排式灭菌包的体积不得超过30cm×30cm×25cm，金属包的重量不宜超过7kg，布类包不超过5kg。

2．盘、盆、碗叠放均用隔湿巾隔开，有孔的容器应将孔打开，所有器皿的开口方向一致。

3．包内指示卡应放在包的中央，避免直接放入器械盘内，以免影响判断结果。

4．尖锐器械应加保护套或用治疗巾、吸水巾保护尖端。

5．管道类应避免90°弯曲并防止受压变形。

6．纺织品应一用一洗，新包布应脱浆后使用。

7．所有包装物品必须充分干燥。

8．抢救包应双人查对。

（二）密封式包装

1．所有包装物品必须充分干燥。

2．包的体积重量符合要求，不宜过大过重，包装容积不超过塑封袋的3/4，包内器械距包装袋封口处≥2.5cm。

3．物品或器械的锋锐部位应加以保护。

4．植入物必须双层包装，其内层不得折叠，纸塑同方向。

5．管道器械不能扭曲或成角。

6．封口严密，热封宽度≥6mm。

（刘　争　陈波桥　曾爱英）

第五节　灭　菌

　　斯伯尔丁分类法指出，根据医疗器械污染后使用所致感染的危险性大小及在患者使用时的消毒或灭菌要求，将医疗器械分为三类，即高度危险性物品、中度危险性物品和低度危险性物品。进入人体无菌组织、器官、脉管系统，或者有无菌体液从中流过的物品或接触破损皮肤、破损黏膜的物品，一旦被微生物污染，具有极高感染风险，如手术器械、穿刺针、腹腔镜、活检钳、心脏导管、植入物等。针对这一类高风险诊疗器械、器具与物品，应进行灭菌处理。

一、灭菌标准化流程

（一）压力蒸汽灭菌

1．用物和环境准备，操作人员规范着装、洗手。

2．对压力蒸汽灭菌器安全性能的检查。

3．打开电源，清洁排汽滤网后关闭舱门。

4．热循环结束打开舱门，开始B-D测试。

5．B-D测试合格后，将待灭菌物品规范装载。

6．根据物品的种类正确的放置生物监测包于锅架上，关闭舱门。

7．选择与物品相应的灭菌循环程序。

8．待灭菌周期结束后查看物理记录，确认循环完成。

9．关闭舱门，进入待机备用状态。

10．完善记录。

（二）环氧乙烷灭菌

1．用物和环境准备，操作人员规范着装、洗手。

2．对灭菌器安全性能进行检查。

3．开机，进入待机状态。

4．根据待灭菌物品材质选择相应灭菌程序。

5．确认环氧乙烷气罐的有效性，并安装放入。

6. 放置生物指示剂,将待灭菌物品推入舱内,关闭舱门。

7. 设置排气时间,启动"灭菌开始"。

8. 灭菌循环完成,查看物理记录,开舱门,取出灭菌物品。

9. 取出使用后的环氧乙烷气罐,按规范丢弃。

10. 完善记录。

(三)过氧化氢低温等离子灭菌

1. 用物和环境准备,操作人员规范着装、洗手。

2. 对灭菌器安全性能的检查。

3. 打开电源,灭菌器自检后进入待机状态。

4. 确认卡匣的有效性,并插入卡槽。

5. 打开舱门,放入生物监测包。

6. 将待灭菌物品推入舱内,关闭舱门。

7. 选择与物品相应的灭菌循环程序。

8. 灭菌结束,查看物理记录,确认循环完成。

9. 取出灭菌物品,关闭舱门,进入待机备用状态。

10. 完善记录。

二、灭菌注意事项

(一)压力蒸汽灭菌

1. 应使用专用灭菌架或篮筐装载灭菌物品,装载的物品不应触及墙壁和门。

2. 灭菌包之间应留间隙,利于空气、水蒸气等灭菌介质循环以及排出和干燥,不应超载。

3. 宜将同类材质的器械、器具和物品,同批次进行灭菌。因为不同材质的器械和物品的灭菌程序有所不同。如橡胶制品类器械物品灭菌温度低于金属器械和敷料;环氧乙烷气体灭菌后,金属、玻璃类器械的环氧乙烷残留物很少,塑胶类材质器械的环氧乙烷残留物比金属和玻璃类器械高,所以将同类材质的器械物品装载在一起,利于选择灭菌程序、提高灭菌工作效率、降低器械损耗和老化。如果必须将不同的材质放在一起灭菌,选择灭菌程序时应以灭菌时间和程序最长的器械材质为基准。

4. 压力蒸汽灭菌时纺织类物品应放置于上层、竖放,而硬质容器的手术器械盒包装放在下层防止冷凝水对其他物品包装的影响。手术器械包、硬质容器应平放,防止器械堆积、磨损,盘、盆、碗类物品应斜放,容器开口朝向一侧。玻璃瓶等底部无孔的器皿类物品应倒立或侧放。

5. 纸袋、纸塑包装应侧放在灭菌篮筐中,包与包之间应留有间隙,利于蒸汽进入和冷空气排出。

6. 灭菌物品不宜过大(应小于 $30cm \times 30cm \times 50cm$),尽量将同类物品放在一起灭菌。

7. 装载物品时不宜过紧,各包裹间要留有间隙,使蒸汽能对流易渗透到包裹中央。打开贮槽或盒的通气孔,灭菌完毕关闭贮槽或盒的通气孔。

8. 布类物品应放在金属类物品上,否则蒸汽遇冷凝聚成水珠,使包布受潮,阻碍蒸汽进入包裹中央严重影响灭菌效果,物品不能贴靠锅门和锅壁。

9. 压力蒸汽灭菌冷却时间应 >30min，避开空调设施冷风口，待温度降至室温时方可移动；灭菌结束后，灭菌操作人员和质检员进行灭菌质量记录和确认。

10. 卸载时无菌包掉落地上或误放到不洁处应视为被污染，需重新灭菌。

（二）低温环氧乙烷灭菌

1. 灭菌物品需彻底清洁和漂洗，清除黏膜、血渍和其他有机物，并烘干物品、去除水滴。选用适合环氧乙烷灭菌的包装材料对灭菌物品进行打包。

2. 装载的灭菌物品应留有间隙，物品装载量应依照厂商的推荐进行操作。较重的物品不能叠放，纸塑包装袋子应竖放。

3. 合理规范装载，避免装载过多过密。纸塑包装需侧放，纸塑同向。灭菌后的物品需应遵循厂家说明书解析后再发放，卸载运送时注意背风，避免吸入残留环氧乙烷。

4. 残留环氧乙烷排放应遵循生产厂家的使用说明或指导手册，设置专用的排气系统，并保证足够的时间进行灭菌后的通风换气。

5. 应根据厂商建议定期进行工作环境等残留物测试。在 8h/d 工作中环氧乙烷浓度应不超过 1.82mg/m^3，灭菌后经过解析物品残留环氧乙烷应≤10μg/g。不应采用自然通风法进行解析，防止医疗工作者过度暴露于环氧乙烷气体。

6. 环氧乙烷灭菌设备应安装排气管道系统。灭菌器必须连接在独立的排气管路上，排气管材料应符合环氧乙烷不能通透，如铜管。排气管应导至室外，并于出口处反转向下，距排气口 7.6m 范围内不应有任何易燃易爆物和建筑物的入风口，如门或窗。排气管的垂直部分长度超过 3m 时应加装集水器。

7. 职业者吸入环氧乙烷气体超过暴露时间和浓度会有健康受损的危险，其中包括可能致癌、致畸、致突变。此外，过度暴露可导致眩晕、呼吸窘迫、恶心、呕吐及头痛。

8. 使用环氧乙烷气体灭菌应在密闭的环氧乙烷灭菌器内进行，灭菌器应取得卫生行政部门卫生许可批件，同时应符合 WS 310.2—2016 和 WS/T 367—2012 等规定。

9. 应对环氧乙烷工作人员进行专业知识和紧急事故处理的培训。

（三）过氧化氢低温等离子体灭菌

1. 应使用专用特卫强灭菌袋和无纺布包装材质。

2. 适用于不耐热、不耐湿的医疗用品，如各种内镜、电子电源器材、金属器材、导线及光学设备、陶瓷制品等。

3. 不适于植物性纤维材质，包括纸、海绵、棉布、木质类、油类、粉剂等。

4. 灭菌物品必须充分干燥。

5. 不锈钢材质的钢管长度≤50cm，直径≥1m；聚乙烯和聚四氟乙烯材质长度≤2m，直径≥1m。当物品长度 1～2m，直径 1～5m 时，需使用增强剂。

6. 装载时塑胶面须朝一个方向，灭菌物品不得接触灭菌腔内壁，装载高度距腔体顶端 8cm。

7. 每次灭菌循环应将不同类物品混放，不能只放金属类物品。

（易良英　黄　浩　陈　慧）

第六节 储存与发放

一、储存

广义的储存包含储存和保管。储存,有物品以备待用的含义;保管是储备的继续,是保护物品不受损害的过程。储存是影响无菌质量的重要环节,清洁、干燥、温湿度适宜的环境可以降低无菌物品储存中微生物污染的概率。无菌质量特性决定了无菌物品储存及保管有其特殊的管理要求,须有更严格的质量安全和控制污染的措施。各类无菌物品的储备量应充足,及时补充用量,保障临床诊疗、手术、急救、突发公共事件工作顺利开展。加强无菌物品使用量和周转率的控制,避免和减少过期物品以及积压、损坏、丢失等问题造成的浪费。

（一）储存目的

1. 确保无菌物品的质量及有效性。

2. 保证全院无菌物品供应。

（二）储存原则

无菌物品储存必须严格按照监测质量标准确认无菌物品质量。消毒供应中心人员须严格执行消毒隔离和卫生措施,从而保证无菌物品质量,降低医院感染。

1. 空间环境及设备设施要求

（1）存储环境清洁整齐,内部通风、采光良好,无可见的灰尘。

（2）无菌物品存放区温度低于24℃,相对湿度小于70%。根据管理需要进行环境卫生监测和评价,其环境卫生标准应符合 WS/T 367—2012 相关条款。

（3）无菌物品存放架或柜应与地面保持一定的高度,应距地面高度20～25cm,与天花板保持50cm距离,离墙5～10cm 的距离,避免无菌物品接触墙被污染。储存无菌物品时可使用防尘罩,防止无菌物品的污染,防尘罩的厚度应＞2mm。储存使用周转较慢的无菌物品可使用封闭的柜子或容器。

（4）消毒供应中心进行无菌物品储存、运输时必须借助专用的设施,包括储物架（柜）、车、塑料封闭箱等。物品储备设施宜选用耐腐蚀、表面光滑、耐磨的材质,如不锈钢等材料。禁止将无菌物品放置在规定区域或专用设施以外的地方,防止污染,保证安全。

2. 存放要求

（1）接触无菌物品前应洗手或手消毒。

（2）质量验收和记录。无菌物品进入存放区应确认灭菌质量监测合格,记录物品名称、数量等,杜绝出现过期物品。

（3）按照"先进先出"的原则摆放物品。

（4）建立基数,根据临床工作量建立各类无菌物品、抢救物品名目和数量,每日清点并及时补充,保证储备充足。

（5）物品摆放位置规格化,不应堆放或混放。

（6）一次性使用无菌器材应去除外包装,避免外包装污染无菌物品储存环境。包装存放的一次性无菌物品,储存时间不宜过长,以免包装外面有积尘污染。

（7）无菌物品放在不洁的位置或掉落地上应视为污染包,不得使用。

3. 储存前质量检查原则 无菌物品储存时应确认监测结果符合 WS 310.3—2016 灭菌质量要求。应进行包装完好性、湿包等质量检查。不符合标准的物品应分析原因,重新处理和灭菌。

(1) 确认灭菌质量监测,物理监测质量不合格时,同批次灭菌的物品不得储存和发放。包外化学监测变色不合格的灭菌物品,不得储存和发放。灭菌植入物及手术器械应每批次进行生物监测,合格后无菌物品方可储存或发放,紧急情况时,可在生物监测中加用 5 类化学指示物。5 类化学指示物合格可作为提前放行的标志,生物监测的结果应及时通报使用部门。

(2) 确认无菌包装清洁,无污渍,包装完好,无破损,包装松紧适宜。

(3) 确认无菌物品有外标签,粘贴牢固,标签项目完整,无菌效期准确,字迹清晰。

(4) 湿包不能作为无菌包储存。

(三) 储存操作步骤及要求

1. 无菌物品储存

(1) 操作前评估

1) 环境:存放架或搁物柜保持清洁、干燥,无杂物,操作前半小时停止清扫。

2) 工作人员:换鞋,戴帽,着专用服装,洗手。

3) 用物准备:根据无菌包的多少准备合适卸载车、篮筐、存放架或搁物柜、手消毒液、防烫手套或用具等。

(2) 操作步骤

1) 评估灭菌器运行停止。戴防烫手套,避免接触高温车架时烫伤皮肤。

2) 灭菌物品冷却:从灭菌器中拉出灭菌器柜架,放于无菌储存区进行冷却,冷却时间应 >30min。

3) 确认灭菌质量:从灭菌器柜架上取下已冷却物品时,需进行灭菌质量确认。检查灭菌器的物理参数、包外化学指示物变色情况、包外标识、有无湿包、包装完好性和闭合性。

4) 物品储存放置:按照物品名称、编号、灭菌日期的先后顺序放置在固定位置。

5) 依据灭菌物品记录,清点储存物品的名称、数量并记录。根据临床工作量建立各类无菌物品、抢救物品名目和数量。

6) 各类无菌物品每日清点,及时补充,保证储备充足。急救物品的储备应根据医院规模和承担急救任务量定额。

2. 一次性物品储存(库房转运无菌物品储存区)

(1) 操作前评估方法及要求

1) 环境:存放架或搁物柜保持清洁、干燥,无杂物,操作前半小时停止清扫。

2) 工作人员:操作人员符合着装要求,并洗手。应由库房人员、无菌物品储存区人员共同完成操作。

3) 用物准备:一次性无菌物品、转运车、存放架或搁物柜、手消毒液等。

(2) 操作步骤

1) 确认产品资质:一次性无菌物品入库前,首先检查产品验证是否具备省级以上卫生或药监部门颁发的《医疗器械生产企业许可证》《医疗器械产品注册证》《医疗器械经营企业许可证》等,进口产品还要有监督管理部门颁发的《医疗器械产品注册证》。属于三类医疗器械的一次性无菌物品应有热原和细菌监测报告,妥善保留资料以备查证。

2)验收产品:一次性无菌医疗用品入库前,检查每箱产品的检验合格证、灭菌标识、产品标识和失效期,检查每批产品外包装,外包装应包装严密、清洁,无破损、变形、污渍、霉变、潮湿等质量问题。

3)按照类别、灭菌日期先后顺序分类、分架,存放在固定位置。

4)入库登记:每批物品到货时间、批号、失效期、数量、品名、规格、厂家及送货人签名等。

5)一次性无菌物品进入无菌储存区时,由专人负责拆除运输包装后传送到无菌物品储存区。按有效期先后顺序存放,不同种类不同型号分类放置。

6)整理环境。

(四)储存标准化流程

1.无菌物品储存

(1)人员、用物、环境准备。

(2)评估灭菌器运行结束。

(3)冷却、卸载。

(4)灭菌质量确认。

(5)将物品分类、分架、定点存放,标识醒目。

(6)清点、补充并记录。

2.一次性无菌物品储存

(1)人员、用物、环境准备。

(2)确认产品资质并验收。

(3)一次性(无菌物品)库房入库登记。

(4)专人去除外包装。

(5)将物品分类、分架,定点存放。

(6)清点、记录。

(五)储存注意事项

1.无菌物品储存注意事项

(1)无菌物品应设专架存放,并设置标识,标识应醒目清楚,可设柜架号、层次号、位置号。物品应分类放置,各类物品均应分架或分开摆放,不应堆放或混放,物品摆放位置应固定,存取方便。

(2)注意手卫生,取放无菌物品前后应洗手,不佩戴戒指等饰物,防止划破外包装纸。

(3)保证足够的冷却时间,防止产生湿包。无菌包潮湿、包装破损、字迹不清、误放于不洁处或掉落地面,均应视为污染,须重新处理和灭菌。

(4)手术器械、敷料包的搬运应使用器械车。器械篮筐或手术器械箱搬运中应平移,防止器械碰撞和磨损。

(5)各类无菌包按照灭菌日期先后顺序摆放,发放时遵循先进先出的原则。

(6)环氧乙烷灭菌包应在人员流动少的地方、背风处储存。

(7)储存时应确认无菌物品的有效性和包装完好性,发现存在的灭菌质量问题应及时反馈灭菌人员和相关负责人。

2．一次性无菌物品储存注意事项

（1）按照"先进先出"的原则进行储存或周转，定时核查掌握各类、各型号用品基数和有效期，合理安排供应，避免超量储存或过期造成浪费。

（2）专职人员负责一次性物品的验收入库。

（3）一次性无菌物品存放架或柜应距地面高度 20～25cm，可降低灰尘的污染率，易于清洁整理。离墙体距离 5～10cm，天花板距离保持 50cm，避免无菌物品接触墙体被污染和避免遭受湿度和温度的影响产生霉菌等。

（4）储存环境保持清洁整齐，内部通风、采光良好，无可见的灰尘。每日定时清洁整理地面、台面和专用无菌电梯。每日用空气消毒剂消毒一次，定时清洁天花板、墙面等。

（5）各类物品均应分架或分开摆放，不应堆放或混放。

二、发放

无菌物品发放是指将储存的无菌物品，发放至使用部门时，进行的无菌物品质量确认检查、配装、运送等操作。消毒供应中心无菌物品供应方式主要有两种，按需分配方式和按基数分配方式。

（一）发放目的

1．检查无菌物品的灭菌质量，避免不合格物品的发出。

2．正确合理的发放，保障临床使用及安全。

（二）发放原则

无菌物品发放是实施无菌物品供应和服务的过程。一是把好无菌物品质量关，保证使用的安全。二是及时、准确、完好的将无菌物品发送至临床，满足医疗、护理工作的顺利开展。为患者抢救和突发事件提供无菌器械、器具和物品的保障。无菌物品发放应遵循以下原则：

1．无菌物品发放时，应遵循先进先出的原则，先储存的物品先进行发放使用。

2．建立严格的查对制度，发放时应确认无菌物品的有效性。植入物及植入性手术器械应在生物监测合格后，方可发放。

3．建立无菌物品下送服务制度，及时供应无菌物品；根据临床无菌物品需求，建立常规物品（一次性无菌物品）、专科物品（手术器械等）、急救物品、突发事件所需物品等供应服务方式，通过预约申请单、紧急请领单、网络申请、污染回收清点单等方式，准备临床需要的无菌物品。

4．各类物品发放记录应具有可追溯性。

5．建立无菌物品质量问题的反馈制度，持续改进工作质量。

6．运送无菌物品的器具应清洁处理、干燥。

（三）发放要求及操作步骤

1．发放前准备及要求

（1）查对制度及要求：无菌物品发放时应严格执行查对制度，发放准确。基本要求是三查：物品储存时查、发放时查、发放后查。依据领物申请单或发放单核对发放物品，包括六项核对，即物品名称、灭菌效期、灭菌标识、数量、科室、签名。检查时具体应注意质量要求：

1）物品名称：核对无菌物品的名称，标识字迹清楚、容易识别。

2）核对包装质量：检查纺织物、无纺布及一次性医用皱纹纸的包装封口胶带长度、变色情况、闭合的良好性；纸塑包装的封口处是否平整，压封是否紧密和连续，化学指示剂变色情况；硬质容器的锁扣是否联接紧密，热敏锁是否弹开等。

3）数量：根据发放清单检查所发物品的数量是否准确，发放前、中、后均需查对，如发放后检查基数是否足够。

4）外来器械发放前应检查公司名称和器械名称是否吻合；发放的使用部门及地点；运送要求及方式等。

5）无菌效期：核对灭菌日期和失效日期。

6）责任人信息：主要包括包装者或编号等。

7）填写发放记录单：填写项目完整，主要包括日期、灭菌器编号、批次号、物品名称、灭菌效期、主要操作员签名（包装、灭菌、发放等岗位人员）、数量、接收物品科室等。

（2）无菌物品发放用物准备：无菌物品发放、运输应采用封闭方式，使用封闭的车或运转箱。

1）运转箱：无菌物品应放入大小适宜的运转箱中，封闭后传送。运转箱应标明接收物品的部门等有关信息，运送中运转箱应始终保持关闭状态，防止污染。发放前认真检查盛装无菌物品的容器是否严密、清洁，有无破损、污渍、霉变、潮湿。严禁将无菌物品和非无菌物品混放，盛装无菌物品的容器每日清洗一次，干燥备用，视污染情况可选用物理消毒或化学消毒。

2）运转车：无菌物品可直接装入专用运转车，也可将无菌物品装放在运转箱中，再放入运转车内发放运送。运转车应有编号等标识，运转中车门应保持关闭。运转车每日彻底清洗一次，干燥备用，视污染情况可选用物理消毒或化学消毒。

3）专用电梯发放：消毒供应中心和手术部门可使用专用电梯发放、运输无菌物品。

4）传递窗发放：临时或特殊情况下，可在无菌物品储存区传递窗口，直接发放无菌物品；领取无菌物品后应放入封闭容器中传送。

2. 常规无菌物品发放　常规无菌物品主要指临床科室常用的器械，如缝合包、清创包、腰穿包、骨穿包等。

（1）操作前评估方法及要求

1）环境：发放台、运转车、运转箱、传递窗保持清洁、干燥，无杂物。

2）工作人员：进入该区，须换鞋，着装符合要求，洗手或手消毒。

3）用物准备：运转车、运转箱、各类物品申领单、消毒干手液等。

（2）操作步骤

1）根据清单准备无菌物品。

2）再次核查无菌物品的灭菌质量是否合格，包括包外标识（包名、操作者、灭菌器编号、锅次、灭菌日期和失效日期）、包外化学指示胶带；有无破包、湿包、污渍包；检查批量监测结果。

3）与下送人员核对，按科室分装无菌物品。

4）再次核对科室申领计划清单、发放登记、去污区回收清单，确保信息一致。

5）发放完毕将发放信息进行登记汇总，将汇总清单与回收清单进行核对以保证收发一致。发放人员收集整理科室申领清单，备查。

6）使用封闭式运转车或运转箱发送无菌物品，由消毒供应中心运输人员按规定路线送至各科室，科室人员签字确认。

7）清点库存基数，整理搁物架及环境。

（四）发放标准化流程

1．人员、用物、环境准备。

2．根据清单准备物品。

3．核查无菌物品的灭菌质量。

4．与下送人员核对，按科室对无菌物品分装。

5．再次核对科室申领清单、回收记录、发放登记，确保信息一致。

6．发放信息登记汇总，保证收发一致。

7．下送人员使用运转车或运转箱，按规定路线送至各科室。

8．清点库存基数，整理搁物架及环境。

（五）发放注意事项

1．无菌物品发放时，应遵循先进先出的原则。发放时应确认无菌物品的灭菌质量和有效期。

2．发放前应清洁双手；禁止佩戴首饰，以免划破无菌包装。

3．发放时严格执行消毒隔离及查对制度。凡发出的无菌物品，即使未使用过，一律不得返回无菌物品存放区。

4．发放车辆应专用，无菌物品运送使用的车、容器使用后应彻底清洗和消毒，车、容器存放在专设的清洁区域，保持清洁、干燥。

5．异常情况及时汇报，特殊情况交班。

（陈波桥　刘　争　张镁月）

第七节　内镜的处理

一、硬式内镜

硬式内镜的光学元件被称为光学透镜，是整个设备中最贵和最脆弱的部分，需要浸泡于酶清洗剂中进行手工清洗处理，并用足量的清水冲洗，部分配件要求拆卸清洗，消毒感染预防与控制要求较高。

（一）人员要求

1．应设立专门的硬式内镜清洗、灭菌工作人员岗位，其人员数量应与本单位硬式内镜手术工作量相适应。

2．从事内镜清洗消毒工作的人员，应具备内镜清洗消毒知识，接受相关医院感染管理知识培训后上岗。培训及考核内容包括硬式内镜的结构、拆洗方式及维护保养知识、清洗流程和质量控制方法、灭菌方法选择和操作规程、灭菌效果监测方法和要求、标准预防措施和个人防护、医院感染预防与控制的相关知识等。

（二）环境要求

1．硬式内镜处置区域应包括去污区、检查包装灭菌区和无菌物品存放区，符合消毒供应中心行业标准 WS 310.1—2016 的要求。

2．暂未建立消毒供应中心集中管理模式的医疗机构,硬式内镜处理区域也应符合消毒供应中心行业标准 WS 310.1—2016 的要求。

3．工作区域划分应遵循物品由污到洁,不交叉,不逆流的原则。

（三）设施与设备要求

1．清洗、消毒、灭菌设备应符合国家相关标准规定。灭菌设备应合法有效,设备的使用应遵循生产厂家说明书的使用范围和方法。

2．应根据硬式内镜处理工作量,合理配置设施、设备,并根据手术量及接台手术的周转,合理配置硬式内镜及附件的数量,硬式内镜数量与内镜手术间（台）数的比例适宜。

3．基本设施、设备

（1）清洗消毒设备:如清洗消毒器、超声波清洗器等。

（2）清洗设施和用具:如清洗水槽、压力水枪、压力气枪、各种规格的内镜清洗刷。

（3）灭菌设备:如压力蒸汽灭菌器、过氧化氢低温等离子体灭菌器、环氧乙烷灭菌器等低温灭菌设备。

（4）干燥设施、设备。

（5）工作台:如污染器械分类工作台,清洗后器械检查、保养、包装工作台等。

（6）内镜及附件运送装置:如污染器械回收车、无菌物品发放车、硬式内镜器械盒等。

（7）水处理设施、设备。

（四）耗材要求

1．医用清洗剂应选择适用于硬式内镜清洗的医用清洗剂,符合国家相关标准和规定。

2．消毒剂应选择适宜硬式内镜消毒的合法有效的消毒剂,并严格按批准的使用范围和方法使用。

3．洗涤用水应有冷热自来水、软水、纯化水或蒸馏水供应。自来水水质应符合 GB 5749—2006 规定,纯化水应符合电导率≤15μS/cm（25℃）。

4．使用的器械润滑剂应为非油脂、水溶性成分,与人体组织有较好的兼容性。

5．选用的包装材料应符合 GB/T 19633.1—2015 要求并与灭菌方法相匹配。新使用的灭菌包装材料应经过灭菌过程验证其效果。

6．应选择取得卫生行政部门消毒器械卫生许可批准的灭菌效果监测材料,并在有效期内使用;不得使用未经批准的监测材料进行灭菌效果监测。

7．清洗工具宜使用一次性的刷子、擦布,如为重复使用应保持清洁,每日至少消毒一次。

二、软式内镜

软式内镜是指用于疾病诊断、治疗的可弯曲内镜,主要通过进入人体的自然腔道来完成检查、诊断和治疗,如胃镜、肠镜、喉镜、支气管镜等主要通过人体的消化道、呼吸道及泌尿道进入人体。

（一）医疗机构的管理要求

1．有条件的医院宜建立集中的内镜诊疗中心（室）,负责内镜诊疗及清洗消毒工作。

2．内镜的清洗消毒也可由消毒供应中心负责,遵循相关标准开展工作。

3. 应将内镜清洗消毒工作纳入医疗质量管理,制订和完善内镜诊疗中心(室)医院感染管理和内镜清洗消毒的各项规章制度并落实,加强监测。

4. 护理管理、人事管理、医院感染管理、设备及后勤管理等部门,应在各自职权范围内,对内镜诊疗中心(室)的管理履行职责。

(1) 根据工作量合理配置内镜诊疗中心(室)的工作人员。

(2) 落实岗位培训制度。将内镜清洗消毒专业知识和相关医院感染预防与控制知识纳入内镜诊疗中心(室)人员的继续教育计划。

(3) 内镜诊疗中心(室)清洗、消毒、灭菌工作和质量监测进行指导和监督,定期进行检查与评价。

(4) 发生可疑内镜相关感染时,组织、协调内镜诊疗中心(室)和相关部门进行调查分析,提出改进措施。

(5) 内镜诊疗中心(室)新建、改建与扩建的设计方案进行卫生学审议。对清洗、消毒与灭菌设备的配置与质量指标提出意见。

(6) 负责设备购置的审核(合格证、技术参数);建立对厂家设备安装、检修的质量审核、验收制度;专人负责内镜诊疗中心(室)设备的维护和定期检修,并建立设备档案。

(7) 保障内镜诊疗中心(室)的水、电、压缩空气的供给和质量,定期进行设施、管道的维护和检修。

(二) 内镜中心管理要求

1. 应建立健全岗位职责、清洗消毒操作规程、质量管理、监测、设备管理、器械管理、职业安全防护、继续教育和培训等管理制度和突发事件的应急预案。

2. 应有相对固定的专人从事内镜清洗消毒工作,其数量与本单位的工作量匹配。

3. 应指定专人负责质量监测工作。

4. 工作人员进行内镜诊疗或者清洗消毒时,应遵循标准预防原则和《医院隔离技术规范》(WST311—2009)的要求做好个人防护,穿戴必要的防护用品。

(三) 环境及布局要求

内镜诊疗中心(室)的建设应遵循医院感染预防与控制的原则,遵守国家法律法规对医院建筑和职业防护的相关要求,并进行充分论证。

1. 基本要求

(1) 内镜诊疗中心(室)的选址宜接近诊疗区域。周围环境应清洁、无污染源,区域相对独立,内部采光及通风良好。

(2) 灭菌内镜的诊疗环境至少应达到非洁净手术室的要求。

(3) 内镜诊疗中心(室)的规模应根据需求量并兼顾未来发展需要来综合确定。

(4) 内镜的清洗消毒应当与内镜的诊疗工作分开进行,分设单独的清洗消毒室和内镜诊疗室。不同部位内镜的诊疗工作应当分室进行,上消化道、下消化道内镜的诊疗工作不能分室进行的应当分时间段进行,不同部位内镜的清洗消毒工作的设备应当分开。

(5) 清洗消毒室应独立设置,物品由污到洁,不交叉,不逆流。如采用机械通风,宜采取"上送下排"方式,换气次数宜≥10 次 /h,最小新风一般 2 次 /h。

(6) 每日诊疗及清洗消毒工作结束后,应对内镜诊疗中心(室)的环境进行清洁和消毒处理。

2. 区域布局   内镜中心可划分为候诊区（室）、工作生活区、麻醉复苏区、诊疗区（室）、清洗消毒区（室）、储存区、污洗区等。

（1）候诊区（室）：用于患者休息与候诊用。包括预约登记、报告发放。

（2）工作生活区：用于医务人员办公、学习。

（3）麻醉复苏区：完成患者诊疗前的麻醉准备和诊疗后的复苏。

（4）诊疗区（室）：用于准备、麻醉、内镜检查、复苏或留观。

（5）清洗消毒区（室）：用于内镜及其附件的清洗、消毒、干燥及保养，按工作流程又可分为清洗区、消毒区、干燥区。

（6）储存区：用于药品、耗材、布类和内镜的存放等。

（四）软式内镜人员要求

1. 资质要求

（1）应根据 WS 310.1—2016 的规定，科学、合理配置具有职业资格的护士和其他工作人员。

（2）应专人负责，人员相对固定，人员配置应与工作量相当。

2. 人员培训   内镜诊疗中心（室）的工作人员应接受与其岗位职责相应的岗位培训和继续教育，正确掌握知识和技能。

（1）内镜及附件的清洗、消毒、灭菌的知识与技能。

（2）内镜构造及保养知识。

（3）清洗剂、消毒剂及清洗消毒设备的使用方法。

（4）标准预防及职业安全防护原则和方法。

（5）医院感染预防与控制的相关知识。

3. 人员考核

（1）应建立内镜人员考核体系，持续发展人员梯队。

（2）应建立内镜岗位考核评分细则，包括任职条件、岗位职责及评分标准。

（3）定期对工作人员进行考核，合格者方能上岗。不合格者应再次接受培训，合格后方能上岗。

（五）软式内镜设备设施要求

1. 内镜诊疗室

（1）医院应根据内镜的规模、处置工作量，合理配置清洗、消毒设备及配套设施。

（2）应根据手术（检查）量及周转情况，合理配置内镜的数量，确保与使用比例相适宜。

（3）应配备手卫生装置，采用非手触式水龙头。

（4）应配备口罩、帽子、手套、护目镜或防护面罩等。

（5）注水瓶内的用水应为无菌水，每日更换。

（6）宜采用全浸泡式内镜。

（7）宜使用一次性吸引管。

2. 清洗消毒室

（1）清洗消毒室应设有工作台，包括污染器械分类工作台、清洗后器械检查、保养、包装工作台等。

（2）专用内镜清洗槽。手工清洗消毒操作应配备漂洗槽、消毒槽、终末漂洗槽。不同系统(如呼吸、消化系统)软式内镜的清洗槽、内镜自动清洗消毒机应分开设置和使用。

（3）应配有全管道灌流器、压力水枪、压力气枪、测漏仪器、计时器,手卫生装置宜采用非手触式水龙头。

（4）宜配备动力泵(与全管道灌流器配合使用)、超声波清洗器。

（5）宜配备内镜自动清洗消毒机。

（6）内镜自动清洗消毒机相关要求应符合《内镜自动清洗消毒机卫生要求》(GB 30689—2014)的规定。其主要包括以下内容:

1）应具备清洗、消毒、漂洗、自身消毒功能。

2）宜具备测漏、水过滤、干燥、数据打印等功能。

（7）水处理设施、设备。

3．灭菌设备设施　用于内镜灭菌的低温灭菌设备应符合国家相关规定,设备的使用应遵循生产厂家说明书的适用范围和方法。

4．辅助工具

（1）个人防护用品:应配备防水围裙或防水衣、医用外科口罩、护目镜或防护面罩、帽子、手套、专用鞋等。

（2）内镜及附件运送容器:如污染器械回收车、无菌物品发放车、软式内镜器械盒等。

5．耗材

（1）各种规格的内镜专用清洗刷、低纤维絮且质地柔软的擦拭布、垫巾,宜选择一次性材质,如为重复使用应保持清洁,每日至少消毒一次。

（2）水质要求:应有自来水、纯化水、无菌水。

1）自来水水质应符合 GB 5749—2006 的规定。

2）纯化水应符合 GB 5749—2006 的规定,并应保证细菌总数≤10CFU/ml;生产纯化水所使用的滤膜孔径应≤0.2μm,并定期更换。

3）无菌水为经过灭菌工艺处理的水。必要时对纯化水或无菌水进行微生物学检测。

（3）压缩空气:应为清洁压缩空气。

（4）医用清洗剂应满足以下要求。

1）应选择适用于软式内镜清洗的低泡医用清洗剂。

2）可根据需要选择特殊用途的医用清洗剂,如具有去除生物膜使用的医用清洗剂。

（5）医用润滑剂应为水溶性,与人体组织有较好的相容性,不影响灭菌介质的穿透性和器械的机械性能。

（6）消毒剂要求

1）应适用于内镜且符合国家相关规定,并对内镜腐蚀性较低。

2）可选用邻苯二甲醛、戊二醛、过氧乙酸、二氧化氯、酸性氧化电位水、复方含氯消毒剂,也可选用其他消毒剂。

3）部分消毒剂使用方法见 WS 507—2016 的消毒(灭菌)剂使用方法。

4）酸性氧化电位水应符合《酸性氧化电位水生成器安全与卫生标准》(GB 28234—2011)的规定。

（7）灭菌剂要求

1）应适用于内镜且符合国家相关规定,并对内镜腐蚀性较低。

2）可选用戊二醛、过氧乙酸，也可选用其他灭菌剂。

3）部分消毒（灭菌）剂使用方法（表6-1）。

表6-1 部分消毒（灭菌）剂使用方法

消毒（灭菌）剂	高水平消毒及灭菌参数	使用方式	注意事项
邻苯二甲醛（OPA）	①浓度：0.55%（0.5%～0.6%）。②消毒≥5min。	①内镜清洗消毒机。②手工操作：消毒液应注满各管道，浸泡消毒。	①易使衣服、皮肤、仪器等染色。②接触蒸汽可能刺激呼吸道和眼睛。
戊二醛（GA）	①浓度：≥2%（碱性）。②支气管镜消毒浸泡时间≥20min；其他内镜消毒≥10min；结核杆菌、其他分枝杆菌等特殊感染患者使用后的内镜浸泡≥45min；灭菌≥10h。	①内镜清洗消毒机。②手工操作：消毒液应注满各管道，浸泡消毒。	①对皮肤、眼睛和呼吸具有致敏性和刺激性，并能引发皮炎、结膜炎、鼻腔发炎及职业性哮喘，宜在内镜清洗消毒机中使用。②易在内镜及清洗消毒设备上形成硬结物质。
过氧乙酸（PAA）	①浓度：0.2%～0.35%（体积分数）。②消毒≥5min；灭菌≥10min。	内镜清洗消毒机。	对皮肤、眼睛和呼吸道有刺激性。
二氧化氯	①浓度：100～500mg/L。②消毒3～5min。	①内镜清洗消毒机。②手工操作：消毒液应注满各管道，浸泡消毒。	活化率低时产生刺激性气味，宜在内镜清洗消毒机中使用。
酸性氧化电位水（AEOW）	①主要指标：有效氯浓度60mg/L±10mg/L；pH 2.0～3.0；氧化还原电位≥1 100mV；残留氯离子<1 000mg/L。②消毒3～5min。	①酸性氧化电位水内镜清洗消毒机。②手工操作：使用专用连接器将酸性氧化电位水出水口与内镜各孔道连接，流动浸泡消毒。	①存在有机物质的情况下，消毒效果会急剧下降，消毒前应彻底清洗。对污染严重、不易清洗的内镜（如肠镜等），应增加刷洗次数，延长清洗时间。②采用流动浸泡方式。③消毒后纯化水或无菌水冲洗30s。

注：表中所列的消毒（灭菌）剂，其具体使用条件与注意事项等遵循产品使用说明书；表中未列明的同类或其他消毒（灭菌）剂，其使用方式与注意事项等遵循产品使用说明书。

（8）消毒剂浓度测试纸应符合国家相关规定。

（9）干燥剂应配备75%～95%乙醇或异丙醇。

（陈　慧　秦　年　易良英）

第八节　外来医疗器械的处理

外来医疗器械是指由器械供应商租借给医院，可重复使用、主要用于与植入物相关领域的手术器械，涉及人工关节置换手术、脊柱椎间融合手术、骨折内固定手术、颅骨修补手术等与骨骼矫形、复位、固定相关的手术,其中以骨科手术植入物相关外来医疗器械最具代表性。

一、外来器械的现状与发展

在骨科疾病的诊疗技术中,手术是主要的治疗手段之一。早在 1893 年,兰恩(W.A.Lane)首先应用钢制接骨板和螺钉固定骨折部位。1950 年,约翰·查恩雷(John Charnley)提出并设计了"金属 - 聚乙烯"全髋关节置换术假体。我国的第一个骨科专业成立于 1921 年,随后逐步开展了骨折治疗、畸形矫正、关节成形等手术。到了 20 世纪 40 年代后期骨科队伍有了很大的发展,骨科在各大医学院成为一门独立的专业学科。20 世纪 70 年代,我国开始了人工关节的仿制研制,逐步开发了头、颈分离的直柄型人工股骨头及弯柄型人工股骨头,人工关节手术得到了广泛的开展与应用。20 世纪 80 年代初期,我国生产了 Harrington、Luque 及 Zclk 等脊柱外科器械和植入物,并广泛应用于临床,取得了良好的效果,在国内开创了治疗脊柱侧凸、脊柱后凸、脊柱骨折、脊柱肿瘤和强直性脊柱炎等疾病的新时代。

随着医学技术的飞速发展,诊疗技术日新月异,治疗理念的进步更促进了手术器械和植入物结构与材料的不断变革。骨科手术器械与植入物不断推陈出新,具有材料多样、结构复杂、价格昂贵的特点,基于术式的特异性高,尤其是与植入物配套使用的器械专一性强,在同一家医院的使用频率相对较低。因此,医院不把这类器械作为常规采购器械(医院自备器械),而是通过由器械公司提供或租赁给医院临时使用,并在各家医院循环流转,实现资源共享,以此来满足开展各类骨科手术的需要。

骨科手术器械按手术类别主要分为创伤、关节、脊柱三大类,不同的骨科手术对植入物的种类和器械要求差异很大,导致这些器械与植入物的清洗、消毒及灭菌的要求各不相同。同时,器械供应商出于成本考虑对此类器械的采购数量有限,造成了外来医疗器械在医院间流动性很大。因此,外来医疗器械的运行管理难度和质量控制风险系数均大大地高于常规手术器械。由于上述各种原因,长期以来大部分医疗机构的外来医疗器械均由器械供应商工作人员负责清洗消毒及包装灭菌,而这些器械的有些供应商工作人员未经清洗消毒灭菌相关专业培训,处理器械不规范,导致器械清洗不彻底,甚至消毒灭菌失败。此外,使用后的外来医疗器械是由器械供应商工作人员在使用现场进行简单的器械表面血迹污渍清理后即可自行带走,可能送往另一家医疗机构使用,从而带来极大的医院间交叉感染风险。2009 年 4 月原卫生部颁布了三项强制性卫生行业标准,即《医院消毒供应中心 第 1 部分:管理规范》(WS 310.1—2009)《医院消毒供应中心 第 2 部分:清洗消毒及灭菌技术操作规范》(WS 310.2—2009)《医院消毒供应中心 第 3 部分:清洗消毒及灭菌效果监测标准》(WS 310.3—2009),首次从国家层面对外来医疗器械及植入物提出由 CSSD 集中管理的要求。《医疗机构消毒技术规范》(WS/T 367—2012),从技术上提出医疗机构应要求器械厂商提供外来医疗器械、植入物及动力工具的清洗、包装、灭菌方法和灭菌参数,并遵循其灭菌方法和灭菌参数进行灭菌,植入物灭菌应在生物监测结果合格后放行。各省(自治区、直辖市)医疗机构根据规范的要求,逐步将外来医疗器械纳入医院 CSSD 集中管理,同时建立外来医疗器械清洗、消毒、包装、灭菌的操作流程,为灭菌质量提供了有力的保障。然而面对复杂多变的骨科外来医疗器械,大多数 CSSD 的工作人员对其结构和材质不熟悉,加之每批次外来器械包的明细和数量不固定,以及植入物的总量多等原因,让工作人员在各个流程中的清点和检查耗费了大量时间，降低了工作效率；再者，目前绝大部分器械供应商均未能提供器械再处理说明书，致使 CSSD 在处置外来医疗器械时不清楚器械清洗、消毒、包装的要求，以及相应的灭菌参数。因此，如何保障其清洗消毒灭菌质量，已经成为 CSSD 工作的重点之一。

知识链接

消毒供应中心小知识

2013 年 9 月，张宇等的"医院消毒供应中心落实三项标准的调查"数据显示：在参与调查的 9 个省（自治区、直辖市）320 所医院中已有 81% 的医院由 CSSD 采用集中管理负责再处理外来医疗器械。外来医疗器械及植入物的处置质量得到了很大的提升，但同时暴露出在集中管理过程中的困惑与难点。2016 年 12 月，修订颁布的 WS 310.1—2016，对外来医疗器械及植入物分别从管理和技术层面进一步强调了医院、器械供应商、CSSD 的职责和要求，对完善各项制度流程和专项培训均提出了更高要求。

二、管理要求

外来医疗器械和植入物的管理对保障手术质量和患者安全至关重要，应建立并实施专项的管理制度和操作规程，以提高工作效率、保障器械质量和医疗安全。

（一）管理原则

1. 外来医疗器械与植入物的管理应符合 WS 310.1—2016 的要求。应以制度明确相关职能部门、临床科室、手术室 CSSD 在外来医疗器械与植入物的管理、交接、清洗、消毒、灭菌及提前放行过程中的责任，开展专项管理。

2. 应采取集中管理方式，由 CSSD 负责外来医疗器械与植入物接收、清洗、消毒、灭菌及供应的工作。使用后应经 CSSD 清洗消毒后方可交还器械供应商。

3. CSSD 应结合医院外来医疗器械与植入物的专项管理要求，建立专科器械管理制度，包括岗位职责、操作流程、操作步骤、质量监测等。

（1）应明确岗位人员业务能力要求、工作任务、职责、工作权限和方法。

（2）明确首次接收和常规接收的处理流程及管理要求。

（3）根据外来医疗器械与植入物的类别和处置方法建立操作步骤，包括操作方法、步骤、注意事项等要求。

（4）外来医疗器械与植入物的监测管理和质量标准应符合 WS 310.3—2016 的规定。结合实际工作情况制订、落实外来医疗器械与植入物的清洗、消毒、灭菌的日常与定期监测及记录。

（5）外来医疗器械与植入物的质量记录应具有可追溯性，至少包括首次接收及灭菌参数测试记录、常规接收记录、使用前及使用后器械清洗消毒记录、灭菌效果监测及放行记录、植入物提前放行记录、器械使用后回收记录等。记录保存应符合 WS 310.3—2016 的要求。

4. CSSD 应备存医院与器械供应商签订的服务协议书并做到以下几点：

（1）应提供外来医疗器械与植入物的说明书（内容应包括清洗、消毒、包装、灭菌方法与参数）。

（2）应提供每套器械完整的配置清单。

（3）应保证足够的处置时间，首次接收的择期手术器械最晚应于术前日（48h）前送达CSSD，常规接收的择期手术器械最晚应于术前日（15h）前送达CSSD，急诊手术应及时送达。

（4）根据医院手术开展情况，宜配备必要的常用外来医疗器械与植入物。

（5）CSSD应与器械供应商建立外来医疗器械与植入物质量与服务的反馈制度，CSSD应与医院相关职能部门对外来医疗器械与植入物处置中的问题进行及时和定期的分析改进。

（二）人员要求

1. CSSD应设立外来医疗器械与植入物操作岗位。实行专岗负责制，人员宜相对固定。人员数量应与本岗位工作量相适应。

2. 人员能力

（1）本岗位工作人员应具备较强责任心和慎独精神。

（2）与器械生产厂商或供应商、手术相关人员建立密切联系。

（3）岗位人员应具备常规手术器械清洗、消毒、包装工作的经验，并经过外来医疗器械与植入物处置培训、考核成绩合格后上岗，并定期评价工作完成质量。

3. 岗位培训　包括岗前培训和在岗培训。根据实际工作任务制订培训学习计划。

（1）岗前培训

1）学习掌握外来医疗器械与植入物操作岗位工作职责；熟悉岗位工作任务、操作流程等制度和管理要求；了解外来医疗器械和植入物的基本目录、器械分类和基本用途；学习并熟悉相关器械说明书等知识。

2）掌握操作流程与操作步骤、特殊情况处理方法、植入物紧急放行流程等。

（2）在岗培训，包括定期的外来医疗器械与植入物处置的专项培训以及新器械、新技术的专业培训。

（三）技术要求

1. 外来医疗器械与植入物清洗、消毒、灭菌技术操作与方法应遵循器械说明书。

2. 耐湿热器械的处置应首选机械清洗方法、湿热消毒方法和压力蒸汽灭菌方法。

3. 不耐湿热的器械应根据器械说明书选择手工清洗方法、化学消毒方法和低温灭菌方法。

4. 器械功能检查、保养、装配、包装、灭菌、存储及发放等应符合WS 310.2—2016的规定和要求。

5. 灭菌外来医疗器械、植入物和超大超重包，应遵循器械厂商提供的灭菌参数进行处置并做有效性测试。

6. 植入物不能使用压力蒸汽灭菌的快速灭菌程序。

7. 外来医疗器械与植入物的清洗、消毒、灭菌质量监测应符合WS 310.3—2016规定。

（1）外来医疗器械与植入物宜定期进行清洗质量的定量测试，以利于清洗流程与人员操作质量评价和管理。

（2）质量及监测应符合WS 310.3—2016规定。手工清洗后采用化学消毒方法时应避免二次污染。

（3）首次灭菌时对灭菌参数和有效性进行测试，并进行湿包检查。

（4）植入物每批次灭菌应进行生物监测，监测合格后方可发放；紧急情况下，使用含第

5 类化学指示物的生物过程挑战装置（process challenge device，PCD）进行监测,化学指示物监测合格后可提前放行。生物监测结果不合格时应及时通报使用部门和主管部门。

（四）首次接收

1．接收目标

（1）确保首次接收的外来医疗器械及植入物在医院允许使用的范围内,经医院主管部门审核批准。

（2）根据器械说明书提供的参数建立外来医疗器械及植入清洗消毒灭菌操作流程。

（3）确认清洗消毒的效果,进行灭菌参数有效性测试及湿包检查,根据测试方法和结果完善操作流程并执行。

2．接收原则

（1）首次接收应确认供应商及其提供的外来医疗器械及植入物均已获得医院相关职能部门审核许可。

（2）首次接收测试应在该院第一次开展此类器械的手术之前完成。

（3）核查外来医疗器械及植入物的使用说明书,并依据器械配置清单接收清点器械。

（4）评估 CSSD 是否具备对器械清洗消毒及灭菌的条件和能力,依据器械说明书制订相应的操作流程。

（5）根据器械说明书的灭菌参数对外来医疗器械及植入物进行灭菌参数有效性测试及湿包检查。

（6）测试合格后,根据测试方法和结果完善操作流程并执行,资料存档。

（7）对首次接收的外来医疗器械及植入物,器械厂商应对相关人员进行培训。

3．接收步骤

（1）首次接收外来医疗器械及植入物,应根据医院相关部门提供的供应商及外来医疗器械与植入物准入清单进行确认。

（2）检查器械厂商提供的说明书与器械是否匹配,说明书是否符合《医疗器械的灭菌制造商提供的处理可重复灭菌医疗器械的信息》（YY/T 0802—2010）的要求。

（3）评估 CSSD 是否具备对该器械清洗消毒及灭菌的条件和能力。

（4）应在 CSSD 去污区相对独立的区域接收,操作人员规范着装,做好个人防护。

（5）物品准备齐全,包括清洗筐、标识牌和密纹筐等。

（6）根据器械配置清单清点核查器械、植入物及动力工具的名称、数量和规格。

（7）检查器械及盛装容器的清洁度,有污渍的应及时与器械供应商沟通。

（8）检查器械的功能完好性,检查器械是否完整,有无压痕、凹陷,切削刃、螺钉、螺纹有无磨损缺失,运动部件、棘轮应检查灵活性等。若有器械损坏应与器械供应商沟通并更换。

（9）根据说明书制订操作流程和测试方案,对外来医疗器械及植入物清洗消毒并确认效果；对外来医疗器械进行灭菌参数有效性测试及湿包检查并确认结果。

（10）记录测试合格的实际参数,作为该器械及植入物常规清洗消毒灭菌的执行规程,并将资料存档。

4．注意事项

（1）首次接收时应要求厂商提供外来医疗器械及植入物的说明书或指导手册并存档。

（2）首次接收测试时应要求厂商提供该术式完整的全套器械。

（3）遵循外来医疗器械及植入物说明书的清洗、消毒、包装、灭菌方法和参数进行有效性测试，当测试结果不符合要求时，应根据实际情况调整参数直至测试合格。

（周晓丽　陈　慧　秦　年）

第七章

消毒供应质量监测

学习目标

1. 掌握清洗质量合格的标准及灭菌质量监测内容。
2. 熟悉清洗消毒器的监测。
3. 了解清洗质量的重要性及水质监测的内容。
4. 能正确进行手卫生，正确运用环境卫生监测方法。

第一节　清洗质量监测

清洗是消毒灭菌过程中的第一步，也是最重要的一环，没有清洗就不可能有消毒和／或灭菌，彻底清洗是保证消毒和灭菌质量的关键。目前，常用的清洗方法分为手工清洗和清洗消毒器清洗。清洗后消毒或灭菌前对复用器械的有效清洗做出清洗质量的判断是非常重要的。影响清洗质量的因素通常有器械结构的复杂程度、临床科室使用复用器械器具后是否对其进行了有效的预处理（使用后去除器械器具上附着的血迹和其他污染物，对器械器具进行保湿）等因素。一般通过目测等方法对玻璃器皿、手术器械关节、齿槽等部位进行检查。

一、器械、器具和物品清洗质量的监测

（一）日常监测

在检查包装时进行，应目测和／或借助带光源放大镜检查。最常用的清洗程序验证方法是清洗过程完成后仔细的目测检查，而且必须是在灭菌前完成。可定期采用定量检测的方法，对诊疗器械、器具和物品的清洗效果进行评价。

（二）定期抽查

每月应至少随机抽查3～5个待灭菌包内全部物品的清洗质量，检查各种器械是否清洗干净，应无锈、无污垢、无血迹。器械性能良好，剪刀应锋利，轴节性能良好，针头应锐利、光滑、无钩和坡度适当，并记录监测结果。

（三）清洗效果评价

清洗后的器械表面及其关节、齿牙光洁，无血渍、污渍、水垢等残留物质和锈斑。针头锐利无钩，针梗通畅无弯曲、无污垢、无锈迹，穿刺针配套准确。金属器械清洁、无锈、无污

垢、无血迹,刀、剪刃面锋利,各器械关节灵活,卡口紧密。玻璃类物品光亮、透明、无污垢、无裂痕及破损。橡胶类物品无污迹、无裂痕、无破损及粘连,保证管腔通畅。精密器械清洗后性能正常。

(1)检查各类物品是否干净,干燥,注意检查齿缝和关节处清洁。

(2)器械质检:根据器械不同的功能,检查其性能及完整性。

1)有关节的器械(镊、钳):检查关节活动性和齿锁的松紧度。

2)有齿的器械:检查器械尖端咬合功能和咬齿情况,齿两侧的对合是否整齐。

3)刀刃器械:检查锐利性,不应有钝或卷刃的情况,5cm以上、5cm以下的剪刀,必须能够以刀尖处一次剪齐4层、2层纱布,眼科剪及其他精密类剪刀不用此法,避免损伤器械。

4)有螺钉的器械:检查器械完整性、固定性,防止螺丝松动滑脱。

5)针头:针栓内清洁无污垢,针尖锐利、无钩、斜面适当,针梗无弯曲、无锈,针梗与针栓衔接牢固。

6)玻璃类:清晰透明、无杂质、无血迹、无油质(不挂珠)、无裂痕破损。

7)橡胶导管类:检查弹性和韧性,无粘连与裂痕。

8)金属气管导管:分为外管、内管、管心三部分,检查时将内管插入外管,其内管长度应比外管长度短1~2mm;管心的尖端要求椭圆形,插入外管后椭圆部分应突出外管约0.5cm,其周围必须完全密合;内外管上的固定器必须灵活、易转动,但不可太松以免脱落。

9)呼吸管路:核对管道完好无损、管路连接正确,附件干燥。

10)布类:应清洁,无破洞,无毛尘与碎屑,未被染色,做到一用一换洗。

(3)手术器械包装、保养注意事项

1)所有贵重及精密器械应轻拿轻放,防碰撞及跌落地面,盛装、入灭菌器灭菌时防止挤压。

2)器械尖端部分用保护套纸卡保护。

二、清洗消毒器及质量监测

清洗消毒器是用于清洗消毒诊疗器械、器具和物品的设备,是消毒供应中心的常用清洗设备,能有效的清洗器械、器具,但不适合清洗电动的、电池的或气动的装置。

(一)日常监测

应监测每批次清洗消毒器的物理参数及运转情况,并记录。主要监测内容:

1.操作程序应遵循生产厂家的使用说明或指导手册。

2.设备运行中,应确认清洗消毒程序的有效性。观察程序的打印记录,并留存。

3.被清洗的器械、器具和物品应充分接触水流,器械轴节应充分打开,可拆卸的零部件应拆开,管腔类器械应使用专用清洗架。

4.精细器械和锐利器械应固定放置。

5.冲洗、洗涤时应使用软水,终末漂洗、消毒时应使用纯化水。预洗阶段水温应≤45℃。金属器械在终末漂洗阶段应使用润滑剂,塑胶类和软质金属材料器械,不应使用酸性清洁剂和润滑剂。定时检查清洁剂泵管是否通畅,确保清洁剂用量准确。

6.设备舱内、旋臂应每日清洁、除垢。

7.检查内舱和旋臂是否清洁,有无水垢。

8．根据程序设定，记录"预洗、洗涤、漂洗、终末漂洗、润滑消毒、干燥"相应的浓度和运行时间。

9．检查清洁剂泵管是否通畅。

（二）定期监测

对清洗消毒器的清洗效果可每年采用清洗效果测试物进行监测。当清洗物品或清洗程序发生改变时，可采用清洗效果测试指示物进行清洗效果的监测。可采用蛋白残留测定、ATP生物荧光测定等方法监测清洗与清洁效果及其灵敏度的要求，定期测定诊疗器械、器具和物品的蛋白残留或其清洗与清洁的效果。应每年检测清洗消毒器的温度、时间等主要性能参数。结果应符合生产厂家的使用说明或指导手册的要求。

1．蛋白残留测定　监测原理是双缩脲反应。由于蛋白质分子中含有很多与双缩脲结构相似的肽键，因此也能与铜离子在碱性溶液中发生双缩脲反应。当底物中含有肽键时（多肽），试液中的铜与多肽配位，配合物呈紫色。可通过比色法分析浓度，在紫外可见光谱中的波长为540nm。鉴定反应的灵敏度为5～160mg/ml。双缩脲试剂中真正起作用的是硫酸铜，而氢氧化钾仅仅是为了提供碱性环境，因此它可被其他碱，如氢氧化钠所代替。向试剂中加入碘化钾，会延长试剂的使用寿命。酒石酸钾钠的作用是保护反应生成的络离子不被析出变为沉淀，从而使试剂失效。需要注意的是，能与双缩脲试剂发生紫色反应的化合物分子中至少含有两个肽键。

2．ATP生物荧光测定　ATP荧光检测仪基于萤火虫发光原理，利用"荧光素酶-荧光素体系"快速检测ATP。由于所有生物活细胞中含有恒量的ATP，所以ATP含量可以清晰地表明样品中微生物与其他生物残余的多少，用于判断卫生状况。ATP检测技术实验结果准确可靠，值得信赖。

中国疾病与预防控制中心的相关研究证实，ATP检测结果与不同浓度的大肠埃希氏菌、金黄色葡萄球菌和血液成直线相关。通过ATP方法对细菌检测和表面洁净度检测的应用和技术评估，ATP荧光检测仪已成为中国卫生监督和中国食品药品监督部门指定的卫生监督和食品安全相关的专用检测设备，被国家指定用于食品加工、储存运输、贸易、餐饮服务，以及医疗系统物体表面及操作人员手等表面洁净度快速测定，并且以发放政府文件的方式要求购买和配备ATP荧光检测仪和配套试剂，成为卫生监督和食品安全现场快速检测能力建设的重要举措。我国在2005年开始进行手持式ATP荧光检测仪研制，2010年研制出现场快速检测ATP试剂一体化拭子。随着需求的扩大和其产品仪器试剂逐步走向成熟，国产仪器试剂品销售强劲增长逐步替代了进口的份额。

（三）清洗效果测试物的监测方法

应遵循生产厂家的使用说明或指导手册。监测结果不符合要求，清洗消毒器应停止使用。清洗效果测试指示物应符合有关标准的要求。

1．清洗质量指示卡（STF）　原理是将模拟的污染物（包括两种来源的蛋白质，脂肪和多聚酶）加载于乙烯材质上，经过整个清洗消毒程序后根据载体上模拟物颜色的残留判断清洗消毒效果。操作方法：将测试卡置于专用指示卡架子中，放入清洗机与器械一起清洗，执行日常使用程序，过程结束后目视检测结果，如果颜色全部清除则为清洗合格。STF模拟污染测试物操作简便且网状结构模拟表面阻挡关节连接处和其他阻挡物，对清洗消毒机来说是一种挑战，这样互相阻挡的表面比较难清洗。网状结构的卡架模拟了这一环境，从而有效地检测清洗机的能力。

2. 清洗监测卡（TOSI）　主要是由近似血液特性的人造污染物、模拟手术器械的不锈钢板及透明的塑料支架构成，其原理是将模拟污染物置于不锈钢载体上，经过清洗消毒程序后观察颜色的变化来判断清洗消毒效果。操作方法：将测试卡放置在器械篮上，放入清洗机并与器械一起运行整个清洗消毒程序，过程结束后根据是否有残留印记进行结果判断。TOSI 卡将模拟血液污染物涂抹在有刮痕凹槽的不锈钢片上，上端再覆盖透明塑料盖，并呈一边高一边低的斜面，使水和清洗液更难达到污染指示物上，从而有效地检测清洗消毒的能力。

3. 能量瓶　目前常用的超声波能量瓶是通过颜色的改变来检测超声气穴能量的高低。如超声清洗器提供的能量不够、过度装载、水位不恰当、不恰当温度及没有彻底去除水中气体，将使测试物变色时间延长，则说明超声波清洗器清洗失败。其使用方法：将测试瓶放入超声清洗篮中，和器械仪器经过清洗，然后目测观察颜色变化，如果测试瓶内溶液颜色从蓝绿色变为黄色即为阳性，说明超声清洗失败。

（四）注意事项

清洗消毒器、更新、大修、更换清洗剂、改变消毒参数或装载方法等时，应遵循生产厂家的使用说明或指导手册进行检测，清洗消毒质量检测合格后，清洗消毒器方可使用。

（陈明华　叶庆临　蒲旭峰）

第二节　消毒质量监测

一、湿热消毒

（一）原理

湿热消毒是利用湿热使菌体蛋白质变性或凝固，酶失去活性，代谢发生障碍，致使细胞死亡，包括煮沸消毒法、巴氏消毒法和低温蒸汽消毒法。

（二）方法

应监测、记录每次消毒的温度与时间或 A_0 值，监测结果应符合行业标准的要求（表7-1）。

表 7-1　湿热消毒的温度与时间

湿热消毒方法	温度/℃	最短消毒时间/min
消毒后直接使用	93	2.5
	90	5
消毒后继续灭菌处理	90	1
	80	10
	75	30
	70	100

注：消毒后直接使用的诊疗器械、器具和物品，湿热消毒温度应≥90℃，时间≥5min，A_0 值≥3 000。消毒后继续灭菌处理的，其湿热消毒温度应≥90℃，时间≥1min，A_0 值≥600。

二、化学消毒法

（一）原理

消毒剂（disinfectant）：是用于杀灭外环境中病原微生物的化学药物。最初仅指杀灭无生命物体表面的化学药物，目前已将消毒剂的概念扩大到杀灭无生命的物体和人或动物体表及表浅体腔的致病微生物的药物。对消毒剂的要求是杀灭细菌繁殖体和病毒，而不要求杀灭细菌芽孢。国外消毒剂包括化学物质，也包括能起到同样作用的物理因子；国内对用于消毒的化学物质称为消毒剂。

（二）常用消毒剂及消毒方法

消毒供应中心用于消毒器械、器具的消毒剂主要有75%乙醇、酸性氧化电位水或其他消毒剂。在对器械、器具的消毒过程中，应根据消毒剂的种类特点，定期监测并记录消毒剂的浓度、消毒时间和消毒时的温度，结果应符合该消毒剂的规定。

1. 75%乙醇

（1）诊疗器具的消毒：将待消毒的物品干燥后浸没于装有70%～80%（体积比）的乙醇溶液中消毒≥30min，并加盖或进行物品表面擦拭消毒。

（2）注意事项：不应用于被血、脓、粪便等有机物严重污染表面的消毒，但醇类过敏者慎用。用后应盖紧，密闭，置于阴凉处保存，不应有明火。

2. 酸性氧化电位水（electrolyzed oxidizing water，EOW） 于20世纪80年代由日本首先研制。制备酸化水的原材料为水和氯化钠，通常是在特制的离子膜电解槽中加入一定浓度的食盐水（质量浓度小于10g/L），在一定电流密度下进行电解。阳极主要发生析氯反应、析氧反应，这样在阳极侧得到酸性氧化电位水，其主要成分为氯气、次氯酸、次氯酸根、盐酸、溶解氧和臭氧等。在阴极侧产生碱性电位水，其pH大于11.0，ORP值小于−900mV，其主要成分为氢气和稀氢氧化钠溶液，具有很强的清洗作用。

（1）适用范围：适用于消毒供应中心手工清洗后的不锈钢和其他非金属材质器械、器具和物品灭菌前的消毒、物体表面、内镜等的消毒。

（2）使用方法

1）主要有效成分指标要求：无色透明，有氯味，有效氯含量60mg/L±10mg/L，pH范围2.0～3.0，ORP≥1 100mV，残留氯离子<1 000mg/L。性质为无色透明液体，具有氯味。优点是高效广谱，不产生耐药，对人体无害，对环境无污染。

2）消毒供应中心手工清洗器械灭菌前的消毒：手工清洗后的器械、器具和物品，用酸性氧化电位水流动冲洗浸泡消毒2min，净水冲洗30s，取出干燥。

3）物体表面的消毒：洗净待消毒物体，采用酸性氧化电位水流动冲洗浸泡消毒，时间3～5min或反复擦洗消毒5min。

（3）注意事项

1）应先彻底清除待消毒物品上的有机物，再进行消毒处理。

2）酸性氧化电位水对光敏感，有效氯浓度随时间延长而下降，生成后原则上应尽早使用，最好现制备现用。

3）储存应选用避光、密闭、硬质聚氯乙烯材质制成的容器，室温下贮存不超过3d。

4）每次使用前，应在酸性氧化电位水出水口处，分别检测pH、氧化还原电位和有效氯浓度。检测数值应符合指标要求。

5）对铜、铝等非不锈钢的金属器械、器具和物品有一定的腐蚀作用，应慎用。

6）酸性氧化电位水长时间排放可造成排水管路的腐蚀，故应每次排放后再排放少量碱性还原电位水或自来水。

三、消毒效果检测

消毒后直接使用物品应每季度进行检测，检测方法及检测结果应符合《医院消毒卫生标准》（GB 15982—2012）的要求。每次检测 3～5 件有代表性的物品。

（一）普通消毒医疗器材的检查

1. 可整件放入无菌试管的，用洗脱液浸没后振荡 30s 以上，取洗脱液 1.0ml 接种平皿，将冷却至 40～45℃的熔化营养琼脂培养基每皿倾注 15～20ml，36℃±1℃恒温箱培养 48h，计数菌落数（CFU/件），必要时分离致病性微生物。

2. 可用破坏性方法取样的，在 100 级超净工作台称取 1～10g 样品，放入装有 10ml 采样液的试管内进行洗脱，取洗脱液 1.0ml 接种平皿，计数菌落数（CFU/g），必要时分离致病性微生物。对不能用破坏性方法取样的医疗器材，在 100 级超工作台用浸有无生理盐水采样液的棉拭子在被检物体表面涂抹采样，被采表面 <100cm²，取全部表面，被采表面≥100cm²。取 100cm²，然后将除去手接触部分的棉拭子进行洗脱，取洗脱液 1.0ml 接种平皿，将冷却至 40～45℃的熔化营养琼脂培养基每皿倾注 15～20ml，36℃±1℃恒温箱培养 48h，计数菌落数（CFU/cm²），必要时分离致病性微生物。

（二）消毒后内镜的检查

取清洗消毒后内镜，采用无菌注射器抽取 50ml 含相应中和剂的洗脱液，从活检口注入冲洗内镜管路，并全量收集（可使用蠕动泵）送检。将洗脱液充分混匀，取洗脱液 1.0ml 接种平皿，将冷却至 40～45℃的熔化营养琼脂培养基每皿倾注 15～20ml，36℃±1℃恒温箱培养 48h，计数菌落数（CFU/cm²）。

（曾爱英　卢　杰　叶庆临）

第三节　灭菌质量监测

消毒供应中心的常用灭菌方法主要有压力蒸汽灭菌和低温灭菌器灭菌，干热灭菌法较少采用。为了保证达到预期的灭菌效果，需要对灭菌过程和质量进行有效、适宜的监测。

灭菌监测通常有物理监测、化学监测和生物监测。物理监测反映的是灭菌器的运行状态，温度、压力等指标反映设备在运行中是否达到灭菌器设定的灭菌参数；化学监测反应的是灭菌过程；生物监测反映的是微生物的杀灭程度，选择该类灭菌器最难灭菌的细菌作为灭菌质量监测。物理、化学、生物监测各有侧重点，反映的是灭菌过程中的不同维度，只有综合运用，并对结果进行判读，才能准确地做好灭菌质量监测。

一、监测原则

1. 对灭菌质量采用物理监测法、化学监测法和生物监测法进行，监测结果应符合 WS 310.3—2016 的要求。

2.物理监测不合格的灭菌物品不得发放,并应分析原因进行改进,直至监测结果符合要求。

3.包外化学监测不合格的灭菌物品不得发放,包内化学监测不合格的灭菌物品和湿包不得使用;并应分析原因进行改进,直至监测结果符合要求。

4.生物监测不合格时,应尽快召回上次生物监测合格以来所有尚未使用的灭菌物品,重新处理;并应分析不合格的原因,改进后,生物监测连续三次合格后方可使用。

5.植入物的灭菌应每批次进行生物监测,生物监测合格后方可发放。

6.使用特定的灭菌程序灭菌时,应使用相应的指示物进行监测。

7.按照灭菌装载物品的种类,可选择具有代表性的灭菌过程验证装置进行灭菌效果的监测。

8.灭菌外来医疗器械、植入物、硬质容器、超大超重包,应遵循厂家提供的灭菌参数,首次灭菌时对灭菌参数和有效性进行测试,并进行湿包检查。

二、低温灭菌的监测

(一)低温灭菌器的原理及分类

低温灭菌方法是利用化学灭菌剂杀灭病原微生物的方法。化学药剂进行灭菌处理时所需温度较低,通常称为低温灭菌方法或化学灭菌方法。低温灭菌使用的化学消毒剂能够杀灭所有微生物,达到灭菌保证水平,这类具有灭菌作用的化学药剂有甲醛、戊二醛、环氧乙烷、过氧乙酸等。化学灭菌用于不能耐受高温、湿热材质类的器械的灭菌。常用的低温灭菌方法有过氧化氢等离子低温灭菌、环氧乙烷灭菌、低温蒸汽甲醛灭菌等。

(二)常用低温灭菌方式的监测

1.过氧化氢低温等离子的监测

(1)监测指标

1)物理监测法:每次灭菌应连续监测并记录每个灭菌周期的临界参数如舱内压、温度、等离子体电源输出功率和灭菌时间等灭菌参数。灭菌参数应符合灭菌器的使用说明或操作手册的要求。可对过氧化氢浓度进行监测。

2)化学监测法:每个灭菌物品包外应使用包外化学指示物,作为灭菌过程的标志。每包内最难灭菌位置应放置包内化学指示物,通过观察其颜色变化,判定其是否达到灭菌合格要求。

3)生物监测法:每日使用时应至少进行一次灭菌循环的生物监测,监测方法依据 WS 310.3—2016。

(2)过氧化氢低温等离子灭菌的生物监测方法

1)管腔生物过程挑战装置或非管腔生物监测包的制作:采用嗜热脂肪杆菌芽孢生物指示物制作管腔生物过程挑战装置或非管腔生物监测包。生物指示物的载体应对过氧化氢无吸附作用,每一载体上的菌量应达到 $1 \times 10^6 \text{CFU}$,所用芽孢对过氧化氢气体的抗力应稳定并鉴定合格,所用产品应符合国家相关管理要求。

2)管腔生物过程挑战装置的监测方法:灭菌管腔器械时,可使用管腔生物过程挑战装置进行监测,应将管腔生物过程挑战装置放置于灭菌器内最难灭菌的部位(按照生产厂家说明书建议,远离过氧化氢注入口,如灭菌舱下层器械搁架的后方)。灭菌周期完成后立即将管腔生物过程挑战装置从灭菌器中取出，生物指示物应放置 56℃±2℃培养 7d（或遵循产品说明书），观察培养结果；并设阳性对照和阴性对照（自含式生物指示物不用设阴性对照）。

3）非管腔生物监测包的监测方法：灭菌非管腔器械时，应使用非管腔生物监测包进行监测，应将生物指示物置于特卫强材料的包装袋内，密封式包装后放置于灭菌器内最难灭菌的部位（按照生产厂家说明书建议，远离过氧化氢注入口，如灭菌舱下层器械搁架的后方）。灭菌周期完成后立即将非管腔生物监测包从灭菌器中取出，生物指示物应放置 56℃±2℃培养 7d 或遵循产品说明书），观察培养结果；并设阳性对照和阴性对照（自含式生物指示物不用设阴性对照）。

4）结果判定：阳性对照组培养阳性，阴性对照组培养阴性，实验组培养阴性，判定为灭菌合格。阳性对照组培养阳性，阴性对照组培养阴性，实验组培养阳性，判定为灭菌失败；同时应进一步鉴定实验组阳性的细菌是否为指示菌或是污染所致。

2. 环氧乙烷灭菌的监测

（1）监测指标

1）物理监测法：每次灭菌应监测并记录灭菌时的温度、压力、时间和相对湿度等灭菌参数。灭菌参数应符合灭菌器的使用说明或操作手册的要求。

2）化学监测法：每个灭菌物品包外应使用包外化学指示物，作为灭菌过程的标志，每包内最难灭菌位置放置包内化学指示物，通过观察其颜色变化，判定其是否达到灭菌合格要求。

3）生物监测法：每个灭菌批次应进行生物监测，监测方法遵循 WS 310.3—2016。

（2）环氧乙烷灭菌的生物监测方法

1）常规生物测试包的制备：取一个 20ml 无菌注射器，去掉针头，拔出针栓，将枯草杆菌黑色变种芽孢生物指示物放入针筒内，带孔的塑料帽应朝向针头处，再将注射器的针栓插回针筒（注意不要碰及生物指示物），之后用一条全棉小毛巾两层包裹，置于纸塑包装袋中，封装。生物指示物应符合国家相关管理要求。

2）监测方法：将常规生物测试包置于灭菌器最难灭菌的部位（所有装载灭菌包的中心部位）。灭菌周期完成后应立即将生物测试包从被灭菌物品中取出。自含式生物指示物遵循产品说明书进行培养。如使用芽孢菌片的，应在无菌条件下将芽孢菌片接种到含 5ml 胰蛋白胨大豆肉汤培养基（TSB）的无菌试管中，36℃±1℃培养 48h，观察初步结果，无菌生长管继续培养至第 7d。检测时以培养基作为阴性对照（自含式生物指示物不用设阴性对照），以加入芽孢菌片的培养基作为阳性对照。

3）结果判定：阳性对照组培养阳性，阴性对照组培养阴性，试验组培养阴性，判定为灭菌合格。阳性对照组培养阳性，阴性对照组培养阴性，试验组培养阳性，则灭菌不合格，同时应进一步鉴定试验组阳性的细菌是否为指示菌或是污染所致。

3. 低温蒸汽甲醛的监测

（1）监测指标

1）物理监测法：每灭菌批次应进行物理监测。详细记录灭菌过程的参数，包括灭菌温度、相对湿度、压力与时间。灭菌参数应符合灭菌器的使用说明或操作手册的要求。

2）化学监测法：每个灭菌物品包外应使用包外化学指示物，作为灭菌过程的标志。每包内最难灭菌位置应放置包内化学指示物，通过观察其颜色变化判定其是否达到灭菌合格要求。

3）生物监测法：应每周监测一次，监测方法遵循 WS 310.3—2016 的规定。

（2）低温蒸汽甲醛灭菌的生物监测方法

1）管腔生物过程挑战装置或非管腔生物监测包的制作：采用嗜热脂肪杆菌芽孢生物指示物制作管腔生物过程挑战装置或非管腔生物监测包。生物指示物的载体应对甲醛无吸附作用，每一载体上的菌量应达到 1×10^6 CFU，所用芽孢对甲醛的抗力应稳定并鉴定合格，所用产品应符合国家相关管理要求。

2）管腔生物过程挑战装置的监测方法：灭菌管腔器械时可使用管腔生物过程挑战装置进行监测，应将管腔生物过程挑战装置放置于灭菌器内最难灭菌的部位（按照生产厂家说明书建议，远离甲醛注入口），灭菌周期完成后立即将管腔生物过程挑战装置从灭菌器中取出，生物指示物应放置 56℃±2℃ 培养 7d（或遵循产品说明书），观察培养结果，并设阳性对照和阴性对照（自含式生物指示物不用设阴性对照）。

3）非管腔生物监测包的监测方法：灭菌非管腔器械时，应使用非管腔生物监测包进行监测，应将生物指示物置于纸塑包装袋内，密封式包装后，放置于灭菌器内最难灭菌的部位（按照生产厂家说明书建议，远离甲醛注入口）。灭菌周期完成后立即将非管腔生物监测包从灭菌器中取出，生物指示物应放置 56℃±2℃ 培养 7d（或遵循产品说明书），观察培养结果；并设阳性对照和阴性对照（自含式生物指示物不用设阴性对照）。

4）结果判定：阳性对照组培养阳性，阴性对照组培养阴性，实验组培养阴性，判定为灭菌合格。阳性对照组培养阳性，阴性对照组培养阴性，实验组培养阳性，判定为灭菌失败；同时应进一步鉴定实验组阳性的细菌是否为指示菌或是污染所致。

三、压力蒸汽灭菌的监测

（一）灭菌器的相关定义

1．小型压力蒸汽灭菌器　容积不超过 60L 的压力蒸汽灭菌器。

2．B 类灭菌周期　适用于灭菌有包装或无包装负载（实心负载、中空负载和多孔负载等）的周期。

3．N 类灭菌周期　仅用于灭菌无包装实心固体负载的周期。

4．S 类灭菌周期　用于灭菌生产厂家规定的特殊负载的周期，包括无包装的实心固体负载和至少以下一种负载：多孔负载，小量多孔条状物；中空负载，单包装物品和多层包装负载。

5．灭菌过程验证装置　对灭菌过程有预定抗力的模拟装置，用于评价灭菌过程的有效性。其内部放置化学指示物时称化学灭菌过程验证装置，放置生物指示物时称生物灭菌过程验证装置。

6．空腔负载试验的过程挑战装置（图 7-1）　由管盖、连接器、指示物固定器、软管组成，使用的化学指示物应符合《医疗保健产品灭菌化学指示物 第 1 部分：通则》（GB 18282.1—2015）的要求，制造商提供化学指示物的选择和使用方法。空腔负载试验的过程挑战装置应符合如下要求：材料为聚四氟乙烯（PTFE），管壁厚度（0.5mm±0.025mm），管内直径（2.0mm±0.1mm），内部无连接点，且其腔体中的任何一点距其与外界相通的开口处的距离≤其内直径的 1 500 倍，空腔负载试验的过程挑战装置是用于监测管腔型器械的灭菌过程验证装置。

（二）分类与用途

1．下排气式压力蒸汽灭菌器　利用重力置换的原理，使热蒸汽在灭菌器中从上而下，

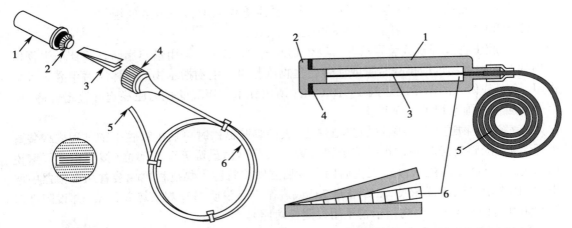

管腔型空腔负载试验的过程挑战装置的俯视图　　　管腔型空腔负载试验的过程挑战装置的剖面图

1. 金属柱体; 2. 金属帽; 3. 指示物的四氟乙烯夹; 4. 密封圈; 5. 聚四氟乙烯管;
6. 带有双面吸水纸的化学指示物。

图 7-1　空腔负载试验的过程挑战装置

将冷空气由下排气孔排出,排出的冷空气由饱和蒸汽取代,利用蒸汽释放的潜热使物品达到灭菌;适用于耐高温高湿物品的灭菌,首选用于微生物培养物、液体、药品、实验室废物和无孔物品的处理,不能用于油类和粉剂的灭菌。

2. 预排气式压力蒸汽灭菌器　利用机械抽真空的原理,使灭菌器内形成负压,蒸汽得以迅速穿透到物品内部,利用蒸汽释放的潜热使物品达到灭菌;适用于管腔物品、多孔物品和纺织品等耐高温高湿物品的灭菌,不能用于液体、油类和粉剂的灭菌。

3. 正压脉动排气式压力蒸汽灭菌器　利用脉动蒸汽冲压置换的原理,在大气压以上,用饱和蒸汽反复交替冲压,通过压力差将冷空气排出,利用蒸汽释放的潜热使物品达到灭菌;适用于不含管腔的固体物品及特定管腔、多孔物品的灭菌;用于特定管腔、多孔物品灭菌时,需进行等同物品灭菌效果的检验;不能用于纺织品、医疗废物、液体、油类和粉剂的灭菌。

（三）检测指标

1. 物理监测

（1）日常监测:每次灭菌应连续监测并记录灭菌时的温度、压力和时间等灭菌参数。灭菌温度波动范围在 ±3℃ 内,时间满足最低灭菌时间的要求,同时应记录所有临界点的时间、温度与压力值,结果应符合灭菌的要求。

（2）定期监测:应每年用温度压力检测仪监测温度、压力和时间等参数,检测仪探头放置于最难灭菌部位。

2. 化学监测

（1）应进行包外、包内化学指示物监测。具体要求为灭菌包包外应有化学指示物,高度危险性物品包内应放置包内化学指示物,置于最难灭菌的部位。如果透过包装材料可直接观察包内化学指示物的颜色变化,则不必放置包外化学指示物。根据化学指示物颜色或形态等变化,判定是否达到灭菌合格要求。

（2）采用快速程序灭菌时，也应进行化学监测。直接将一片包内化学指示物置于待灭菌物品旁边进行化学监测。

3. 生物监测

（1）应至少每周监测一次，监测方法遵循 WS 310.3—2016。

（2）紧急情况灭菌植入物时，使用含第 5 类化学指示物的生物过程挑战装置进行监测，化学指示物合格可提前放行，生物监测的结果应及时通报使用部门。

（3）采用新的包装材料和方法进行灭菌时应进行生物监测。

（4）小型压力蒸汽灭菌器因一般无标准生物监测包，应选择灭菌器常用的、有代表性的灭菌物品制作生物测试包或生物过程挑战装置，置于灭菌器最难灭菌的部位，且灭菌器应处于满载状态。生物测试包或生物过程挑战装置应侧放，体积大时可平放。

（5）采用快速程序灭菌时，应直接将一支生物指示物，置于空载的灭菌器内，经一个灭菌周期后取出，规定条件下培养，观察结果。

（四）压力蒸汽灭菌器的生物监测方法

1. 标准生物测试包的制作方法　按照 WS/T 367—2012 的规定，将嗜热脂肪杆菌芽孢生物指示物置于标准测试包的中心部位，生物指示物应符合国家相关管理要求。标准测试包由 16 条 41cm×66cm 的全棉手术巾制成，即每条手术巾的长边先折成 3 层，短边折成 2 层，然后叠放，制成 23cm×23cm×15cm，1.5kg 的标准测试包。

2. 监测方法　按照 WS/T 367—2012 的规定，将标准生物测试包或生物过程挑战装置（含一次性标准生物测试包），对满载灭菌器的灭菌质量进行生物监测。标准生物监测包或生物过程挑战装置置于灭菌器排气口的上方或生产厂家建议的灭菌器内最难灭菌的部位，经过一个灭菌周期后，自含式生物指示物遵循产品说明书进行培养。如使用芽孢菌片，应在无菌条件下将芽孢菌片接种到含 10ml 溴甲酚紫葡萄糖蛋白胨水培养基的无菌试管中，经 56℃±2℃培养 7d，检测时以培养基作为阴性对照（自含式生物指示物不用设阴性对照），以加入芽孢菌片的培养基作为阳性对照；观察培养结果。如果一天内进行多次生物监测，且生物指示物为同一批号，则只需设一次阳性对照。

3. 结果判定　阳性对照组培养阳性，阴性对照组培养阴性，试验组培养阴性，判定为灭菌合格。阳性对照组培养阳性，阴性对照组培养阴性，试验组培养阳性，则灭菌不合格；同时应进一步鉴定试验组阳性的细菌是否为指示菌或是污染所致。

（五）B-D 测试

B-D 测试全称为布维 - 狄克测试（Bowie-Dic test），是用于检测预真空压力蒸汽灭菌器冷空气排除效果的测试，作为考核预真空压力蒸汽灭菌器是否可以正常工作的重要检测手段。B-D 测试于 1963 年由苏格兰两位微生物学家 J.H. Bowie 和 J. Dick 设计，迄今已有近半个世纪的历史，主要用于评价预真空（脉动真空）压力蒸汽灭菌器冷空气排出效果、饱和蒸汽穿透、漏气和不可压缩性气体的存在等灭菌器方面的性能。B-D 测试包有传统的自制测试包，也有工业化成品。

预真空（包括脉动真空）压力蒸汽灭菌器应在每日开始灭菌运行前空载进行 B-D 测试，B-D 测试合格后，灭菌器方可使用。B-D 测试失败，应及时查找原因并进行改进，监测合格后，灭菌器方可使用。小型压力蒸汽灭菌器的 B-D 测试应参照《小型压力蒸汽灭菌器灭菌效果监测方法和评价要求》（GB/T 30690—2014）。

小型压力蒸汽灭菌器一般不必进行 B-D 测试,如进行 B-D 测试,可按下列方法进行:

在空载条件下,将 B-D 测试物放于灭菌器内前底层,靠近柜门与排气口,柜内除测试物外无任何物品,经过 B-D 测试循环后,取出 B-D 测试纸观察颜色变化。B-D 测试纸均匀一致(完全均匀)变色,则为合格;B-D 测试纸变色不均匀,则为不合格,应检查 B-D 测试失败原因,直至 B-D 测试通过后,该灭菌器方能再次使用。

1. B-D 测试包的制作方法和测试方法

(1)B-D 测试包的制作方法:B-D 测试包由 100% 脱脂纯棉布或 100% 全棉手术巾折叠成长 30cm±2cm、宽 25cm±2cm、高 25～28cm 大小的布包;将专用 B-D 测试纸放入上述布包的中间;制成的 B-D 测试包的重量要求为 4kg±0.2kg;或者采用一次性使用或反复使用的 B-D 测试包。

(2)B-D 测试方法:测试前先预热灭菌器,将 B-D 测试包水平放于灭菌柜内灭菌车的前底层,靠近柜门与排气口底前方,柜内除测试包外无任何物品。在 134℃ 温度下时间不超过 3.5min,取出测试包,观察 B-D 测试纸颜色变化。

(3)结果判定(图 7-2):B-D 测试纸均匀一致变色,说明 B-D 测试通过,灭菌器可以使用;变色不均说明 B-D 测试失败,可再重复一次 B-D 测试。合格,灭菌器可以使用;不合格,需检查 B-D 测试失败原因,直至 B-D 测试通过后该灭菌器方能使用。

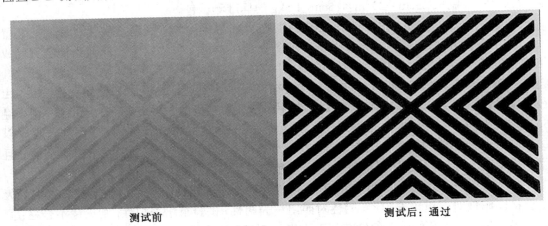

测试前   测试后:通过

图 7-2 B-D 测试结果判定

2. 小型压力蒸汽灭菌器的 B-D 测试

(1)监测方法:小型压力蒸汽灭菌器一般不进行 B-D 测试。如进行 B-D 测试,可按下列方法进行:在空载条件下将 B-D 测试物放于灭菌器内前底层,靠近柜门与排气口,柜内除测试物外无任何物品。经过 B-D 测试循环后,取出 B-D 测试纸观察颜色。

(2)评价指标:B-D 测试纸均匀一致(完全均匀)变色,则为合格;B-D 测试纸变色不均匀,则为不合格,应检查 B-D 测试失败原因,直至 B-D 测试通过后,该灭菌器方能再次使用。

(六)温度、压力测定仪性能参数

1. 整体要求 全套温度、压力测定仪需取得检定证书方可使用,测定仪应操作简单,便于携带,具备大容量数据记录能力。

2. 材料要求 测定仪需具备耐高温、耐湿、耐压、耐化学品腐蚀等特点,其整体具有全密封防水性能，外壳和探针的材料可选用不锈钢等机械性能优异的材料。测定仪中的电池需耐高温和高压，可多次反复使用，至少 2 年的使用寿命，电池易于更换，更换后不影响测定仪的各项性能指标。

3. 测量范围和精密度要求　测定仪的传感器需具备耐腐蚀、灵敏度高等特点，温度测量范围应在 0～150℃，压力测量范围应在 100～400 000Pa（1～4 000mbar），温度测量精度为 ±0.1℃，温度显示分辨率为 0.01℃，压力测量精度为 ±1 000Pa（10mbar），压力显示分辨率为 100Pa（1mbar）。时间记录间隔可精确到 1s，且在 1s～24h 间任意设定。

四、干热灭菌的监测

（一）监测指标

1. 物理监测　每灭菌批次应进行物理监测。监测方法包括记录温度与持续时间，温度在设定时间内均达到预置温度，则物理监测合格。

2. 化学监测　每一灭菌包外应使用包外化学指示物，每一灭菌包内应使用包内化学指示物，并置于最难灭菌的部位。对于未打包的物品，应使用一个或者多个包内化学指示物，放在待灭菌物品附近进行监测。经过一个灭菌周期后取出，据其颜色或形态的改变判断是否达到灭菌要求。

3. 生物监测　应每周监测一次，监测方法遵循 WS 310.3—2016 的要求。

（二）干热灭菌的生物监测方法

1. 标准生物测试管的制作方法　按照 WS/T 367—2012 的规定，将枯草杆菌黑色变种芽孢菌片装入无菌试管内（1 片 / 管），制成标准生物测试管。生物指示物应符合国家相关管理要求。

2. 监测方法　将标准生物测试管置于灭菌器与每层门把手对角线内、外角处，每个位置放置 2 个标准生物测试管，试管帽置于试管旁，关好柜门。经一个灭菌周期后，待温度降至 80℃ 左右时，加盖试管帽后取出试管。在无菌条件下，每管加入 5ml 胰蛋白胨大豆肉汤培养基（TSB），36℃±1℃ 培养 48h，观察初步结果，无菌生长管继续培养至第 7d。检测时以培养基作为阴性对照，以加入芽孢菌片的培养基作为阳性对照。

3. 结果判定　阳性对照组培养阳性，阴性对照组培养阴性，若每个测试管的肉汤培养均澄清，判为灭菌合格。若阳性对照组培养阳性，阴性对照组培养阴性，而只要有一个测试管的肉汤培养混浊，判为不合格。对难以判定的测试管肉汤培养结果，取 0.1ml 肉汤培养物接种于营养琼脂平板，用灭菌 L 棒或接种环涂匀，置 36℃±1℃ 培养 48h，观察菌落形态，并做涂片染色镜检，判断是否有指示菌生长。若有指示菌生长，判为灭菌不合格，若无指示菌生长，判为灭菌合格。

五、灭菌设备新安装、移位及大修后的监测

应进行物理监测、化学监测和生物监测。物理监测、化学监测通过后，生物监测应空载连续监测三次，合格后灭菌器方可使用，监测方法应符合《医疗保健产品灭菌医疗保健机构湿热灭菌的确认和常规控制要求》（GB/T 20367—2006）的有关要求。对于小型压力蒸汽灭菌器，生物监测应满载连续监测三次，合格后灭菌器方可使用。预真空（包括脉动真空）压力蒸汽灭菌器应进行 B-D 测试并重复三次，连续监测合格后，灭菌器方可使用。

六、硬式内镜消毒质量监测

1. 应采用目测方法对每件内镜及其附件进行检查。内镜及其附件的表面应清洁、无污渍。清洗质量不合格的，应重新处理。

2. 可采用蛋白残留测定、ATP 生物荧光测定等方法，定期监测内镜的清洗效果。

七、使用中的消毒剂或灭菌剂监测

（一）浓度监测

1. 应遵循产品使用说明书进行浓度监测。

2. 产品说明书未写明浓度监测频率的，一次性使用的消毒剂或灭菌剂应每批次进行浓度监测。重复使用的消毒剂或灭菌剂配制后应测定一次浓度，每次使用前进行监测。消毒内镜数量达到规定数量的一半后，应在每条内镜消毒前进行测定。

3. 酸性氧化电位水应在每次使用前，在使用现场酸性氧化电位水出水口处，分别测定 pH 和有效氯浓度。

（二）染菌量监测

每季度应监测 1 次，监测方法应遵循 WS/T 367—2012 的规定。

八、软式内镜消毒质量监测

1. 消毒内镜应每季度进行生物学监测，监测采用轮换抽检的方式，每次按 25% 的比例抽检。内镜数量少于等于 5 条的，应每次全部监测；多于 5 条的，每次监测数量应不低于 5 条。

2. 监测方法应遵循 GB 15982—2012 的规定，消毒合格标准：菌落总数≤20CFU/ 件。

3. 当怀疑医院感染与内镜诊疗操作相关时，应进行致病性微生物检测，方法应遵循 GB 15982—2012 的规定。

九、软式内镜清洗消毒机的监测

1. 内镜清洗消毒机新安装或维修后，应对清洗消毒后的内镜进行生物学监测，监测合格后方可使用。

2. 内镜清洗消毒机的其他监测，应遵循国家的有关规定。

十、质量控制过程的记录与可追溯要求

1. 应记录每条内镜的使用及清洗消毒情况，包括诊疗日期、患者标识与内镜编号（均应具唯一性）、清洗消毒的起止时间及操作人员姓名等。

2. 应记录使用中消毒剂浓度及染菌量的监测结果。

3. 应记录内镜的生物学监测结果。

4. 宜留存内镜清洗消毒机运行参数打印资料。

5. 应记录手卫生和环境消毒质量监测结果。

6. 记录应具有可追溯性，消毒剂浓度监测记录的保存期应≥6 个月，其他监测资料的保存期应≥3 年。

（叶庆临　廖　骏　朱　红）

第四节　环境及手卫生质量监测

一、空气

（一）检测项目

在一般性日常监测以了解空气的污染状况时，可只进行菌落总数的检测。在进行法规要求的监测时，对一般环境做菌落总数检测。对有洁净要求的洁净环境则需进行菌落总数、洁净度、室内压力（静压差）、工作区平均风速、换气次数、温度、相对湿度、噪声、照度等项目的检测。

（二）检测场所

消毒供应中心的检查包装灭菌区和无菌物品存放区，其他区域必要时安排检测。

（三）采样方法与要求

1. 采样时遵循的原则　选择合理的采样时机：检测为静态下进行，Ⅰ类环境采样时机应在洁净系统自净后与从事医疗活动前。Ⅱ、Ⅲ、Ⅳ类环境应在消毒或规定的通风换气后与从事医疗活动前。Ⅰ类环境空气微生物检测应在其他检测完毕之后进行，而Ⅱ、Ⅲ、Ⅳ类环境空气微生物检测应在其他检测之前进行。日常检测可不检测致病性微生物，如进行医院感染应急事件调查，怀疑医院感染暴发或疑似暴发与医院环境有关时，应进行目标微生物检测。

2. 菌落总数检测

（1）平板暴露法（建议应用方法）

1）采样器材：9cm营养琼脂平板、秒表，计量检定在有效期内。

2）采样方法：用直径9cm的普通营养琼脂平板暴露规定时间。①非洁净技术应用科室（Ⅱ、Ⅲ、Ⅳ类环境）的检测。布点方法：按室内面积≤30m²，检测点为远离房门的对角线内、中、外3点，内外点应距墙体1m。室内面积>30m²，检测点为四角及中央5个点，四角应距墙体1m。采样高度：距地面0.8~1.5m。采样暴露时间：Ⅱ类环境为15min，Ⅲ、Ⅳ类环境为5min。②平板送实验室置36℃±1℃恒温培养48h。计数菌落数，必要时进行致病菌分离。

（2）空气采样器法（浮游菌检测法）

1）采样器材：采样器支架，六级撞击式空气微生物采样器（在计量检定有效期内）。

2）采样方法：检测时将采样器置于室内中央，采样高度为距地面0.8~1.5m，按采样器使用说明书操作，每次采样时间不应超过30min，房间面积大于10m²者，每增加10m²增设一个采样点。平板送实验室置36℃±1℃恒温培养48h。计数菌落数，必要时进行致病菌分离。

（四）结果判定依据

1. 四类环境划分　按GB 15982—2012标准，Ⅰ类环境为采用空气洁净技术的诊疗场所，可分为洁净手术部和其他洁净场所；Ⅱ类环境为非洁净手术部（室）产房、导管室、血液病病区、烧伤病区等保护性隔离病区、重症监护病区、新生儿室等；Ⅲ类环境为母婴同室、消毒供应中心的检查包装灭菌区和无菌物品存放区、血液透析中心（室）、其他普通住院病区等；Ⅳ类环境为普通门（急）诊及其检查、治疗室、感染性疾病科门诊和病区。

2. Ⅰ、Ⅱ、Ⅲ、Ⅳ类环境空气卫生符合 GB 15982—2012 标准（表 7-2）。

表 7-2 各类环境空气菌落总数卫生标准

环境类别		空气平均菌落数	
		CFU/皿	CFU/m³
Ⅰ类环境	洁净手术部	符合《医院洁净手术部建筑技术规范解读》（GB 50333—2013）要求。	≤150
	其他洁净场所	≤4.0（30min）	
Ⅱ类环境		≤4.0（15min）	—
Ⅲ类环境		≤4.0（5min）	—
Ⅳ类环境		≤4.0（5min）	—

注：CFU/皿为平板暴露法，CFU/m³ 为空气采样法。括号内为平板暴露法检测时的平板暴露时间。

（五）注意事项

遵循严格的无菌操作：采样时采样人员应穿着好个人防护着装，双手经卫生洗手或经卫生洗手后戴无菌手套操作。注意各类环境的采样时长，不同环境要求的采样暴露时长不同，Ⅰ、Ⅱ、Ⅲ、Ⅳ类环境的采样暴露时间分别为 30min、15min、5min 和 5min。采样后尽快对样品进行检测，常规保存时，送到实验室检测时间不得超过 4h；0～4℃保存时，不得超过24h。

1. 平板暴露法

（1）布皿和收皿的检测人员应遵守无菌操作的要求。检测人员应着无菌隔离服，手、头均不得裸露，裤管应塞在袜套内，不得穿拖鞋。

（2）布皿时应从内向外布置，从外向内收皿。每布置完 1 个皿，皿盖应斜放在小皿边壁上，但不得遮盖培养基。对照皿盖挪开即盖上。

（3）布皿前及收皿后，均应用双层包装保护培养皿，以防止污染。

（4）暴露时间记录：应使用计量有效期内的秒表计时。

2. 空气微生物采样器法

（1）使用采样器采样时必须按照所用仪器说明书的步骤进行，特别要注意使用前对仪器进行消毒，可使用 70% 乙醇擦拭仪器表面。

（2）乱流洁净室内不得在送风口正下方布点。

（3）每点采样时，采样量应大于等于表 7-3 推荐的浮游菌最小采样量。

表 7-3 浮游菌最小采样量

洁净度级别	最小采样量 /L
5 级	1 000
6 级	300
7 级	200
8 级	100
8.5 级	100

（4）每次采样时间不宜多于 15min，不应超过 30min。

（5）当洁净度很高，或预期含菌浓度可能很低时，采样量应明显大于最小采样量，以满足减少计数误差的要求。

（6）采样器应用支架固定，采样时检测人员应退出。检测人员的穿戴同平皿暴露法检测。

（六）结果应用

非洁净区域细菌总数超标，提示应进行空气消毒设备检测或加强室内通风、室内环境表面清洁等措施。

二、物体表面

（一）检测项目

菌落总数。怀疑医院感染暴发或疑似暴发与医院环境有关，应进行目标微生物检测。

（二）检测场所

Ⅰ类环境为采用空气洁净技术的诊疗场所，分洁净手术部和其他洁净场所；Ⅱ类环境为非洁净手术部（室）；产房、导管室、血液病病区、烧伤病区等保护性隔离病区、重症监护病区、新生儿室等；Ⅲ类环境为母婴同室、消毒供应中心的检查包装灭菌区和无菌物品存放区、血液透析中心（室）、其他普通住院病区等；Ⅳ类环境为普通门（急）诊及其检查、治疗（注射、换药等）室、感染性疾病科门诊和病区。

（三）采样方法与要求

1. 采样和检测原则

（1）采样后应尽快对样品进行相应指标的检测，送检时间不得超过 4h。若样品保存于 0～4℃，送检时间不得超过 24h。

（2）可使用经验证的现场快速检测仪器进行环境、物体表面等微生物污染情况和医疗器材清洁度的监督筛查；也可用于医院清洗效果检查和清洗程序的评价和验证。

2. 采样时间　物体表面（四类）：潜在污染区、污染区消毒后采样，清洁区根据现场情况确定。

3. 采样面积　被采表面 < 100cm²，取全部表面。被采表面 ≥ 100cm²，取 100cm²。

4. 采样方法　用 5cm × 5cm 灭菌规格板放在被检物体表面，用浸有无菌 0.03mol/L 磷酸盐缓冲液或生理盐水采样液的棉拭子 1 支，在规格板内横竖往返各涂抹 5 次，并随之转动棉拭子，连续采样 1～4 个规格板面积，去除手接触部分，将棉拭子放入装有 10ml 采样液的试管中送检。门把手等小型物体则采用棉拭子直接涂抹物体采样。若采样物体表面有消毒剂残留时，采样液应含相应中和剂。

5. 注意事项　被采样对象大于 100cm² 时建议采 4 个点，采样点应平均分布于被采样对象表面；被采样对象小于 100cm² 时全部采样；被采样对象不规则时建议取中心位置采样。对同一类环境中的物品采样时建议不少于 3 个样本量。采样过程中应保持无菌操作。

（四）检测方法

把采样管充分振荡后，取不同稀释倍数的洗脱液 1.0ml 接种平皿，将冷却至 40～45℃ 的熔化营养琼脂培养基每皿倾注 15～20ml，36℃±1℃ 恒温箱培养 48h，计数菌落数，必要时分离致病性微生物。

（五）结果判定依据

1. 结果计算公式　物体表面菌落总数（CFU/cm^2）=（平均每皿菌落数 × 采样液稀释倍数）/ 采样面积（cm^2）。

2. 结果判定标准（表7-4）。

表7-4　各类环境物体表面菌落总数卫生标准

环境类别		物体表面平均菌落数 /（CFU•cm^{-2}）
Ⅰ类环境	洁净手术部	≤5.0
	其他洁净场所	
Ⅱ类环境		≤5.0
Ⅲ类环境		≤10.0
Ⅳ类环境		≤10.0

怀疑医院感染暴发或疑似暴发与医院环境有关，应进行目标微生物检测。目标微生物不得检出。

（六）结果应用

1. 当环境物体表面监测结果不合格时，机构感染管理部门应通知检测不合格科室、检验科，进行原因分析，制订整改方案，并尽快进行复测。

2. 对复测结果仍不合格，机构相关业务科室及感染管理部门应认真查找原因，同时应检测使用中消毒液有效浓度、消毒液染菌量和库存消毒剂的有效成分含量。

三、操作人员手卫生要求

（一）监测要求

1. 应定期进行医务人员手卫生依从性的监测与反馈，依从性的监测用手卫生依从率表示。手卫生依从率的计算方法为：手卫生依从率 = 手卫生执行时机数 / 应手卫生时机数 × 100%。

2. 医疗卫生机构应每季度对手术部（室）、产房、导管室、洁净层流病区、骨髓移植病区、器官移植病区、重症监护病房、新生儿室、母婴同室、血液透析中心（室）、烧伤病区、感染性疾病科病区、口腔科等部门工作的医务人员进行手卫生消毒效果的监测。当怀疑医院感染暴发与医务人员手卫生有关时，应及时进行监测，并进行相应病原微生物的检测，采样时机为工作中随机采样，采样方法遵循 GB 15982—2012 的要求进行。

（二）监测方法

1. 手卫生依从性的监测方法

（1）采用直接观察法在日常医疗护理活动中，不告知观察对象时，随机选择观察对象，观察并记录医务人员手卫生时机及执行的情况，计算手卫生依从率，以评估手卫生的依从性。

（2）观察人员由受过专门培训的观察员进行观察。

（3）观察时间与范围根据评价手卫生依从性的需要，选择具有代表性的观察区域和时间段；观察持续时间不宜超过 20min。

（4）观察前设计监测内容及表格。

1）每次观察应记录观察日期和起止时间、观察地点（医院名称、病区名称等）、观察人员。

2）应记录观察每个手卫生的时机，包括被观察人员类别（医生、护士、护理员等）、手卫生指征、是否执行手卫生以及手卫生的方法。

3）可同时观察其他内容，如手套佩戴情况、手卫生方法的正确性及错误原因。

4）观察人员最多可同时观察 3 名医务人员。一次观察一名医务人员不宜超过 3 个手卫生时机。

5）计算手卫生依从率并进行反馈。

6）优点：可观察详细信息，如洗手、卫生手消毒、手套的使用、揉搓方法和影响消毒效果的因素等。

7）缺点：工作量大，耗时，需要合格的观察员，存在选择偏倚、霍桑效应和观察者偏倚。

2. 手卫生消毒效果的监测方法

（1）采样时间：在进行手卫生后，开始操作前采样。

（2）采样方法：被检者五指并拢，将浸有无菌 0.03mol/L 磷酸盐缓冲液或生理盐水采样液的棉拭子一支在双手指曲面从指跟到指端来回涂擦各 2 次（一只手涂擦面积约 30cm²），并随之转动采样棉拭子，去除手接触部位，将棉拭子放入装有 10ml 采样液的试管内送检。采样面积按平方厘米（cm²）计算，若采样时手上有消毒剂残留，采样液应含相应中和剂。注意事项：对每一类场所工作人员手检测应不少于 3 个样本量。采样过程中应保持无菌操作。

1）倾注培养法：采样和培养方法遵循 GB 15982—2012 的要求进行。

2）涂抹培养法：采样方法遵循 GB 15982—2012 的要求；检测时把采样管充分振荡后，分别取不同稀释倍数的洗脱液 0.2ml 接种于两份普通琼脂平板的表面，用灭菌 L 棒涂抹均匀，放置 36℃±1℃恒温箱培养 48h，计数菌落数。

（3）检测方法：把采样管充分振荡后，取不同稀释倍数的洗脱液 1.0ml 接种平皿，将冷至 40～45℃的熔化营养琼脂培养基每平皿倾注 15～20ml，36℃±1℃温箱培养 48h，计数菌落数，必要时分离致病性微生物。

（4）结果计算公式：手菌落总数（CFU/cm²）=（平均每皿菌落数×采样液稀释倍数）/30×2。

（5）手卫生消毒效果应达到如下相应要求

1）卫生手消毒：监测的细菌菌落总数应≤10CFU/cm²。

2）外科手消毒：监测的细菌菌落总数应≤5CFU/cm²。

（6）结果应用

1）当检测结果不合格时，机构感染管理部门应当通知检测不合格科室、检验科，要求立即组织科室成员及相关部门工作人员进行根本原因分析，制订整改方案，尽快进行复测。

2）感染管理部门及相关科室应加强对操作人员手消毒的知识培训，及时做好手消毒的意识强化。

3）复测结果仍不合格时，应认真查找原因，并应对使用中的手消毒剂的有效成分含量进行检测。

（廖　骏　张明华　汤杜鹃）

第五节　水　质　监　测

一、常用工艺用水

用于器械清洗的医疗机构用水，尤其是终末漂洗阶段用水，必须经过纯化处理，以保证清洗质量符合要求。这是因为水中含有多种杂质，如矿物质、溶解固体物、颗粒物、气体、有机和非有机化学物等，这些物质会损伤器械表层，缩短器械寿命。清洗用水中如含有重金属离子或黑色金属离子，如铁离子、锰离子、铜离子等，长期使用可导致手术器械褪色或表面出现覆盖物，影响器械的外观及性能。水中的氯离子可导致器械褪色，还可使不锈钢器械变锈。水中硅酸盐、铁、钙、镁等元素含量过高，会使水质变硬，干燥后在器械表面或清洗消毒机内舱形成水斑。

二、用水分类及用途

（一）自来水

自来水可用于去除污染器械器具上的污染物、复用器械器具清洗前的预清洗。

（二）软化水

软化水可用于手工清洗的第二步，即使用含有化学清洗剂的清洗用水，去除器械、器具和物品污染物的过程；也可用于大型压力蒸汽灭菌器的冷凝器或真空泵。

（三）纯化水

1. 手工清洗流程中，用经纯化的水对漂洗后的器械、器具和物品进行终末漂洗。
2. 全自动清洗消毒器用水。
3. 配制润滑剂、消毒剂。

（四）酸性氧化电位水

酸性氧化电位水可用于手工清洗后不锈钢和其他非金属材质器械、器具和物品灭菌前的消毒。

三、水与蒸汽质量要求

（一）清洗用水

清洗用水应有自来水、热水、软水、经纯化的水供应。自来水水质应符合 GB 5749—2006 的规定；终末漂洗用水的电导率≤15μS/cm（25℃）。

（二）灭菌蒸汽

灭菌蒸汽供给水的质量指标见表 7-5。蒸汽冷凝物用于反映压力蒸汽灭菌器蒸汽的质量，主要指标见表 7-6。

表 7-5　压力蒸汽灭菌器蒸汽供给水质量指标

项目	指标
蒸发残留	≤10mg/L
氧化硅（SiO_2）	≤1mg/L
铁	≤0.2mg/L

续表

项目	指标
镉	≤0.005mg/L
铅	<0.05mg/L
除铁、镉、铅以外的其他重金属	<0.1mg/L
氯离子（Cl^-）	<2mg/L
磷酸盐（P_2O_5）	<0.5mg/L
电导率（25℃时）	<5μS/cm
pH	5.0～7.5
外观	无色、洁净、无沉淀
硬度（碱性金属离子的总量）	≤0.02mmol/L

表 7-6　蒸汽冷凝物的质量指标

项目	指标
氧化硅（SiO_2）	<0.1mg/L
铁	<0.1mg/L
镉	<0.005mg/L
铅	<0.05mg/L
除铁、镉、铅以外的重金属	<0.1mg/L
氯离子（Cl^-）	<0.1mg/L
磷酸盐（P_2O_5）	<0.1mg/L
电导率（25℃时）	<3μS/cm
pH	5.0～7.0
外观	无色、洁净、无沉淀
硬度（碱性金属离子的总量）	<0.02mmol/L

（三）酸性氧化电位水

1. 主要有效成分指标要求

（1）有效氯含量为 60mg/L±10mg/L。

（2）pH 范围 2.0～3.0。

（3）氧化还原电位（ORP）≥1 100mV。

（4）残留氯离子 <1 000mg/L。

2. 注意事项

（1）应先彻底清除器械、器具和物品上的有机物，再进行消毒处理。

（2）酸性氧化电位水对光敏感，有效氯浓度随时间延长而下降，宜现制备现用。

（3）储存应选用避光、密闭、硬质聚氯乙烯材质制成的容器。室温下贮存不超过 3d。

（4）每次使用前，应在酸性氧化电位水出水口处，分别检测 pH 和有效氯浓度。检测数值应符合指标要求。

（5）对铜、铝等非不锈钢的金属器械、器具和物品有一定的腐蚀作用，应慎用。

（6）不得将酸性氧化电位水和其他药剂混合使用。

（7）皮肤过敏人员操作时应戴手套。

（8）酸性氧化电位水长时间排放可造成排水管路的腐蚀，故应每次排放后再排放少量碱性还原电位水或自来水。

3．酸性氧化电位水有效指标的检测

（1）有效氯含量试纸检测方法：应使用精密有效氯检测试纸，其有效氯范围应与酸性氧化电位水的有效氯含量接近，具体使用方法见试纸使用说明书。

（2）pH 试纸检测方法：应使用精密 pH 检测试纸，其 pH 范围应与酸性氧化电位水的 pH 接近，具体使用方法见 pH 试纸使用说明书。

（3）氧化还原电位的检测方法：开启酸性氧化电位水生成器，待出水稳定后，用 100ml 小烧杯接取酸性氧化电位水，立即进行检测。氧化还原电位检测可采用销电极，在酸度计"mV"挡上直接检测读数。具体使用方法见使用说明书。

（4）氯离子检测方法：按使用说明书的要求开启酸性氧化电位水生成器，待出水稳定后，用 250ml 磨口瓶取酸性氧化电位水至瓶满后，立即盖好瓶盖，送实验室进行检测。采用硝酸银容量法或离子色谱法，详细内容可参考《生活饮用水卫生标准检验方法》（GB/T 5750—2006）。

（四）软式内镜清洗消毒室的水质要求

其要求应有自来水、纯化水、无菌水。自来水水质与纯化水应符合 GB 5749—2006 的规定，并应保证细菌总数≤10CFU/100ml；生产纯化水所使用的滤膜孔径应≤0.2μm，并定期更换。无菌水为经过灭菌工艺处理的水，必要时对纯化水或无菌水进行微生物学检测。

（徐　涛　张先庚　陈明华）

第八章

职业暴露与职业防护

学习目标

1. 掌握职业暴露的相关定义。
2. 熟悉职业暴露后的处置流程。
3. 了解职业接触与防护要求。

由于医务人员工作的特殊性，医院感染不仅会影响患者，也影响医务人员自身的健康。

医院是救治伤病患者的场所，也是细菌病毒高度集中的地方。医务人员在日常工作中，经常会接触到患者的血液、体液、排泄物，职业危害时时存在。为了更好地保护劳动者的健康，尤其是医务人员的健康，国家相继出台了《中华人民共和国职业病防治法》《医务人员艾滋病毒职业暴露防护工作指导原则（试行）》《血源性病原体职业接触防护原则》《医院隔离技术规范》《禽流感职业暴露人员防护指导原则》等法律法规、行业标准。

2019 年，《健康中国行动（2019—2030 年）》《国务院关于实施健康中国行动的意见》相继出台，明确了三方面共十五个专项行动，特别指出要关注妇幼、中小学生、劳动者、老年人等重点人群，维护全生命周期健康，通过政府、社会、家庭、个人的共同努力，使群众不生病、少生病，提高生活质量，以有效方式引导群众了解和掌握必备健康知识，践行健康生活方式。

《健康中国行动（2019—2030 年）》的第九部分中提出了个人和社会的倡导性指标，主要有重点行业劳动者对本岗位主要危害及防护知识知晓率。对从事长时间、高强度重复用力、快速移动等作业方式及视屏作业的人员，采取推广先进工艺技术、调整作息时间等措施，预防和控制过度疲劳和工作相关肌肉骨骼系统疾病的发生，采取综合措施降低或消除工作压力。

消毒供应中心的工作核心是将使用后的复用器械器具由使用后的污染状态经过清洗、消毒、包装和灭菌等规范化处置流程，从而达到可复用状态。在处置流程中，须做好相应的职业防护，避免职业暴露和职业相关性损伤的发生。所以，掌握相应的职业防护措施，是非常必要的。

第一节　职业暴露及其处置

一、职业暴露及相关概念

职业暴露是指由于职业关系而暴露在危险因素中，从而有可能损害健康或危及生命的一种情况。医务人员在从事消毒供应中心各项工作的过程中接触有毒、有害物质，或者传染病病原体，从而损害健康或危及生命的一类职业暴露，主要分为感染性职业暴露、化学性（如消毒剂、某些化学药品）职业暴露及其他职业暴露。

医务人员血液、体液职业暴露是指在从事消毒供应中心的各项工作中意外被可能具有传染性的物质污染了皮肤、眼睛、黏膜，或者被含有可能具有传染性的血液、体液污染了的针头及其他锐器刺破皮肤，有可能被传染感染性疾病的情况。

艾滋病病毒职业暴露是指在从事消毒供应中心的工作过程中意外被艾滋病病毒感染者，或者艾滋病患者的血液、体液污染了皮肤或者黏膜，或者被含有艾滋病病毒的血液、体液污染了的针头及其他锐器刺破皮肤，有可能被艾滋病病毒感染的情况。

二、暴露后的处理

（一）应急处置

发生血源性病原体意外职业接触后，应立即进行局部处理。

1. 用肥皂液和流动水清洗被污染的皮肤，用生理盐水冲洗被污染的黏膜。

2. 如有伤口，应当轻轻由近心端向远心端挤压，禁止挤压伤口局部，尽可能挤出损伤处的血液，再用肥皂水和流动水进行冲洗。

3. 受伤部位的伤口冲洗后，应当用消毒液，如用 75% 乙醇或者 0.5% 碘伏进行消毒，并包扎伤口。被暴露的黏膜，应当反复用生理盐水冲洗干净。

（二）评价源患者

1. 根据现有信息评估被传染的风险，包括源患者的液体类型（如血液，可见体液，其他潜在的传染性液体、组织、浓缩的病毒）和职业接触类型（如经皮伤害、经黏膜或破损皮肤接触、叮咬）。

2. 对已知源患者进行乙肝病毒表面抗原、丙肝病毒抗体和艾滋病病毒检测。

3. 对于未知源患者，要评估暴露者被乙型肝炎病毒、丙型肝炎病毒或艾滋病病毒感染的风险。

（三）评价接触者

通过乙肝疫苗接种史和接种反应评估暴露者乙肝病毒感染的免疫状况。

（四）采取暴露后预防措施

1. 乙型肝炎病毒　接触后预防措施与接种疫苗的状态紧密相关。未接种疫苗者，应采取注射乙肝免疫球蛋白和接种乙肝疫苗的措施。以前接种过疫苗已知有反应者，无须处理。以前接种过疫苗，已知没有反应者，应采取注射乙肝免疫球蛋白和接种乙肝疫苗的措施。抗体反应未知者进行抗原抗体检测，但检测结果不充分，应采取注射乙肝免疫球蛋白和接种乙肝疫苗的措施。

2. 丙型肝炎病毒　没有推荐采用接触后预防措施。

3. 艾滋病病毒　尽快采取暴露后预防措施，预防性用药应当在发生艾滋病病毒职业接触后 4h 内实施，最迟不得超过 24h。但即使超过 24h，也应实施预防性用药。对所有不知是否怀孕的育龄妇女进行妊娠检测。育龄妇女在预防性用药期间，应避免或终止妊娠。

（陈明华　李月梅　刘　萍）

第二节　职业防护的相关概念

一、标准预防

标准预防是基于患者的血液、体液、分泌物（不包括汗液）、非完整皮肤和黏膜均可能含有感染性因子的原则。根据普遍预防原则，所采取的一整套预防控制血源性病原体职业接触的程序和措施，包括手卫生，根据预期可能的暴露选用手套、隔离衣、口罩、护目镜或防护面屏，也包括穿戴合适的防护用品处理患者环境中污染的物品与医疗器械。

二、职业接触

职业接触指消毒供应中心的工作人员在从事回收、清洗、消毒等职业活动中，通过眼、口、鼻，以及其他黏膜、破损皮肤或非胃肠道接触含血源性病原体的血液或其他潜在传染性物质的状态。

三、非胃肠道接触

非胃肠道接触指消毒供应中心的工作人员在从事回收、清洗、消毒等操作过程中，通过针刺、擦伤和割伤等途径穿透皮肤或黏膜屏障接触血源性病原体的状态。

四、污染

污染指消毒供应中心的环境、物体内或其表面存在含血源性病原体的血液或者其他潜在传染性物质的状态。

五、被污染的衣物

被污染的衣物指被含血源性病原体的血液或其他潜在传染性物质污染，或者可能包裹有污染锐器的衣物。

六、工程控制

工程控制指采用某些措施和工具隔离或消除消毒供应中心血源性病原体危害，如使用处理锐器的容器或更安全的医疗设施，如使用防针刺手套等。

七、源患者

源患者指医疗卫生机构的患者、供血者、尸体，以及羁押或劳教机构及戒毒所的人员等，其血液或其他潜在传染性物质可能导致消毒供应中心工作人员血源性病原体的职业接触。

八、普遍预防

普遍预防是控制血源性病原体传播的策略之一，其理念就是将所有来源于人体血液或体液的物质都视作已感染了 HBV、HCV、HIV 或其他血源性病原体而加以防护。

九、暴露后预防

在接触可能感染血源性病原体的血液或其他体液之后，应立即采取的一整套预防控制措施，包括应急处理、对接触源的评价、对接触者的评价，以及接触后预防措施、咨询与随访等。

十、其他潜在传染物质

其他潜在传染物质指体液，任何从人体（活体或尸体）上取下的未经固定处理的组织或器官，含艾滋病病毒的细胞或组织培养液或器官培养液，含 HBV 或 HIV 的培养基或培养液，感染了 HBV 或 HIV 的实验动物的血液或器官或组织等。其中体液是指精液、脑脊液、阴道分泌物、滑囊液、胎盘液、胸腔液、心包液、腹腔液、羊水、口腔科操作时的唾液、其他被污染的体液或不能与体液区分的液体。

十一、被污染的锐器

被污染的锐器指被污染的、能刺破皮肤的物品，包括注射针、穿刺针和缝合针等针具，各类医用或检测用锐器、载玻片、破损玻璃试管、安瓿、固定义齿并暴露在外的金属丝及实验室检测器材等。

（刘 萍 卢 杰 廖 骏）

第三节 职业接触与防护原则

一、职业暴露的主要场所

消毒供应中心发生职业接触的主要场所：使用科室或委托医疗机构使用后复用医疗器械的交接处、去污区、检查包装及灭菌区、无菌物品存放区。

二、高危人群和职业暴露

（一）高危人群
高危人群指因职业而经常接触血液或其他潜在传染性物质的人，主要包括消毒供应中心的护士、工作人员。

（二）职业暴露的途径
在从事回收、清洗、消毒等工作时，通过眼、口、鼻，以及其他黏膜、破损皮肤或胃肠道外途径（针刺、人咬伤、擦伤和割伤等途径穿透皮肤或黏膜屏障）接触血液或其他潜在传染性物质或有毒有害物质。

（三）职业接触级别
职业接触级别愈高致病危险性愈大。以艾滋病为例，艾滋病病毒接触级别分为 3 级，感染危险性依次增大。

1. 一级接触 接触源为体液、血液,或者含有体液、血液的医疗器械、物品。接触类型:可能有损伤的皮肤或者黏膜沾染了接触源,接触量小且接触时间较短。

2. 二级接触 接触源为体液、血液,或者含有体液、血液的医疗器械、物品。接触类型:接触源沾染了可能有损伤的皮肤或者黏膜,接触量大且接触时间长;或者接触类型为接触源刺伤或者割伤皮肤,但损伤程度较轻,为表皮擦伤或者针刺伤。

3. 三级接触 接触源为体液、血液,或者含有体液、血液的医疗器械、物品。接触类型:接触源刺伤或者割伤皮肤,损伤程度较重,为深部伤口或者割伤有明显可见的血液。

（四）接触源的病毒载量水平

接触源的病毒载量水平愈高致病危险性愈大。以艾滋病的病毒载量水平为例,分为接触源不明、轻度和重度 3 种类型。

1. 接触不明 不能确定接触源是否为艾滋病病毒阳性者。

2. 轻度 经检验,接触源为艾滋病病毒阳性、滴度低、艾滋病病毒感染者无临床症状、CD_4^+T 淋巴细胞计数高者（艾滋病病毒感染者的 CD_4^+T 淋巴细胞出现进行性或不规则性下降,标志着免疫系统受到严重损害）。

3. 重度 经检验,接触源为艾滋病病毒阳性、滴度高、艾滋病病毒感染者有临床症状、CD_4^+T 淋巴细胞低者。

三、职业防护原则

（一）一般原则

免费为消毒供应中心工作人员提供适宜的个人防护用品,如手套、围裙、工作服、面具或者面罩、护目镜、外科口罩或医用防护口罩。

适宜的个人防护用品指在正常工作条件下,在有效期内使用能够有效阻止血液,或者其他潜在传染性物质渗透或者污染劳动者的工作服、便服、内衣、皮肤、眼睛、口腔或其他黏膜。工作人员应接受规范使用防护用品的相关培训,能熟练使用。

（二）职业防护用具的选用条件

1. 当手可能接触血液、其他潜在污染物、黏膜或破损的皮肤或进行血管穿刺,处理或接触污染物或被污染的表面时,应戴手套。当一次性手套（如外科或检查用手套）被污染、撕裂、刺破或失去防护功能时,应尽快更换。严禁重复使用一次性手套,非一次性手套必须经消毒后方可重复使用,一旦破损应立即丢弃。

2. 当可能发生血液或其他潜在污染物喷溅、洒落污染眼、鼻和口时,应同时佩戴医用外科口罩和护目镜或面罩。

3. 可能发生职业接触时,应穿着工作服、围裙、隔离衣、手术衣或其他适宜的防护服,穿戴何种防护服根据接触程度而定。如回收使用后的复用医疗器械时,应穿工作服、隔离衣并戴手套。

4. 可能发生大量的血液或潜在污染物污染时,应穿戴手术帽、鞋套和 / 或工作鞋。

（三）职业安全卫生一般操作规程

1. 工作区域（去污区、检查包装及灭菌区、无菌物品存放区）禁止进食、饮水、吸烟、化妆和摘戴隐形眼镜等。

2. 禁止食品和饮料混置于工作区域的冰箱、冰柜、抽屉、柜子和桌椅面等。

3. 禁止弯曲被污染的针具，禁止双手回套针帽，禁止用手分离使用过的针具和针管及重复使用一次性医疗用品。

4. 去污区在处理被血液或其他潜在污染物质污染的复用医疗器械器具的过程中，应尽量避免喷、溅、洒落和飞扬或产生飞沫。

5. 维修被血液或体液污染的设施设备时，应做好个人防护措施。

四、接触环氧乙烷过程中的职业防护

环氧乙烷是继甲醛之后出现的第二代化学消毒剂，至今仍为最好的冷消毒剂之一，也是目前四大低温灭菌技术（低温等离子体、低温蒸汽甲醛、环氧乙烷、戊二醛）最重要的一员。2017 年 10 月 27 日，WHO 国际癌症研究机构公布的致癌物清单中，环氧乙烷在一类致癌物清单中。

（一）危害

1. 健康危害　该品是一种中枢神经抑制剂、刺激剂和原浆毒物。急性中毒的患者有剧烈的搏动性头痛、头晕、恶心和呕吐、流泪、呛咳、胸闷、呼吸困难。重者全身肌肉颤动、言语障碍、共济失调、出汗、神志不清，以致昏迷，还可见心肌损害和肝功能异常。抢救恢复后可有短暂精神失常，迟发性功能性失音或中枢性偏瘫。皮肤接触迅速发生红肿，数小时后起泡，反复接触可致敏。液体溅入眼内，可致角膜灼伤。慢性影响为长期少量接触，可见有神经衰弱综合征和自主神经功能紊乱。

2. 环境危害　该品对环境有危害。

3. 燃爆危险　该品易燃，有毒，为致癌物，具刺激性、致敏性。

（二）急救处理

1. 皮肤接触　立即脱去污染的衣着，用大量流动清水冲洗至少 15min 并就医。

2. 眼睛接触　立即提起眼睑，用大量流动清水或生理盐水彻底冲洗至少 15min 并就医。

3. 吸入　迅速脱离现场至空气新鲜处，保持呼吸道通畅。如呼吸困难，立即给氧；如呼吸停止，立即进行人工呼吸；如呼吸、心跳停止时，立即进行人工呼吸和胸外心脏按压术。

（梁小利　陈明华　周晓英）

第四节　手卫生及防护用品的使用

一、手卫生的历史和重要性

知识拓展

〈 手卫生的历史 〉

现代流行病学之父、手卫生创始人——塞麦尔韦斯（Semmel-Weiss）发现手卫生可以大大地减少院内感染和死亡人数。

1846 年他进入维也纳总医院产科医院工作的第 1 个月里，208 名孕妇中有 36 名不幸去世。在 1846 年全年里第一产科病房的死亡人数 451 人；而第二产科病房仅有 90 人死于产褥热，死亡率只有 2%。经过调查研究，他发现第一产科病房由产科医生接生之前，每日早晨会先进行尸体解剖，之后才到病房工作。而第二产科病房由助产士从不参加尸体解剖。这似乎说明死亡人数与尸体解剖间可能有一定的联系，从而证实了产褥热高发的原因与此相关。于是塞麦尔韦斯发布了一条严格的命令：每个医护人员在接触患者之前都必须用肥皂、清水仔细地把手洗干净，然后还要用氯水浸泡，直至双手变得再也闻不到尸体的味道。而病房一定要用氯化钙消毒，特别是给产前或产后妇女做检查时，更应如此。通过实施严格的洗手措施从而使产褥热由 10% 下降到 1% 以下。

WHO 于 2009 年倡议，每年 5 月 5 日为"世界手卫生日"，旨在强调手卫生在医疗护理过程中减少医源性感染的重要性。

手卫生被认为是防止医源性感染最重要的手段。通过医护人员的手将医院相关性病原体从一个患者传播至另外一个患者需要 5 个连续的要素。

1. 微生物出现在患者皮肤上，或已经传播到了患者周围的物品上。
2. 微生物必须传播到医护人员的手。
3. 微生物必须能够在医护人员的手上存活至少数分钟。
4. 医护人员洗手或手消毒一定是不正确的或完全被忽略，或者使用的手卫生产品不适当。
5. 污染的双手和另外患者或物品直接接触，而这个物品会和患者直接接触。

二、术语和定义

（一）手卫生
手卫生指为医务人员洗手、卫生手消毒和外科手消毒的总称。

（二）洗手
医务人员用流动水和洗手液（肥皂）揉搓冲洗双手，去除手部皮肤污垢、碎屑和微生物的过程。

（三）外科手消毒
外科手术前医护人员用流动水和洗手液揉搓冲洗双手，再用手消毒剂清除或者杀灭手部暂居菌和减少常居菌的过程。

（四）卫生手消毒
医务人员用手消毒剂揉搓双手，以减少手部暂居菌的过程。

（五）手消毒剂
手消毒剂指应用于手消毒的化学制剂。

（六）速干手消毒剂
速干手消毒剂指含有醇类和护肤成分的手消毒剂。

（七）手卫生设施
手卫生设施指用于洗手与手消毒的设施，包括洗手池、水龙头、流动水、洗手液（肥皂）、干手用品、手消毒剂等。

三、手卫生管理与基本要求

（一）管理要求

1. 医疗卫生机构应明确医院感染管理、医疗管理、护理管理以及后勤保障等部门在手卫生管理工作中的职责，加强对手卫生行为的指导与监督，纳入医疗质量考核，提高医务人员手卫生的依从性。

2. 医疗卫生机构应制订并落实手卫生管理制度，配备有效、便捷、适宜的手卫生设施。

3. 医疗卫生机构应定期开展手卫生的全员培训，医务人员应掌握手卫生知识和正确的手卫生方法。

（二）基本要求

1. 手消毒剂应符合《手消毒剂通用要求》（GB 27950—2020）中对手消毒剂的要求，在有效期内使用。

（1）在使用有效期内消毒剂有效含量不低于成品标示有效含量的下限值。

（2）易挥发的醇类产品开瓶后的使用期不超过30d。

（3）不易挥发的产品开瓶后的使用期不超过60d。

2. 手卫生消毒效果应达到如下相应要求：

（1）卫生手消毒，监测的细菌菌落总数应≤10CFU/cm^2。

（2）外科手消毒，监测的细菌菌落总数应≤5CFU/cm^2。

3. 医疗卫生机构应制订并落实手卫生管理制度，配备有效、便捷、适宜的手卫生设施。

4. 医疗卫生机构应定期开展手卫生的全员培训，医务人员应掌握手卫生知识和正确的手卫生方法。

四、手卫生设施及手卫生方法

（一）洗手与卫生手消毒设施

1. 医疗卫生机构设置与诊疗工作相匹配的流动水洗手和卫生手消毒设施，并方便医务人员使用。

2. 应配备非接触式水龙头的部门　手术部（室）、产房、导管室、洁净层流病区、骨髓移植病区、器官移植病区、新生儿室、母婴同室、血液透析中心（室）、烧伤病区、感染性疾病科病区、口腔科、消毒供应中心等感染高风险部门。

3. 应配备洗手液（肥皂）并符合要求。

（1）盛放洗手液的容器宜为一次性使用。

（2）重复使用的洗手液容器应至少每周清洁与消毒。

（3）洗手液有浑浊或变色时应及时更换，并清洁、消毒容器。

（4）如使用肥皂，应保持清洁与干燥。

4. 应配备干手用品，如干手纸、易于消毒的干手器。

5. 医务人员对选用的手消毒剂应有良好的接受性。

6. 手消毒剂宜使用一次性包装。

（二）洗手与卫生手消毒

1. 洗手与卫生手消毒指征

（1）下列情况消毒供应中心工作人员应洗手和/或使用手消毒剂进行卫生手消毒。

1）进入各工作区域前。

2）检查包装物品前。

3）接触清洁、无菌物品前。

4）脱防护用品后。

5）接触污染环境后。

6）接触污染器械器具后。

7）接触污染环境后。

（2）下列情况工作人员应洗手

1）当手部有血液或其他体液等肉眼可见的污染时。

2）可能接触艰难梭菌、肠道病毒等对速干手消毒剂不敏感的病原微生物时。

（3）手部没有肉眼可见污染时，宜使用手消毒剂进行卫生手消毒。

（4）下列情况医务人员应先洗手，然后进行卫生手消毒。

1）接触传染病患者的血液、体液和分泌物以及被传染性病原微生物污染的物品后。

2）直接为甲类传染病、消化道传染病及可经接触传播的传染病患者处理污物之后。

2. 洗手与卫生手消毒方法

（1）医务人员洗手方法

1）在流动水下，淋湿双手。

2）取适量洗手液（肥皂），均匀涂抹至整个手掌、手背、手指和指缝。

3）认真揉搓双手至少20～30s，应注意清洗双手所有皮肤，包括指背、指尖和指缝，具体揉搓步骤为：①掌心相对，手指并拢，相互揉搓。②手心对手背沿指缝相互揉搓，交换进行。③掌心相对，双手交叉指缝相互揉搓。④弯曲手指使关节在另一手掌心旋转揉搓，交换进行。⑤右手握住左手大拇指旋转揉搓，交换进行。⑥将五个手指尖并拢放在另一手掌心旋转揉搓，交换进行。⑦在流动水下彻底冲净双手，擦干，取适量护手液护肤。

（2）医务人员卫生手消毒方法。

1）取适量的手消毒剂于掌心，均匀涂抹双手。

2）按照上文医务人员洗手方法揉搓的步骤进行揉搓。

3）揉搓至手部干燥。

（3）卫生手消毒时首选速干手消毒剂，过敏人群可选用其他手消毒剂，针对肠道病毒时应选择有效的消毒剂。

（4）戴手套不能代替手卫生，摘手套后应进行手卫生。

五、防护用品的使用和适用环境

医务人员应正确使用医疗机构提供的各种防护用品，以保证个人及患者的安全，避免出现交叉感染和医院感染暴发。医务人员应熟练掌握各种防护用品的使用指征和目的，能正确的穿脱各种防护用品。

（一）防护用品的使用

1．口罩的使用　应根据不同的操作要求选用不同种类的口罩。

（1）回收使用后的污染物品、污染器械分类、核对、机械清洗装载、手工清洗应戴外科口罩或医用防护口罩。

（2）正确佩戴口罩的具体方法及注意事项

1）外科口罩的佩戴方法：①将口罩罩住鼻、口及下巴，口罩下方带系于颈后，上方带系于头顶中部。②将双手指尖放在鼻夹上，从中间位置开始，用手指向内按压，并逐步向两侧移动，根据鼻梁形状塑造鼻夹。③调整系带的松紧度。

2）医用防护口罩的佩戴方法：①一手托住防护口罩，有鼻夹的一面背向外。②将防护口罩罩住鼻、口及下巴，鼻夹部位向上紧贴面部。③用另一只手将下方系带拉过头顶，放在颈后双耳下。④再将上方系带拉至头顶中部。⑤将双手指尖放在金属鼻夹上，从中间位置开始，用手指向内按鼻夹，并分别向两侧移动和按压，根据鼻梁的形状塑造鼻夹。

3）注意事项：①不应一只手提鼻夹。②医用外科口罩只能一次性使用。③口罩潮湿后，受到患者血液、体液污染后，应及时更换。④每次佩戴医用防护口罩进入工作区域之前，应进行密合性检查。检查方法：将双手完全盖住防护口罩，快速的呼气，若鼻夹附近有漏气应将双手指尖放在金属鼻夹上，从中间位置开始，用手指向内按鼻夹，并分别向两侧移动和按压，根据鼻梁的形状塑造和调整鼻夹，若漏气位于四周，应调整到不漏气为止。

4）摘口罩方法：①不要接触口罩前面（污染面）。②先解开下面的系带，再解开上面的系带。③用手仅捏住口罩的系带丢至医疗废物容器内。

2．护目镜、防护面罩的使用

（1）在进行污染器械分类、核对、机械清洗装载操作中。

（2）手工清洗器械和用具。

（3）佩戴前应检查有无破损，佩戴装置有无松懈。每次使用后应清洁与消毒。

（4）护目镜或防护面罩的戴摘方法：①戴护目镜或防护面罩的方法。戴上护目镜或防护面罩，调节舒适度。②摘护目镜或面罩的方法。捏住靠近头部或耳朵的一边摘掉，放入回收或医疗废物容器内。

3．手套的使用

（1）应根据不同操作的需要，选择合适种类和规格的手套。

1）回收被血液、体液污染的复用医疗器械和器具。

2）对污染器械进行分类、核对、机械清洗装载。

3）对清洗后的器械器具进行分类包装时，可选用手套。

4）卸载灭菌物品时，戴防烫手套。

（2）应正确戴脱无菌手套。①戴无菌手套方法：先打开手套包，一手掀起口袋的开口处。然后另一手捏住手套翻折部分手套。接着掀起另一只袋口，以戴着翻边内面，将手套戴好。然后将手套的翻转处套在工作衣袖外面。②脱手套的方法：先用戴着手套的手捏住另一只手套污染面的边缘将手套脱下；再用戴着手套的手握住脱下的手套，用脱下手套的手捏住另一只手套清洁面（内面）的边缘，将手套脱下；最后用手捏住手套的内面丢至医疗废物容器内。③注意事项：发现使用过程中有破损，立即更换。

4．一次性手套应一次性使用。

5．隔离衣与防护服的使用

（1）应根据诊疗工作的需要，选用隔离衣或防护服。防护服应符合《医用一次性防护服技术要求》（GB 19082—2009）的规定。隔离衣应后开口，能遮盖住全部衣服和外露的皮肤。

（2）下列情况应穿隔离衣

1）对污染器械进行分类、核对、机械清洗装载。

2）手工清洗器械器具时。

3）在病区回收污染的器械、器具时，建议穿隔离衣。

（3）应正确穿脱隔离衣。

6．鞋套的使用

（1）鞋套应具有良好的防水性能，并一次性应用。

（2）应在规定区域内穿鞋套，离开该区域时应及时脱掉。发现破损应及时更换。

7．防水围裙的使用

（1）分为重复使用的围裙和一次性使用的围裙。

（2）进行复用医疗器械清洗时，应穿防水围裙。

（3）重复使用的围裙，每班使用后应及时清洗消毒。遇有破损或渗透时，应及时更换。

（4）一次性使用围裙应一次性使用，受到明显污染时应及时更换。

8．帽子的使用

（1）分为布制帽子和一次性帽子。

（2）进行使用后的复用医疗器械器具回收时应戴帽子。

（3）进入去污区、检查包装灭菌区、无菌物品存放区进行相应的各项操作时，都应戴工作帽。

（4）遇污染时，应立即更换。

（5）布制帽子应保持清洁，每次或每日更换与清洁。

（6）一次性帽子应一次性使用。

（二）不同条件下人员防护用品的着装要求

医院消毒供应中心（CSSD）着装要求目前能满足处置新发传染病和不明原因传染病的要求。

1．CSSD 人员防护着装要求见表 8-1。

表 8-1　CSSD 人员防护及着装要求

区域	操作	防护着装					
		圆帽	口罩	防护服/防水	专用鞋	手套	护目镜/面罩
诊疗场所	污染物品回收	√	△			√	
去污区	污染器械分类、核对、机械清洗装载	√	√	√	√	√	△
	手工清洗器械和用具	√	√	√	√	√	√

续表

区域	操作	防护着装					
		圆帽	口罩	防护服/防水	专用鞋	手套	护目镜/面罩
检查、包装及灭菌区	器械检查、包装	√	△		√	△	
	灭菌物品装包	√			√		
	无菌物品卸载	√			√	△, #	
无菌物品	无菌物品发放	√			√		

注：√为应使用；△为可使用；# 为具有防烫功能的手套。

2. 内镜诊疗中心（室）不同区域人员防护着装要求见表8-2。

表 8-2　内镜诊疗中心（室）不同区域人员防护着装要求

区域	防护着装						
	工作服	手术帽	口罩	手套	护目镜/面罩	防水围裙/防水隔离衣	专用鞋
诊疗室	√	√	√	√	△		
清洗消毒室	√	√	√	√	√	√	√

注：√为应使用，△为宜使用。

（周晓英　李月梅　梁小利）

附录

医院感染管理相关法律法规及行业标准清单

一、相关法律

1.《中华人民共和国传染病防治法》
2.《中华人民共和国职业病防治法》
3.《中华人民共和国生物安全法》

二、相关条例

1.《医疗废物管理条例》
2.《医疗机构管理条例》
3.《艾滋病防治条例》
4.《突发公共卫生事件应急条例》
5.《医疗纠纷预防和处理条例》

三、相关办法

1.《消毒管理办法》
2.《医院感染管理办法》
3.《医疗卫生机构医疗废物管理办法》

四、相关标准、规范

1.《医疗机构消毒技术规范》(WS/T 367—2012)
2.《医院消毒供应中心 第1部分：管理规范》(WS 310.1—2016)
3.《医院消毒供应中心 第2部分：清洗消毒及灭菌技术操作规范》(WS 310.2—2016)
4.《医院消毒供应中心 第3部分：清洗消毒及灭菌效果监测标准》(WS 310.3—2016)
5.《医院消毒卫生标准》(GB 15982—2012)
6.《小型压力蒸汽灭菌器灭菌效果监测方法和评价要求》(GB/T 30690—2014)
7.《软式内镜清洗消毒技术规范》(WS 507—2016)
8.《医院隔离技术规范》(WS/T 311—2009)
9.《工作场所有害因素职业接触限值 第1部分：化学有害因素》(GBZ 2.1—2019))
10.《医疗机构环境表面清洁与消毒管理规范》(WS/T 512—2016)
11.《建筑采光设计标准》(GB 50033—2013)

12.《医疗消毒供应中心基本标准（试行）》

13.《最终灭菌医疗器械包装　第1部分：材料、无菌屏障系统和包装系统的要求》（GB/T 19633.1—2015）

14.《生活饮用水卫生标准》（GB 5749—2006）

15.《内镜自动清洗消毒机卫生要求》（GB 30689—2014）

16.《酸性氧化电位水生成器安全与卫生标准》（GB 28234—2011）

17.《医疗器械的灭菌制造商提供的处理可重复灭菌医疗器械的信息》（YY/T 0802—2010）

18.《医疗保健产品灭菌化学指示物　第1部分：通则》（GB 18282.1—2015）

19.《医疗保健产品灭菌医疗保健机构湿热灭菌的确认和常规控制要求》（GB/T 20367—2006）

20.《医院洁净手术部建筑技术规范解读》（GB 50333—2013）

21.《生活饮用水卫生标准检验方法》（GB/T 5750—2006）

22.《手消毒剂通用要求》（GB 27950—2020）

23.《医用一次性防护服技术要求》（GB 19082—2009）

24.《医务人员手卫生规范》（WS/T 313—2019）

五、相关规定

1.《医疗机构感染预防与控制基本制度（试行）》

2.《医疗废物分类目录》

3.《医务人员艾滋病病毒职业暴露防护工作指导原则（试行）》

（卢　杰　陈明华）

中英文名词对照

医院消毒供应中心	central sterile supply department，CSSD
CSSD 集中管理	CSSD centralized management
去污区	decontamination area
检查包装及灭菌区	inspection，packing and sterilization area
无菌物品存放区	sterile storage area
去污	decontamination
植入物	implant
外来医疗器械	loaner
清洗	cleaning
冲洗	flushing
洗涤	washing
漂洗	rinsing
终末漂洗	final rinsing
超声波清洗器	ultrasonic cleaner
清洗消毒器	washer disinfector
闭合	closure
密封	sealing
闭合完好性	closure integrity
包装完好性	package integrity
湿热消毒	moist heat disinfection
A_0 值	A_0 value
湿包	wet pack
精密器械	delicate instruments
管腔器械	hollow device
可追溯	traceability
过程挑战装置	process challenge device，PCD
清洗效果测试物	test soil
大修	major repair

小型蒸汽灭菌器	small steam sterilizer
快速压力蒸汽灭菌	flash sterilization
医疗消毒供应中心	medical disinfection supply center
微生物	microorganism
非细胞型微生物	noncellular microorganism
原核细胞型微生物	prokaryotic microorganism
细菌	bacterium
古细菌	archeobacteria
真细菌	eubacterium
蓝细菌	cyanobacteria
蓝绿藻	blue-green algae
产甲烷细菌	methanogen
极端嗜盐菌	extreme halophile
嗜热嗜酸菌	thermoacidophile
真核细胞型微生物	eukaryotic microorganism
病原微生物	pathogenic microorganism
感染	infection
机会性感染	opportunistic infection
正常菌群	normal flora
条件致病菌	conditioned pathogen
机会致病菌	opportunistic pathogen
病原体	pathogen
致病性或病原性	pathogenicity
毒力	virulence
卫生微生物学	sanitary microbiology
土壤	soil
水	water
气单胞菌属	aeromonas
弧菌	vibrio
空气	air
医院感染	healthcare associated infection
消毒	disinfection
疫源地消毒	disinfection of epidemic focus
随时消毒	concurrent disinfection
终末消毒	terminal disinfection
预防性消毒	preventive disinfection

消毒剂	disinfectant
灭菌	sterilization
灭菌剂	sterilie agent
防腐	antisepsis
防腐剂	antiseptic
抗腐败	against putrefaction
保存或保藏	preservation
抑菌	bacteriostasis
抑菌剂	bacteriostat
杀微生物剂	germicide
杀菌剂	bactericide
杀真菌剂	fungicide
杀病毒剂	virucide
生物杀灭剂	biocide
杀芽孢剂	sporicide
抗生素	antibiotic
清洁	cleaning
清除污染	decontamination
杀灭对数值	killing log value
杀灭率	killing rate，KR
杀灭指数	killing index，KI
K 值	K value
D 值	D value
F_t 值	F_t value
N 值	N value
Q 值	Q value
Z 值	Z value
存活率	survival ratio，SR
湿热消毒	damp heat disinfection
过滤	filtration
过滤除菌	filtration sterilization
热力消毒灭菌	thermal sterilization
辐射消毒灭菌	radiation sterilization
紫外线消毒	ultraviolet light disinfection
电离辐射灭菌	ionizing radiation sterilization
超声波法	ultrasonic method

微波灭菌   microwave sterilization

眼前节毒性综合征   anterior segment toxic syndrome，TASS

过程挑战装置   process challenge device，PCD

酸性氧化电位水   electrolyzed oxidizing water，EOW

（梁小利）

参考文献

[1] 李兰娟，任红. 传染病学 [M]. 9 版. 北京：人民卫生出版社，2018.

[2] 巴宁. 持续质量改进在消毒供应中心感染控制中的应用 [J]. 护理实践与研究，2020，17（1）：140-142.

[3] 邵亚莉，张美红，胡建英. 医共体模式下的区域化消毒供应共享中心的建立与实施 [J]. 护理实践与研究，2020，17（5）：126-128.

[4] 尚菊，陈杰，潘志梅，等. 区域性消毒供应中心创建与管理模式 [J]. 护理与康复，2020，19（2）：73-75.

[5] 赵菊荣，赵腊梅，张军霞. 消毒供应中心工作人员锐器伤现状与影响因素分析 [J]. 护理实践与研究，2020，17（3）：27-29.

[6] 车凤莲，季侃雯，钱建华，等. 上海市 58 所医院消毒供应中心管理现状调查 [J]. 中国感染控制杂志，2019，18（10）：977-980.

[7] 何倩，周晓丽，黄浩，等. 西部地区 232 家医院消毒供应中心管理现状调查 [J]. 中国消毒学杂志，2018，35（7）：550-552.

[8] 徐标，陈涛涛，陆蓓蓓. 医疗器械化学消毒剂使用现状与展望 [J]. 中国消毒学杂志，2017，34（6）：570-573.

[9] 郑敏. 浅谈消毒供应中心细节管理与预防和控制医院感染关联性分析 [J]. 心血管病防治知识，2017，7（3）：127-128.

[10] 李宇生，周平乐，王卫. 消毒供应中心质量及效率管理工具应用综述 [J]. 中西医结合护理（中英文），2017，3（3）：157-160.